皮膚科医のための病理学講義

"目からウロコ"の
病理学総論
「生命」からみた病気の成り立ち

著

真鍋俊明
京都大学名誉教授
滋賀県立総合病院研究所顧問・遠隔病理診断ネットワークセンター長

金芳堂

The late Takuji Hayashi (1934 – 1992)

was a superb pathologist and an exquisite teacher, then resided in Honolulu, Hawaii.

His breadth and depth of knowledge, insightful diagnoses and comments, and

his personality fascinated all the people who associated with him. I was one of

them, turning to be a pathologist rather than an internist on his influence.

The present publisher once offered us writing a general pathology textbook together,

but unfortunately he passed away right before discussing its plan between us.

It has been left untouched for the last 26 years.

This edition is a tribute to his memory.

To my wife Ruiko.

This work would not have come to fruition without her continuous support and love.

序

　今まで幾度かに渡って，病理検査技師の方々が病理学総論をより面白く理解し，病理組織像を解釈していくことができるようにと，「おもしろ病理学総論」と題する講義をシリーズで行ってきたことがあります。その後これに肉付けをして，皮膚科医の先生方が病理学総論を学び，彼らのみる組織像や臨床像をより深く理解していって頂ければとの思いで講義を企画したこともありました。そこでは，生命，生命体，人とは何か，この多種類の生命体が生息する地球という環境の中で生き残るためにはどういった機構や機能が必要か，そしてそれが異常になった時には何が起こるかといった視点から捉えるようにしてみました。その講義内容を文章の形で書き起こしたのが本書です。ただ，「皮膚科医のための病理学講義」と題していますが，決して皮膚病理にのみ限った話では全くありません。どなたにも読んで頂けるものと思っていますし，皮膚病理を学ぶ人もこれくらいの一般病理の知識を持って皮膚病理組織をみていき理解して頂きたい，病理組織をみている時になにか基本的な疑問を感じた時には参考にして欲しいとの思いから話し，そして書いたものです。皮膚病理については，また個別的にまとめていくことにしています。

　本書の狙いは，病理組織を見る前にまず通り一遍の病理学の基礎知識を理解しておくこと，その上で病理組織像をみて背景となる現象がどんな風に起こっているのかがある程度理解出来るようにすることです。今まで多くの人に接し，病理学，皮膚病理学について話をしてきました。診断を付けることに固執し，即戦力的な知識や判断を得たいと考える傾向が多々見受けられました。特に，一つの所見があると診断できる特異的所見を求め，その他の多くの所見が何を意味しているかを探ろうとはされませんでした。それで面白いのかなと疑問に思うこともありました。いつか，病理学総論を理解した上で俯瞰的に病理組織像を読み，理解していくことを示したい，その上で臨床像と合わせ病態を理解していって欲しいと思っていました。

　これから，13章に分けてお話していきます。それぞれ書かれていることは私がいろいろの文献を読み，考え，実際の症例を通してこうであろうと考え確かめた説や事実に基づいたものです。まず，生命とは何か，生命体とは何か，ヒトの身体がどうなっているのかについて考えていきます。そして，ヒトの身体の中で病的状態が起こった時にど

のようなことになり，どのような変化が組織学的に起こるのかをまず理解して頂きます。その後，代謝障害，循環障害，炎症，腫瘍という大きな疾患群についてお話します。最初は組織で見える一般的事項を紹介し，その後もう一度やや詳しく免疫学や分子腫瘍学的に見直し，そこで説明したことを振り返ることにします。最終章では，病理学の基礎知識を病理診断に応用する際の方法や注意点についてもまとめてみました。各章は比較的独立して話されたものをまとめたものです。かなり割愛しましたが，どうしても繰り返し記載する必要を感じるところもありましたので，重複を恐れず書いた部分もあります。

　本書は，私が今まで経験し考えてきたこと，こう考えると一貫して生命現象を捉えることができると思ったことをまとめたものです。本文内では詳しい文献は紹介していません。また，理解の及ばなかったことや誤解していること，新しい知見に遭遇していないことなどもあると思います。もしあるとすればお許し頂きたいと思いますし，巻末の参考図書その他を参照し，読者自身で考え，その真偽を確かめて欲しいと思っています。そして，生命現象やその異常状態としての病理現象にどのようなものがあり，それがどうしてヒトの身体の中で起こるのか，そして実際の病理組織標本をみる時にどのようにそこに現れた生命現象を読み解いていけばよいのか，を理解しようと思い立つ切っ掛けにして頂ければ幸いです。この病理学総論がその理解に少しでも役立ってくれることを願っています。

　本書の企画は 1991 年末に立てられ，その時は恩師の故林卓司先生との共著による病理学総論でした。数ヵ月後恩師の急逝により，目的は達成されることなくそのままとなっていましたが，昨年再度要請いただき実現に至ったものです。

　最後になりましたが，ご高閲，ご意見を賜った京都大学名誉教授宮地良樹先生，滋賀県立総合病院研究所木下和生先生，兵庫がんセンター高井利浩先生，そして校正までお付き合い頂いた近藤響子先生に深謝いたします。また，26 年も待ちつづけ，今回快く本書を取り上げて下さった株式会社金芳堂，編集の労をお取り頂きました市井輝和氏に感謝申し上げます。

2018 年 5 月

真 鍋 俊 明

正誤表
目からウロコの病理学総論 （1版1刷）

頁	行	誤	正
42	下から6行目	死硬直	死後硬直
63	上から3行目	平行	平衡
143	図9-1内真ん中	樹状突起	樹状細胞
165	上から12行目	適度の結合	適度に結合
196	図11-9a内中段真ん中と右端	単層上皮　線管構造 偽線管状構造	単層上皮　腺管構造 偽腺管状構造
201	上から7行目	には生理的に炎症に伴う	には生理的に，　炎症に伴う
225	下から12行目	（ADC）	（CDC）
228	最終行追加	「・・・疾患です．」の後に，「NF1 や NF2 遺伝子の変異が知られています．」	

目　次

1章　生命の神秘 1
病理学とは 1
生命とは，生命体とは 3
細胞の誕生 5
個体の誕生とその構造の維持 7
増殖・分化・成熟 10
代謝：個体の維持とその宿命 12
環境との関わり 13

2章　細胞や組織の維持機構を貫く原則 15
セントラルドグマ(中心原理) 15
細胞の基本構成と超微細構造 18
ホメオスタシス(homeostasis; 恒常性) 23
動的平衡：分子の構造および変化構造物の修復と処理 25
動的平衡：個体における細胞の数的恒常性 26
間質と呼ばれる組織の構造と役割 27
個体における臓器相互の連絡と機能的恒常性 27
細胞と個体における究極の原則 28

3章　病気と病的状態にみられる変化 29
病気の原因と分類 29
軽度の細胞の傷害とそれに対する変化 30
　萎縮 32
　肥大 33
　再生 34
　過形成 34
　化生 35
重度の細胞傷害とそれに対する変化 36
　壊死 38
　アポトーシス 40
　排除と修復 42
　個体死 42

4章　代謝障害 43
細胞における代謝経路 44
変性とは 45
コンパートメント・セオリー 47
代謝異常 47
局所にみられる蓄積異常：変性 48

iv　目次

全身性代謝障害と沈着症 ………………………………………………… 64

5章　循環障害 1 …………………………………………………………… 69
循環系とは ………………………………………………………………… 69
心血管系における循環の調節 …………………………………………… 75
血液とその成分 …………………………………………………………… 77
リンパ循環とリンパ管 …………………………………………………… 78
心血管系の循環調節の異常 ……………………………………………… 79
　高血圧症 ………………………………………………………………… 80
　低血圧症とショック …………………………………………………… 81
血行動態の異常 …………………………………………………………… 82
　血行の静止 ……………………………………………………………… 83
　充血 ……………………………………………………………………… 83
　うっ血 …………………………………………………………………… 83
　虚血 ……………………………………………………………………… 83
　出血 ……………………………………………………………………… 84
リンパ液循環の異常 ……………………………………………………… 84
　浮腫(水腫) ……………………………………………………………… 84
　脱水 ……………………………………………………………………… 86

6章　循環障害 2 …………………………………………………………… 87
心・血管系の閉鎖性 ……………………………………………………… 87
血管の閉鎖性を維持する機構：止血 …………………………………… 88
過剰な止血反応：血栓 …………………………………………………… 92
血栓形成と出血 …………………………………………………………… 96
血液凝固，止血，血栓形成，線維素溶解現象の生理学的・進化的関係 ……… 98
血管の閉鎖を引き起こす病態：塞栓症 ………………………………… 100
血管の狭窄・閉塞によって起こってくる病態：梗塞 ………………… 103

7章　炎症 1 ………………………………………………………………… 107
炎症とは …………………………………………………………………… 107
炎症に関与する細胞と生物学的増幅機構 ……………………………… 108
炎症反応の過程 …………………………………………………………… 111
　急性炎症 ………………………………………………………………… 112
　　急性炎症の組織学的分類 …………………………………………… 114
　　臨床的に見みられる急性炎症時の炎症局所における四大徴候 …… 114
　　急性炎症を抑える反応 ……………………………………………… 115
　亜急性炎症・慢性炎症 ………………………………………………… 116
　　器質化の現象と慢性炎症の終末 …………………………………… 119
　　被包化およびその他の排除の様式 ………………………………… 120
　　肉芽腫性炎症・肉芽腫 ……………………………………………… 122
炎症性疾患の診断名とその命名法 ……………………………………… 123
組織の修復と化学因子 …………………………………………………… 124

目次　v

創傷の治癒：一次治癒と二次治癒 124
炎症の進展と全身への影響 125

8章　炎症　2　感染症 127
細菌やウイルスはどこにどのくらいいるか 127
感染と感染症 128
病原体の種類と特徴 131
寄生虫 132
真菌 133
細菌 134
ウイルス 136
プリオン 138
感染症の成立と組織反応 139

9章　炎症　3　免疫機構からみた炎症反応 141
免疫とは 141
自己と非自己 141
免疫系の発生，その種類と局在 142
自然免疫系 145
適応免疫系 147
自然免疫系と適応免疫系の協働 149
液性免疫系と細胞性免疫系，自然免疫系との協働 152
液性免疫系と補体系 154
免疫チェックポイント 156
免疫系の記憶 157
サイトカインとケモカイン 157
外部環境との接点における免疫系 160

10章　炎症　4　免疫寛容と免疫反応の異常 163
免疫寛容 163
中枢性寛容 164
末梢性寛容 165
免疫機構の破綻 166
免疫不全 166
先天性免疫不全症 167
後天性免疫不全症 167
過剰免疫反応 167
自然免疫にみる過剰免疫反応：自己炎症性疾患 168
適応免疫にみる過剰免疫反応：アレルギー 169
Ⅰ型アレルギー（即時型過敏反応：アナフィラキシー） 169
Ⅱ型アレルギー（細胞傷害型アレルギー反応；自己免疫反応） 171
Ⅲ型アレルギー（免疫複合体病） 172
Ⅳ型アレルギー（細胞性免疫型） 173

vi　目次

自己免疫..175

臓器移植にみる免疫反応..176

皮膚炎にみる免疫反応：境界部（界面）皮膚炎を例として.....177

11章　腫瘍（新生物）1..181

腫瘍とは...181

腫瘍（新生物）の構成成分...185

新形成と新生物...185

腫瘍（新生物）の特性...186

腫瘍の生物学的態度...188

腫瘍の分類と命名法...190

上皮系腫瘍と非上皮系腫瘍...191

固形腫瘍と白血病...192

腫瘍の命名の原則...193

分化度（成熟度）による亜分類とその判定...........................194

腫瘍類似病変...194

腫瘍の組織像：良悪性の判定の尺度...195

構造異型と細胞異型，極性の消失...195

尺度としての浸潤：浸潤性増殖...197

核分裂像と異常核分裂像...198

新規発生癌と合併癌...199

衝突腫瘍と組成腫瘍...200

浸潤という言葉...200

上皮内癌と浸潤癌...202

転移が意味するもの...204

異型度と悪性度...205

二つ以上の癌の発生：多発癌，多発性原発癌と二次癌.............206

宿主に対する腫瘍の影響...207

12章　腫瘍（新生物）における組織発生のメカニズムと病因.....209

細胞の増殖と細胞死...209

細胞増殖の情報伝達：増殖因子，受容体と細胞内シグナル伝達経路.....209

増殖機構としての細胞周期...212

DNA修復機構としての細胞周期と細胞死...........................213

細胞の分裂：核分裂と細胞質の分割（分裂）.......................214

細胞の寿命...215

細胞の増殖と自己組織化...216

遺伝子異常と新形成...217

細胞増殖をコントロールする遺伝子：癌遺伝子と癌抑制遺伝子.....218

新形成における増殖のメカニズム...220

癌幹細胞理論...223

新形成における自己組織化と新生物の形成.................................224

新生物は生物か...224

新生物は自己か非自己か（腫瘍と宿主の関係） 225
新生物における遺伝子異常 226
遺伝子異常を起こさせる原因 227
  遺伝性・家族性に起こる腫瘍症候群 228
    家族性大腸腺腫症と大腸癌 228
    家族性網膜芽細胞腫 228
    多発性内分泌腫瘍症候群 228
    神経線維腫症 228
    カウデン Cowden 症候群 229
    結節性硬化症 229
  化学発癌物質 229
  放射線 229
  ウイルス 229
  炎症性疾患に基づく発癌 230
良性腫瘍と悪性腫瘍 230
  浸潤のメカニズムと上皮間葉移行 230
  脈管侵襲と遊走 231
  転移巣の形成 231

13章　病理組織診断 233
病理組織診断に使用される標本 233
分かりやすい病理組織標本の見方：パターン分類による診断へのアプローチ 233
パターンとは何か 235
病変の種類としてのパターンの捉え方 236
  腫瘍性病変のパターンの捉え方 237
    構築から見た上皮性，非上皮性のパターン 237
    構築や細胞像から見た良性，悪性のパターン 239
    出現細胞の種類から見た腫瘍，炎症性病変のパターン 241
    腫瘍細胞の形態や腫瘍細胞がつくる構造からの由来細胞や腫瘍名の推測 242
    腫瘍の診断名のつけ方 245
  炎症性病変のパターンの捉え方 245
炎症性皮膚疾患における組織パターン分類 246
組織診断の手順 248
病理医がマスターしておくべきこと 250
特殊染色の意義と使い方 250
病理診断を行う者が取るべき態度 253
これからの診断病理学の流れ 254

参考図書および推薦図書 256
日本語索引 258
外国語索引 267

1章 生命の神秘

病理学とは

　はじめに，病理学とはどのような学問なのかをまとめておきます。その上で，まず今回の病理学総論が対象とするヒトの身体，そこで行われている生命の神秘的現象をみていき，その後，異常状態，病理学的状態について話を進めていきたいと思います。

　いろいろな教科書を紐解いてみると，「病理学とは病気の原因，病態を解明する学問である」と書かれています。病気とは，ヒトをはじめ生物体の全身または一部分においてその生理的状態に異常をきたし，正常機能が障害され，それに基づく症状が発生するものをいいます。疾病と同義と捉えてよいと思います。症状とは，自覚的，他覚的に捉えられる，生理的状態（正常状態）から逸脱した形態的，機能的，感覚的に表現されるものと定義されます。この生理的状態（正常状態）というのが曲者で，多種多様なヒトの中で一定のものはありません。各個人で異なり，何を正常とするかは，学者によっても意見が異なるところです。また，正常状態を我々人間が捉えることができるかとの疑問も提示されています。しかし，一応，大雑把にでも生理的状態（正常状態）を掴んでおかないと病的状態が捉えられません。一方，病的状態，病気にもいろいろな種類，それぞれでいろいろな程度のものがあります。どんなものがあるかを認識し，その現れた現象に名称を与え，定義づけておかないと，お互いに理解することは困難となります。病理学総論とは，どこの分野にでも共通してみられる器質的，病的現象を把握し，定義づけるものといえます。そして，その病的状態を知ることによって，逆に正常状態がより良く分かってきます。病理学総論を学ぶことによって，正常状態，病的状態をより深く理解することができ，生命の神秘に気づかされると信じています。

　まず，病理学を歴史的にみていってみます。よく，「現代の医学は，ギリシャ時代に源がある」といわれます。それまでは，病気，特に重篤な病気に罹ると恐れおののき，巫女や

2 1章 生命の神秘

僧侶に拝んでもらう呪術的医療の時代でした。やがて，同様の事例を集積したり動物の行動から学ぶ機運が起こり，症候集積と経験的治療の時代となりました。次第にどうして病気が起こるのか，どうすれば病気を治すことができるのかを考えていくグループが現れました。代表がヒポクラテス学派です。これが現代医学の起こりとされています。やがて近代になると哲学的・科学的医療へと進んでいきます。主題はいずれの時代も病気とはなにか，どうして起こるのか，どのようにすれば治すことができるのかでした。つまり，医学発展の歴史の中で中心をなしていたのは，病気の原因や成り立ちを追求する学問としての「病理学」であったといえます。この時代，治療医学は経験的で，未熟でした。いいかえると，医学は即ち病理学であったのです。症候学の中から機能病理学ともいえる学問が発展し，生理学，生化学的手法を利用した現代の臨床検査医学となりました。

　一方，病気に陥った臓器や組織を，初め肉眼的に，やがて顕微鏡を使って調べる組織学的研究の手法が導入されました。これを形態病理学といいます。同じような病気は他の動物，あるいは植物にも起こります。ヒトの病理学とヒト以外の動物や植物の病理学があり，お互いを比較検討することによって学問は進展し，より深く理解することができます。さらに，動物では人と同じ病気を起こさせて，それを研究するということもできますので，単一の因子で病気を再現させたり，自然発生したヒトと同様の病気を見つけ出し，それらを研究することもできます。これを実験病理学といいます。

　いずれにしても，これらの過程の中で，病気の組織を観察して，見て取れる異常所見に名前をつけ，臨床像と併せて疾患概念をつくり，その疾患の名称を与えてきました。この中心をなした人物が，ドイツのウイルヒョウ（Rudolf L.K. Virchow; 1821～1902）でした。彼らが病気の原因や病理発生のメカニズムを明らかにしていったのです。このように病気の原因や病理発生のメカニズムを形態学的に明らかにしていく仕事をする人を，我々は形態病理学者とか，単に病理学者と呼んでいます。ところで，病気に陥った臓器や組織を形態学的に観察して，それぞれ病気の概念をつくりその名称をつけてきたので，逆に組織像を形態学的に観察すると病気の診断ができるということにもなりました。これが形態病理診断学です。単に診断病理学とも呼ばれています。病気によって侵された場所，これを病巣といいますが，この病巣を主に顕微鏡を使って形態学的に観察し，病気の診断をしていく人のことを，我々は病理医と呼んでいるのです。

　「科学者は既存のものを探求し，技術者はまだ存在していないものを創造する」という言葉がありますが，いずれの病理学も既存のものの探求にしかすぎません。探求には技術や機器が必要です。それらを借りて証明し未知の概念を形成したり，診断していくのです。病気の検索には用いる対象や手技・検索のレベルに差があります。形態病理学と臨床検査医学では病態を把握するにもその用いる対象つまり検体が違います。最近では，形態学的観察でも肉眼的検索，光学顕微鏡的検索，電子顕微鏡的検索など拡大のレベルの違いや，免疫組織化学や in situ hybridization など特定の分子や遺伝子を組織の上で同定する手段も開発されてきました。分子生物学的検索が今や組織の上でできる時代ともなっていま

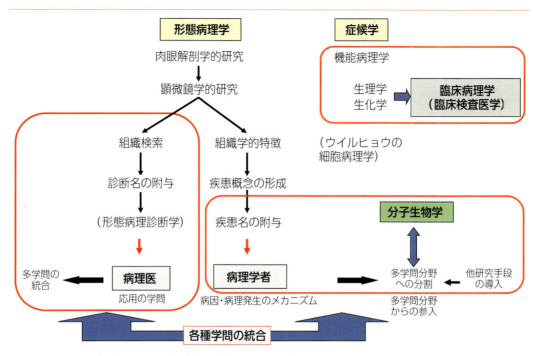

図1-1 ヒトを対象とした医学（病理学）発展の歴史

す。これによって，形態病理学者も他の検索手段を用いて調べた結果と組織形態を比較するなど，新たな学問分野を求めるようになってきました。逆からいえば，病理形態学も多学問分野への分化が迫られ，ヒトや臨床医学から離れる傾向を示し，他の学問分野から参入する研究者も多くなっているというのが現状です。一方，病理医が行う仕事や学問分野は，ヒトを対象とする臨床医学に止まっていますが，多学問，多手段を応用していくことが求められています。学問が進めば進むほど，分化し，専門性が求められようになりますが，臨床医学の一分野である診断病理学では多分野の統合が必要とされてきているのが現状です。病理学，病態を理解するためには，いろいろな分野の知識が必要なのです。病理学は総合，統合の学問といえます（図1-1）。

生命とは，生命体とは

　ヒトという生きた個体を理解するためには，まず生命，生命体とは何かをおぼろげながらにでも掴んでおく必要があります。それが生と死，それぞれで起こっている現象を理解する基本となるからです。本章の主題として，生命，生命体とは何かについて考えてみましょう。

4 ▎1章　生命の神秘

　生命の誕生に必要なものはなんでしょうか。勿論，構成成分となるような物質の存在は必須ですが，それがあるだけでは生命は誕生しません。最も大切なのは，水とエネルギーだといわれています。我々地球に住む生命体と同じ生命体が存在するためには，まず水のある環境が必要です。従って，例えば火星に水が存在するということは生命体が存在し得るという意味で大発見となった訳です。水は温度環境に応じて固体，気体にもなり，液体にもなります。液体の状態では，いろいろな物質を溶かし込むことが可能で，いろいろな物質の化学反応が起こる場を提供します。この場が大切なのです。生命あるいは生命体をどのように定義するかには，いろいろな説がありますが，一般に，（1）外部環境から分離する膜がある，（2）構造を維持するための代謝を行う，（3）自己複製つまり分裂・増殖することができる，という条件を満たすものが生命であり，つくられた構造が生命体であるとされています。別のいい方をすれば，周囲の環境から分離された独自の環境を持ち，その独自の内部環境を維持するために独自の代謝を行うことのできるもので，その環境から別の独立した同様の環境を形成することのできる状態が生命であり，そのような独立した環境を生命体というと考えられています。地球上の生命体の多くは，いわゆる細胞という形を示す単位から成り立っています。

　ところで，この世に存在するすべてのものは，自然の法則，特に熱力学の法則に従っています。この宇宙は無から生じ，それはエネルギーとなり物質をつくってきたとされています。それを支配する大原則が熱力学の法則だと考えられています。熱力学の法則には，第一の法則：エネルギー保存の法則，第二の法則：エントロピー増大の法則，第三の法則：絶対零度の法則があります。生命現象を理解するのに大切なのは，第一と第二の法則，特に第二の法則です。自然界に存在する物質は熱力学第二の法則に従いますので，常にエントロピーが増加する方向，つまり無秩序へと向かいます。規則正しい分子の構造があるとすれば，やがてはその構造はバラバラ，無秩序な構造となっていきます。従って，個体や構造があるとしても，それらはやがて消失してしまうことになります。この第二の法則に逆らってエントロピーを減少させ，個体や構造を維持させているのが生命であり，維持のために必要なのがエネルギーです。エネルギーにはいろいろなものがあります。光エネルギー，熱エネルギー，化学エネルギー（結合エネルギー），電気エネルギー，核エネルギー，位置エネルギーや運動エネルギーなどがそれです。生命体の中で使われるエネルギーはほとんどが化学エネルギーです。この化学エネルギーは酸化還元反応によって得られます。

　エネルギーを使いエントロピーの増大という熱力学の法則に逆らって個体やその構造を維持していけるのが生命体です。実は，我々が生命体と呼ぶものの中には，光のエネルギーを享受して化学エネルギーに変換できる生物（これを自栄養生物といいます）と自栄養生物を食べそこでつくられた化学物質内の結合のエネルギーを得て生命を維持していく生物やその生物を食べ生命を維持していく生物（これらを従属栄養生物といいます）があります。植物の多くが自栄養生物であり，我々ヒトを含め動物のほとんどが従属栄養生物です。

植物は光のエネルギーを利用してグルコースをつくります。動物はグルコース（$C_6H_{12}O_6$）を摂取し，内呼吸によってこれを二酸化炭素（CO_2）と水（H_2O）に分解します。この過程で主に呼吸鎖（電子伝達系）が使われて結合エネルギーを蓄える ATP を産生しますし，電子つまり H^+ を呼吸によって得られた分子状酸素（O^-）と結びつけることを行っています。このために従属栄養生物は自栄養生物や他の従属栄養生物を食べ，呼吸をして酸素を取り込まなければならないのです。これらの化学反応を円滑に行わせる環境を与えるのが水で，それは水の「いろいろな物質を溶かし込むことができる」という性格によって得られるものなのです。また，水の中ではいろいろな物質の化学反応を行わせることができ，代謝が円滑に行われます。しかし，この化学反応がそのままの形で行われると莫大な熱エネルギーが一挙に放出されるため生命体の構造を維持できなくなります。そのために，生命体では酵素を使って触媒反応を起こし，化学反応時に熱エネルギーをほとんど出さないようにしています。

　さて先ほど，独自の自立した環境を持っていることが生命体の一条件であるとしました。つまり，自然環境との分離がなされている状態であると。それでは，環境から分離するものは何なのでしょうか。それは，脂質類からなる膜構造です。膜構造の中で細胞は，一種の小宇宙を形成しているのです。こんどは，膜で囲まれた生命体としての細胞の誕生とその形成についてみていってみましょう。

細胞の誕生

　生命体の最小単位は細胞と考えられます。昔，オパーリン（Aleksandr I. Oparin; 1894 ～ 1980）のコアセルベート説というものがありました。水はいろいろな物質を溶かし込むことができます。しかし，そのままの形では水に溶けないものもあります。脂肪，脂質です。生命に必要なものがたまたまある液体中に集積した時に，水に溶けない脂肪，特にリン脂質が膜を形成しながらそれらを取り囲んで一つの領域，つまり新たな環境ができました。これをコアセルベートと呼びます。これが元となってやがて細胞へと進化したというものでした。リン脂質は水に浮かべるとその構造の親水基の部分が水に接し，疎水基の部分が水を避けるように反対側に向かい，シート状（膜状）の構造をつくります。水の中に押し込むと，リン脂質の疎水基が互いに接し親水基の部分が水に接するように配列する二重のシート状の膜を形成します。この二重膜を単位膜 unit membrane と呼んでいます。細胞では，この二重膜構造を細胞膜 cell membrane といいます。周囲環境と直接の境をなす細胞膜は，厳密には原形質膜 plasma membrane と呼ばれています。

　細胞の構造は実に複雑です。本稿は，ヒトの病理学の話ですので，核膜の明確な真核細胞を中心に考え，核のない原核細胞については必要な場合のみ言及します。細胞内には液

体成分の他，核や細胞内小器官，線維成分があります。細胞内のそれぞれの部位や構造で機能が違っています。そのような機能分化が細胞の中にはあるのです。このような機能分化がどのようにして形成されたのかを説明するのに，分化に伴う隔室化 compartmentarization という考え方（**図 I-2a**）と共生 symbiosis による共進化 co-evolution（**図 I-2b**）という考え方があります。後者の考え方は，葉緑体やバクテリアの一種であったミトコンドリアが別の細胞に取り込まれ，共生し一つの細胞を形成するように進化してきたというものです。これによって，細胞は必ずしも自らにとって安全でない分子である酸素を利用してエネルギーをつくり，利用することができるようになりました。有名な説です。しかし，前者の隔室化の考え方を採って細胞構造を解釈する方が，事の正否は別として，細胞の構造と機能の関係を捉えやすくします。面白いことに，この構造の分離と機能分化を起こさせているのも膜構造です。エネルギーを産生するミトコンドリアなど，機能分化や機能単位の構造を取り込みながら，細胞小器官が発達してきました。細胞内の小器官はすべて膜構造でつくられていて，ほとんどが，細胞の外側を囲む原形質膜と連続しています。これら小器官の細胞内局在とその維持に関与するのがケラチンやビメンチンなどの中間フィラメントです。これによって形態を維持し，機能，代謝の連続性を維持し円滑に行わせるのです。勿論，遺伝子の発現はこの維持機構を統括するために必要です。遺伝子については後章で何度か取り上げます。しかし，遺伝子はすべてを制御しません。自由度がないと環境の変化に応じて素早く対応できないからです。いずれにしても，細胞という一つの単個

a. 隔室化による細胞構造の形成と機能分化

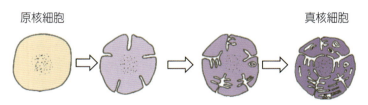

b. 共生・共進化による細胞の形成

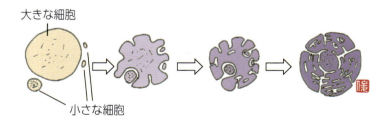

図1-2　細胞の構造形成における二つの学説

体が代謝を行い，その構造を維持していくことができるようになりました。

　ここに一つ問題が残ります。細胞は環境の中に分離されてできた特異環境です。細胞が代謝を行い，細胞という単個体が維持できても，周囲自然環境の変化，例えばそこで発生する物理的影響によって個体が傷害されると生命体としての細胞は維持できません。永遠の生命を維持することはできないのです。しかし，進化の過程の中で，細胞は永遠の生命を維持できるような機能を持つようになってきました。細胞が自己複製できるようになったのです。つまり，細胞は分裂・増殖できるようになりました。それでも，全く同じものが複製されても，環境が変われば，機能が同じであるために，すべての複製細胞は死滅してしまう可能性があります。そのため，さらなる能力を得るようになりました。多様性をつくる能力です。勿論遺伝子の構成成分である DNA の複製の際に突然変異が起こり，分子進化を起こす可能性もあります。しかし，それはごくわずかの変化を起こすのみです。もっと効率よく多様性を起こす仕組みが "性" の形成です。性（雌雄）ができることによって，遺伝子を交配させより大きく多様化していくことができるようにしたのです。まず，減数分裂を起こし半数の遺伝子とし，その後受精によって元の量に戻す際，染色分体の交叉が起こり，遺伝情報の相同染色体対の二つの染色体の間で交換され，父親と母親由来の対立遺伝子が混合されるようにしたのです。これによって大きく遺伝子を変化させ，多様性がつくり出せます。"生" と "性" は表裏一対のものともいえます。一方，周囲自然環境の変化に耐えるためには，一つの細胞が単独で存在するよりも，同じような細胞が集まり集落をつくり，互いが生命を維持していけるような新たな環境をつくる道もあります。このようにして，細胞の複合体としての個体が形成されていった。つまり単細胞から多細胞になる個体の形成が起こったものと考えられます。

個体の誕生とその構造の維持

　ヒトの一個体を構成する総細胞数はいくつかご存知でしょうか。約 60 兆個といわれています。これだけの数の同一の細胞が集まって集落をつくっても，その内部環境はすべて均一ではありません。従属栄養生物では細胞集落が大きくなればなるほど，集落内部に行けばいくほど，栄養や酸素を直接得ることが難しくなり，生命を維持し存続していくことができ難くなります。ここで，また隔室化の能力を得たと考えられます。先ほど，細胞は細胞内で機能分化し隔室化を起こしたと述べました。同じように，多細胞生物としての個体でも機能分化が必要となってきたと思われます（**図 I-3**）。それが臓器形成という隔室化です。細胞同士にも不平等化ないし多様化が起こり，酸素や栄養の摂取と代謝，その運搬や排泄などに特化する臓器や細胞，組織がつくられていきました。この分化や隔室化は多細胞生物に課せられた宿命ともいえます。この機能的分化の過程で遺伝子という分子に突然変異を含めた変化，いいかえれば進化が起こったと考えられます。形態形成や細胞間情報伝達に関与する遺伝子もつくられました。そのため，生命維持のために必要な消化管・消化器

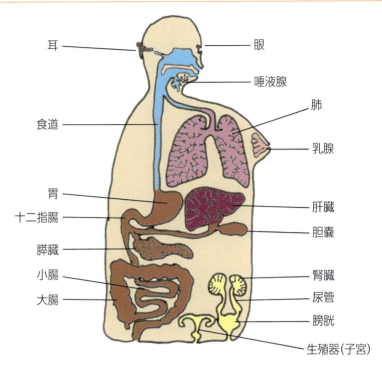

図1-3 ヒトの身体
身体内臓器の多くは外界と連続している。

系の臓器や呼吸器系，循環器系，尿路系，骨格・筋系や神経系・ホルモン系などの臓器が存在するようになりました。そして，最も大切なのは個体の中に生命現象を起こすことのできる水を含んだ環境を確保することです。このためには，個体の一番外側に水分が漏れ出ない，細胞で見た膜のような，"もの"で覆う必要があります。それを可能にするが，外界環境と直接接する皮膚です。

　皮膚によって囲まれた個体内は一つの小宇宙を形成するということもできます。陸上動物では，外界は空気層となっていますので，生命体構成に必要な水が蒸発・消失してしまわないようにしなければなりません。そうでないと生命体を存続させることができないのです。このために実に巧妙な仕組みをつくっています。細胞が細胞膜というリン脂質の持つ疎水性を利用してその境界をつくっていますが，多細胞からなる個体もこの脂質類の特性を利用します。皮膚の表皮層最外層をなす角質層に死んだ細胞でケラチンという線維のみからなる角質細胞を配しています。層構造をなした角質層では角質細胞の辺縁で互いに密に接着，結合しています。この上下層をなした角質細胞と角質細胞で結合していない領域は離開し，セラミド，遊離脂肪酸，コレステロールなどの脂質類を蓄えるようにして，体の中の水分を漏出させたり蒸散させないようにし，物理的バリアとしてのケラチンとともに外界環境から完全に内部環境を隔絶するようにしています。また，これら脂質類は液状

の形で存在するので，その液体性格としての移動性を利用してショックアブソーバ（緩衝装置）としての役割や皮膚の伸展，縮小などの柔軟性が得られるようになっています。つまり，個体の外面を覆い外界からの境をなすものの一部には，細胞と同様に脂質類が大きな役割を果たしているということです。組織学的に，正常の皮膚角質層がななこ織basket-weave状となっているのはこのためです。この巧妙につくられた皮膚という構造によって，水に満ちた，そして柔らかくある程度可動性に満ちた内部環境をつくり出し，個体を維持しているのです。

　個体の中では，それぞれの機能を果たす，分化した臓器とそれを連結する構造がつくられてきました。しかし，考えてみると，各内部臓器のほとんどは，鼻や口，肛門，尿道，女性外性器を通じて外界に繋がっています。つまり，消化管の中や肺の中，肝・胆道系などの中にある上皮細胞によって囲まれた内腔はすべて実際には身体の外です（**図 I-3**）。上皮細胞とは，外界と内部組織を分離する膜となるものです。消化管系や気道系は直接外気には接していません。そのため物理的刺激はそれほど強くは作用しません。従って，これらの系の表面は粘液層でもって細胞を保護する程度で，むしろこの層を機能層として使用しています。いずれにしても，本当に身体の内部といえる領域は，間質組織と脳組織のみです。それでは，ヒトの本質とは何でしょうか。多くの人は脳と答えていますが，そうでしょうか。私は，脳は意識をつくる装置だと考えています。他の多くの臓器は個体を維持するとともに，外界や体内から脳組織の一部である末梢神経を介して伝えられる知覚によって情報を得て，脳に伝えます。これらを認識し，記憶し，表層意識と深層意識（無意識）をつくります。これが「私」，つまり精神的な意味での「自己」，「個人」です。知覚によって伝えられた情報を認識し意識したものが感覚といえます。リチャード・ドーキンス（Richard Dowkins；1941～）がいうような「個体は遺伝子を運ぶためだけの乗り物」ではありませんし，脳は他の臓器を凌駕する唯一無二の臓器というわけではなさそうです。

　さて，話が少し脱線しましたが，個体が多細胞化し多くの違った機能を果たす臓器や組織ができてくると，それを密につなぐ必要が出てきます。それには細胞同士の密な直接連結や細胞間の連絡手段が必要です。前者のための構造が接着装置です。上皮細胞で多くみられます。外界（環境）との隔離のために，皮膚の表皮細胞が互いに密に接着していることは，例として既に話しました。後者，つまり離れた細胞と細胞を結びつけるのが，神経系，ホルモン系とサイトカインを通して行われる情報伝達系です。このような組織，臓器構造，臓器間の連結やその配置を決定するものは，現在いまだ明らかにされていません。自己組織化という統制機構によって自然と決まっていくようにみえます。このように，個体は，環境と皮膚や粘膜によって分離・独立し，個体内部で代謝を円滑に行わせることによって個体を維持するようにしているのです。

増殖・分化・成熟

　病理学を理解していく際に，十分に理解しておく必要がある事柄に細胞の増殖，分化と成熟，そして自己複製があります。話の順番が逆になりますが，自己複製，代謝，環境との関わりの順番で話していってみましょう。まず，自己複製です。

　複製とは，文字通り，あるものに模して同じようなものを別につくることです。自己複製とは，自己と同じものをもう一つつくることを意味します。生物化学の分野では，複製というと DNA 複製が連想されますが，複製は DNA だけに限りません。細胞自体も複製するのです。細胞の複製は細胞分裂によって得られます。一つの細胞が二つに分かれるのです。数が増えますので，これを細胞の増殖といいます。増殖によって同じ細胞ができてくる現象が複製です。分裂する前の細胞を母細胞 mother cell といい，できてきた細胞を娘細胞 daughter cell といっています。多細胞性生物の個体内にある一個の細胞は，どの細胞であろうとも持っている設計図つまり遺伝子はすべて同じといえます。しかし，多細胞生物では前記のように違う機能を行う細胞へと分化していくように運命づけられています。従って，分裂増殖時には特定の細胞になるような変化を同時に起こすことになります。そのため，娘細胞は母細胞と全く同じ機能を持つ細胞になる場合と少し違う細胞になる場合があると考えられます。前者の細胞分裂を対称性細胞分裂，後者を非対称性細胞分裂と呼んでいます。

　個体発生の初期段階では，受精卵は全能性幹細胞 totipotential stem cell で，すべての細胞になれる能力を持っていて，分裂・増殖することができます（**図 1-4**）。初期の段階は対称性細胞分裂です。ここでいうすべての細胞とは，ヒトの身体の体細胞成分と，母親の子宮内膜へ入り込み母親の血管から胎児成分を養うための栄養や酸素を吸収する組織としての胎盤成分を構成する細胞を含みます。内部細胞塊から胎児胚ができるようになると，それが外胚葉，内胚葉，中胚葉になる細胞へと分化していきます。さらに，これらの細胞はそれぞれの胚葉に属するある特定の機能を果たす細胞へと次第しだいに分化します。この分化というのは，発生の進展に伴い，全能性であった細胞が多能性幹細胞 pluripotential stem cell から多分化能・複能性幹細胞 multipotential stem cell へとなり，やがて単能性幹細胞 unipotential stem cell になっていくといったように，次第に他の細胞になれる能力を失っていく現象をいいます。それぞれの幹細胞は細胞分裂し，増殖することができます。その中には，ある回数は常に同じ分化レベルにとどまり分裂を繰り返すことができる細胞（対称性分裂で増える細胞）や非対称性分裂で分化という階段を一歩上った細胞，いわゆる休止期にある細胞 inter-mitotic cell と，分裂増殖能を失って，後はその種類の細胞として成熟し最終的にある機能を果たし一定期間後死に至る細胞になっていく過程の細胞（分裂終了細胞 post-mitotic cell）が存在します。分化，成熟に伴って，設計図である遺伝子を失っていくのではありません。ヒストンやその他核内タンパク，核酸のメチル化やアセチル化

a. 分化の過程における幹細胞同士の関係

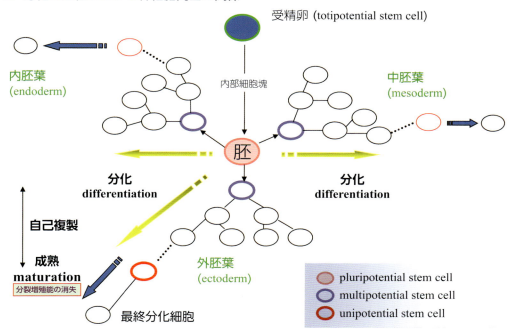

b. 胚葉ごとにみた成熟細胞の例

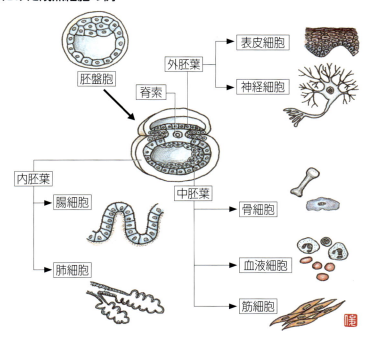

図1-4 細胞の分化と成熟

などによって不必要となった遺伝子は不活化されマスクされるという現象が起こっているといいます。いわゆるエピジェネティック修飾です。

　分化の進展に伴って，その細胞の形態と機能は変化しますが，成熟の過程でもより大きな形態変化と機能の実行がなされます。「形態は機能を規制し，機能は形態を規制する」という言葉がありますが，細胞はその果たすべき機能が行えるような形態を取るようになります。この過程が成熟です。

　一般に，生理的状態では，分化は一方方向に向かうのみで，逆方向，つまり単分化能の細胞から多分化能の細胞や多能性幹細胞へと逆行していくことはないと考えられています。勿論，ある条件を加えると，多能性幹細胞にまで一挙に遡ることもあります。京都大学の山中伸弥博士がノーベル賞を受賞したのは，最終分化細胞に四つの遺伝子を注入することで初期化つまり胚細胞へ引き戻すことができることを証明した研究に対してです。

　多細胞生物には，いろいろな機能を行う臓器，組織が存在します。その機能を行うのは細胞ですが，個体は細胞成分のみからできている訳ではありません。細胞が増殖してくると，今度は組織を構築する必要ができてきます。細胞の機能がより適切に，効率よく果たされるようにするためです。個体を構成する成分から分けてみると，いずれの臓器・組織も細胞成分，線維成分，液体成分（水）の３成分からなっていると捉えることができます。すべてが，液体成分の中に存在し，線維成分で区画された中に細胞成分が整然と配列する構造がつくられているといえます。これを組織基本構築といいます。そして，最終的には特定の臓器が構成されるようになります。多細胞生物という個体が生存していくためには，これら臓器がそれぞれにうまく連結する必要があることになります。

代謝：個体の維持とその宿命

　生命の維持に必要なものに水とエネルギーがある，水は存在の場を与え，化学反応の場を与える，我々従属栄養生物はその水を得るために飲み，エネルギーの素を得るために食べ，呼吸し酸素を得る，と話しました。勿論，食べるという行為は身体の形成に必要な各種の物質の素を得る行為です。植物，動物に限らず他の生命体の犠牲なくしては生きて行けないのが従属栄養生物の宿命です。

　物質の代謝を行わせるためには，数々の化学反応を生体内で行わせなければなりません。化学反応によって発生してくる熱エネルギーを極力抑えるために酵素による触媒反応を利用しているとも話しました。これらの反応を円滑に行わせるためには，細胞内環境，組織内環境を整える必要がありますし，ひいては個体内環境を整備することが大切です。効率の良い化学反応，酵素反応を起こさせるためには，身体の中を最適，至適の温度や水素イオン濃度（pH）の状態からなる環境としなければなりません。そのための機構をエネルギーを得る化学反応の過程，電子伝達系に組み込ませているなど，実にうまく絡み合わせながら代謝の過程を進ませていることを指摘しておきたいと思います。細胞の中でもこれらの

代謝過程が一連の方向性を持って進んでいくように配置されています。代謝を進行させる酵素は細胞膜や線維構造に埋め込まれ，一連の流れに沿って配列していたり，複数の酵素が一つのタンパクに結びついて連続して化学反応が起こるようになっていて，効率よくしかも短時間でこの過程が進行していくようになっています。臓器の位置関係においても代謝がうまく進行していくように配列されています。これらの臓器間での連結を行うのが循環系です。そして，それらが連動してうまく行われるように采配しているのが神経系，ホルモン系です。実にうまい構造つくりになっています。

　本章の初めに，生命現象も自然の法則，つまり熱力学の法則に従うことを話しました。我々の個体も，個体を構成する成分もこの法則に従います。ですから，細胞内，個体内の構成成分も代謝を司る酵素類も，エントロピーが増大する方向，つまり無秩序へと進みます。これらを構成する物質もそのままの形で永久には存続することはできないのです。これに対抗するように，物質はある程度新陳代謝によって置きかえられつづけ，表面上の同一性，機能維持が保たれます。一見同じ状態で存続しているように見えても，そのものは同じではなく変化しています。これを動的平衡といいます。また，この新陳代謝もいつまでもつづくものではありません。できてきた老廃物によって細胞の機能は障害され，やがては細胞死を迎えます。そのために，細胞の持つ自己複製の能力を利用して細胞を分裂，増殖させ，細胞を補給し，同一個体の修復つまり組織・細胞の再生による個体の一定期間の維持を図ります。ただ，それも永遠につづくものではありません。

　物質や細胞と同様に，個体そのものも永久に存続するものではありません。新陳代謝の障害によって老化現象という全臓器における機能障害が起こりますが，これを含めいろいろなメカニズムによって細胞や個体は，いずれ死に追いやられるように仕組まれています。これが生命体の宿命です。そのために，生殖による個体の複製つまり世代の交代を実現させ，種の存続あるいは永遠性を求めることができるようにしているのです。

環境との関わり

　今まで話してきたような"個体"，"生命体"は，同じ自然環境（物理学的環境，化学的環境）の中で多数の同じ，あるいは違う種や属として存在しています。これら個体は，環境との間で，あるいは他の個体との間で対立（コンフリクト）を生じてきます。その場合には，三つの対応する道があると想定されます。

　第一は，侵入してきた環境内物質や他生物と共存，共栄を図る道です。細胞内のミトコンドリアや腸管内の常在細菌叢などがこれにあたるかもしれません。ただ，平和共存を図るまでには第三の道を使って協定を図る必要があるようです。

　第二は，他生物，環境因子を隔離・排除したり，分解したりして予防する，あるいは初めから逃亡する方法です。個体としてはこの道をとることが多いようです。異物である食べ物を自分の身体の成分として利用するためには，その抗原性がなくなるまで消化しその

14 ■1章 生命の神秘

後吸収する機構としての消化管の存在はその例かもしれません。また，逃亡するには素早く情報をキャッチし行動に移す仕組みの構築が必須です。同じ消化管を例にすれば，嘔吐反射や下痢などがこれに当たります。

　第三は，戦いの道です。生体では，自己を守るため，侵入者を認識し，排除する仕組みを持っています。これが免疫系です。身体の外表に近づいた侵入者を攻撃し体の中に入らせないようにしたり，侵入した外敵が何であれ対応しようとする自然免疫やいったん侵入した外敵が二度目に侵入してきた時はより選択的に強固に撃退しようとするメカニズムである適応免疫系があります。

　本章では，生命とは何か，そして生命体の持つ宿命について話をしてきました。次章では，細胞や個体の維持がどのようになされているかをみていってみたいと思います。

2章 細胞や組織の維持機構を貫く原則

　前章では，（1）生命の誕生に必要なものは水とエネルギーであり，水は存在や反応の場を与えること，（2）生命体の最小単位は細胞であり，自然環境からの分離を図る膜（原形質膜）で囲まれており，生存のために代謝を行うこと，（3）細胞は自己複製，つまり分裂・増殖する能力を持っていること，（4）多細胞生物では上皮細胞のつくる膜が外部環境からの分離を図っていること，（5）多細胞生物では臓器という機能分化を遂げ，個体を維持するための代謝を連結するとともに情報交換をし合っていること，（6）個体は生殖によって自己複製を行っていること，（7）如何なる生命体もその構成成分も，この自然界に存在する限り熱力学の法則，特に第二法則に従って，何もしなければ無秩序に向かうこと，を話しました。それでは，このような構造や機能が維持されるのはどのような仕掛けがあるからなのでしょうか。この章では，まず生命現象維持にみられる原則について述べます。その後，細胞の基本構造を復習し，細胞内での各代謝を行う場を確認した後，細胞や組織の持つ特性であるホメオスタシス（恒常性）についてまとめます。

セントラルドグマ（中心原理）

　生物学で習ってきたように，細胞には遺伝子が存在し，それはデオキシリボ核酸（DNA）を基本単位としてつくられていて，細胞内の生命現象すべてを統括する情報，指令を宿しています。DNAはご存じのように二重らせん構造をとっています。通常は，これらはヒストンやその他のタンパク質と結びついてクロマチンとなって遺伝情報が読み取られない形で存在します。実際にはコンパクトに折り畳まれて存在していますのでスーパーヘリックスの構造を採るとされています（**図2-1**）。遺伝子DNAにはタンパク質に翻訳される領

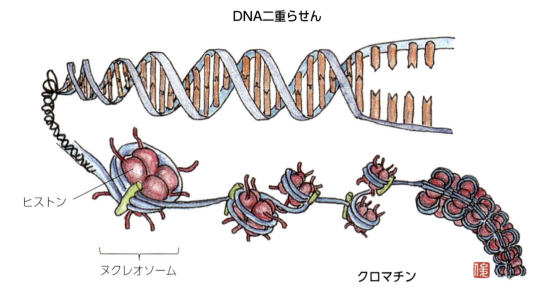

図2-1　遺伝子DNAの構造と細胞内での存在様式

域とされない領域があり，前者をエクソン，後者をイントロンと呼んでいます．遺伝子の後ろの端には，遺伝子領域の終了を知らせるターミネーターと呼ばれるDNA配列があり，ここで遺伝子情報の読み取りが終わるようになっています．遺伝子情報の読み取りが必要な時は，必要とされる部分の二重らせん構造が解け，一本鎖のDNAとなります．こんどは，その遺伝情報は一本鎖DNAの鋳型からリボ核酸（RNA）へ転写されるようになります（**図2-2**）．できたRNAがメッセンジャーRNA（mRNA）です．ただ，このmRNA配列には遺伝子のエクソンとイントロンの両方の部分を持っていますので，これを前駆体mRNAと呼んでいます．やがて，スプライシングと呼ばれる過程によってイントロンの部分が除かれ，各エクソンの部分のみが結合する成熟したmRNAとなり，核外へ移行していきます．この成熟したmRNAを単にmRNAといいます．そして，細胞質内でそのmRNAの情報がタンパク質に翻訳されるようになります．つくられたタンパク質は，細胞内あるいは細胞外の構造タンパクであったり，機能タンパクであったりします．機能タンパクで重要な働きをするのが酵素です．酵素の役割については前章で述べました．生体内での重要な物質はタンパク質の他に，脂質や糖質があります．必要とされる各種の成分の多くは細胞を始め生体内で各代謝過程を経てつくられていきますが，この過程に酵素が使われます．この代謝を通じて，生命維持，構造形成，細胞間・組織間・臓器間の相互連絡が行われます．また，細胞の分化や成熟，細胞の分裂・増殖にもかかわっています．つまり，これらの過程で中心となっているのは，遺伝子の指令がDNAからRNAへ，そしてRNAからタンパク質へと形を変えて伝えられていくという原則です．これをセントラルドグマとか中心原理と呼んでいます．遺伝情報は何であれ，この形で伝えられ，実行に移されます．一般には，逆

セントラルドグマ（中心原理） **17**

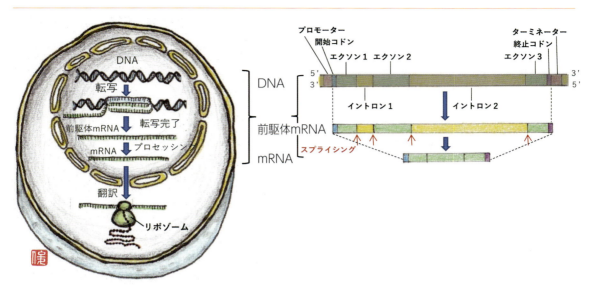

図2-2　遺伝子発現の過程
DNA の遺伝情報はまずすべて RNA に転写され，前駆体 mRNA へとなる。次いで，エクソン部分が除かれ，イントロンの部分からなる mRNA となる。mRNA は核を離れ細胞質内のリボゾームでポリペプチドへ翻訳される。

の流れ，つまりタンパク質から RNA へ，RNA から DNA へ伝えられることはありませんが，稀に RNA から DNA へ転写されることがあります。
　生命体には，もう一つ重要な原理が存在します。生命現象の中には，必ず調節のメカニズムが存在することです。ある現象が起こると，今度はそれを抑え消失させる現象が起こってきます。作用・反作用の法則（運動の第3法則）という物理の法則がありますが，生命現象の中にも「作用あれば反作用あり」に似て，ある作用が必要度を超えた過剰性を求めることなく，正常状態では，必ずそれを抑制する現象が働きます。その調節は，多くの場合，フィードバックと呼ばれる現象で行われたり，アゴニスト（作動因子）に対抗するアンタゴニスト（拮抗因子）によって行われます。遺伝子にも，転写調節機構が存在します。
　ジャコブ（Francois Jacob; 1920 ～ 2013）とモノー（Jacques Monod; 1910 ～ 1976）は，いくつかの遺伝子群が，上流にある調節領域によって制御されるフィードバック機構があるとのモデルを提唱しました。フィードバックとは，ある系においてできてくる結果を監視し，その結果によって操作量を随時調節，修正することをいいます。多くの場合がネガティブフィードバックです。つまり産生物が適量以上になると，それがその産生系を抑え産生量を減少させようとするものです。この系の存在をオペロン（operon）説といいました。彼らは，RNA に転写する時に必要な RNA ポリメラーゼの結合部位（プロモーター）に近接したオペレーターという調節領域とそれに結合するリプレッサーというプロモーターに拮抗する機能があると想定したのです。現在，類似した調節機構が多くの遺伝子で存在することが証明されています。これが後の章で述べる，シグナル伝達経路の最終

18 ▍2章 細胞や組織の維持機構を貫く原則

点にある転写因子にも関係しています。いずれにしても，これらの調節機構は生命原理として生命体に備えつけられています。

　今度は，このセントラルドグマが実行されている現場としての細胞内構造をみていってみましょう。

細胞の基本構成と超微細構造

　細胞内を埋める基本的物質は水です。いいかえれば細胞内環境は水からなっていますので，細胞内の構造物はすべて水の中にあり，細胞内の化学反応はこの水の中で行われています。この事実を十分に押さえておきましょう。この細胞内の液体の部分を細胞液 cell sap といいます。細胞質内は細胞膜によって分画されていると前章で述べましたが，分画する細胞膜は両側に存在しますので，二枚の細胞膜で囲まれた空間ができることになります。その空間のほとんどが細胞外環境と連結していますので，この空間は細胞にとっては外部環境ということになります。海へとつながった運河が縦横無尽に島の中を駆け巡っているといった状況です。さらにいえば，細胞の中にはいつも細胞外環境が混じり合っているという状態です。この構造は，個体内の各臓器との関係によく似ています。細胞は，核と細胞質に分けられますが，細胞質とは細胞液とその中に存在する細胞小器官と呼ばれるものや線維成分，自由に存在する分子や物質を含めた領域を指します。

　核の中でも細胞質の中でも，酸素や栄養物を含めた分子は細胞のすみずみまで行き渡ります。一方，核からは RNA などが細胞質に向かって運ばれていきます。植物では原形質流動という核内や細胞質内液がいつも流れる一種の輸送系があるそうですが，ヒトの細胞にはそのようなものはありません。後述する輸送系以外は拡散という現象で運ばれます。拡散で十分に輸送が行われるために，動物の細胞はその大きさを植物よりも小さくしているといわれています。

　さて，遺伝子といえる DNA のほとんどは核の中に存在します。DNA はヒストンやその他のタンパク質と結びついたクロマチンとなって存在していると話しました。これらの物質は核質 (nucleoplasm または karyoplasm) として水を含む液の中に溶け込んだ状態で存在し，リン脂質の二重膜からなる核膜 nuclear membrane（または karyomembrane）で囲まれています。この核膜の外側にもう一枚細胞質に接するリン脂質二重膜が存在し，両者の間には核膜腔 perinuclear cistern と呼ばれる空隙をつくっていますが，これで細胞質からは完全に隔てられています。ただ，ここには抜け道が設けられていて，核孔 nuclear pore と呼ばれる小孔を通して核内と細胞質は繋がっています（**図 2-3**）。このように，二つの膜によって囲まれているために，核自体も一つの細胞に取り込まれ共生するようになった外来生物（古細菌）であったのではないかともいわれているのです。

　遺伝情報の読み取り，つまり転写の過程は核内で行われます。遺伝子 DNA を含む構造物は，形態学的にはごく繊細な顆粒状物質として顕微鏡的にみえます。これを真正染色質

細胞の基本構成と超微細構造　**19**

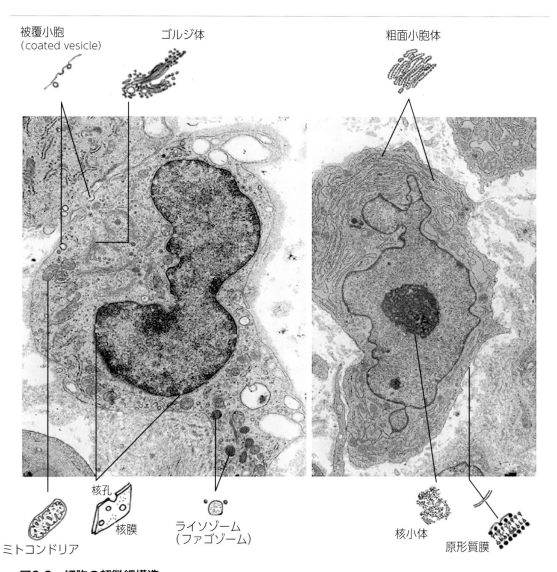

図2-3　細胞の超微細構造

euchromatin といいます。これは活性化型のクロマチンともいわれ，核基質内に拡散して存在します。ここが mRNA や転移 RNA（別名運搬 RNA [tRNA]）の合成の場です。読み取られずに残っている，いい換えれば不活化された DNA はヒストンなどのタンパク質に巻き取られるような形でスーパーヘリックスを形成し，粗大な円形ないし不整形の密度の高い顆粒を形成し，斑状黒色物質ともなって核膜に接して固定され認められます。これを異質染色質 heterochromatin と呼びます。光学顕微鏡では核膜やこの異質染色質は分離しては見えず，核を縁取る領域として認識されますので，一括して核縁 nuclear border と称されます。この構造を理解すると，核縁が厚ければ厚いほど，そして核が濃染してみえれ

20 ▌2章　細胞や組織の維持機構を貫く原則

ばみえるほど，読み取られていない遺伝子が多く，その細胞は不活化状態にあることを意味し，逆に核が腫大し真正染色質が多く全体として淡く染色されてみえると，遺伝子の読み取りが盛んになされていて，代謝が亢進し，活性化した状態にある細胞と判断される所見であると理解されます。DNA 二重らせんの解きほぐし，RNA への転写の場所，スプライシングにより排除されたイントロンの一時的収容場所などを確保するためには，核質の容積を多くしなければならず，そのために活性化細胞の核は大きくそして明るくなるのでしょう。

　この他ペリクロマチン顆粒 perichromatin granule やインタークロマチン顆粒 inter-chromatin granule と呼ばれるものが存在しますが，光学顕微鏡的レベルでは同定困難なことが多いようです。これらの機能や成分は良く理解されていませんが，mRNA を含んでいるのではないかと考えられています。核の中には核小体 nucleolus と呼ばれる構造物があります（**図 2-3**）。超微細構造上は顆粒状物質や線維状物質からなっているようですが，光学顕微鏡ではこれらの構造は良く見えません。構成物質のタンパク質内アミノ酸の種類によって好塩基性に染色されたり，好酸性に見えることがあります。物質的にはリボゾーム RNA（rRNA）の前駆体の合成場所で，mRNA も含まれているとされており，タンパク合成に重要な役割を果たしていると考えられます。このため，一般に核小体が目立ち大きければ，その細胞のタンパク質合成や代謝は亢進していると捉えます。

　核内の核質と細胞質（正確にいえば細胞液 cell sap）との間には核孔 nuclear pore と呼ばれる連絡通路があります。遺伝情報の伝達や細胞質からの物質や情報の相互の運搬はこの孔を通して行われます。

　細胞質には，リボゾーム ribosome というタンパク質合成の場が存在します。ここが遺伝情報の翻訳の場になります。これは前述の rRNA がつくる構造物で，ダルマ状の形をしています。tRNA がアミノ酸をくっつけて運んできて，対応する mRNA のコドンと呼ばれる領域に接続し，アミノ酸同士が結合していきタンパク質ができるようになります。リボゾームのあるものは小胞体 endoplasmic reticulum（ER）にくっついて存在し，細胞外に分泌するタンパク質や細胞膜に付着するタンパク質を合成します。この構造物を粗面小胞体 rough ER（rER）といいます。細胞外に分泌されるタンパク質は小胞体腔に放出され，細胞膜に付着するタンパク質は細胞膜と共に移動していきます。細胞質内に遊離するリボゾームは細胞内タンパクの合成の場です。複数個のリボゾームは寄り集まって渦巻き状の構造となっているポリリボゾーム polyribosome を構成し，一つの mRNA を共有して効率よくタンパク質合成が行われるようになっています。いずれにしても，これらリボゾームが多く認められるということは，タンパク合成が盛んで，機能が活性化していること，あるいは細胞増殖の準備や細胞の分化が行われつつあることを意味しています。この状態を代謝活性亢進状態と称します。ちなみに，リボゾームも RNA からなり好塩基性があるため，光学顕微鏡でみると紫色に見えます。このためタンパク合成の盛んな粗面小胞体を豊富に持つ膵臓や唾液腺の漿液細胞，形質細胞は細胞質が広く好塩基性に見えますし，再生細胞などでは遊離したポリリボゾームが多いために同様に細胞質は好塩基性に見えます。

ゴルジ体は産生された物質の修正や濃縮，梱包，分泌顆粒の生成を行う場を提供します。特に細胞外物質の生成がなされるところです。光学顕微鏡では，細胞膜成分（つまりリン脂質成分）が内腔を形成しながら幾重にも重なり合った領域ですので，核周囲の明帯領域として認識されます。この構造が目立つ状態は，細胞分化（成熟），機能活性の指標となると考えられています。この構造が目立たないことは細胞回転，増殖の速い細胞であることとも理解される所以です。ゴルジ体から産生されるものに分泌嚢胞とライソゾームがあります。また，リボゾームを付着していない ER に連結するものもあります。この ER を滑面小胞体 smooth ER（sER）といいます。いずれも細胞膜で囲まれた構造物で，以前述べたように細胞内にある細胞外環境です。タンパク質はリボゾームで結合され，ER 内腔へと放出されますが，放出された後に ER 内で酵素の働きによりタンパク分子が変化していくことがあります。翻訳後修飾 post-translational modification という変化です。分泌嚢胞は産生され分泌される物質を含有し，原形質膜まで移動し，融合することによってあるいは既存の小孔を通じて内部成分を放出（分泌）させます。この過程が吐細胞現象 exocytosis と呼ばれるものです。一般に，内部にあるものを外部に放出する“分泌”という現象には，原形質膜自体が崩壊し内部成分を放出する全分泌（ホロクリン分泌）と，内部成分を含んだ細胞の部分が外部へ突出し，本体から千切れ落ちていくアポクリン分泌，融合した後に内容物だけが出ていくメロクリン分泌，そして特殊な構造を通して，著しい構造的変化なしに放出される，いわゆる拡散 diffusion という方法があります。

　ライソゾーム lysosome は過水分解酵素を含み，細胞外から取り込んだ貪食液胞（ファゴゾーム phagosome）と融合してファゴライソゾーム phagolysosome，別名二次ライソゾームとなり，貪食物を分解消化します。細胞外の物質を細胞内に取り込む現象を細胞内取り込み現象 endocytosis といいますが，実際には飲作用 pinocytosis，食作用 phagocytosis と拡散の三つがあります。飲作用によって取り込まれると細胞質内に小空胞を形成します。クラスリン被覆型小空胞 clathrin-coated vesicle などもこれにあたります。食作用でできたものが食嚢胞 phagosome です。拡散は細胞膜を通して直接細胞液内に入る現象ですが，他は原形質膜に囲まれて細胞内に取り込まれたような状態で，内部は細胞外といえます。この細胞内細胞外空間で分子にまで消化・分解されたものはやがて細胞液内に取り込まれます。ただ，ライソゾームが融合して消化するのは細胞外から取り込んだものだけではありません。同じ細胞質内で傷害を受けた小器官を処理するためにこの機構を使うことがあります。つまり，逆貪食作用という方法で，傷害を受けた小器官をライソゾームと融合させ，貪食させることもあり，自らの構造物を含んだ貪食液胞もあるのです。これを分離胞 segresome とか自家貪食液胞 autophagosome といいます。後の章で出てくるオートファジーに関係する小器官です。この空胞の中ですべての物質が分解されるわけではなく，部分的に分解された物質や特に不飽和の脂肪酸などの成分は分解されることなくいつまでも残存することになります。これが電子顕微鏡的には残余小体 residual body，光学顕微鏡のレベルではリポフスチン lipofuscin あるいはセロイド ceroid と呼ばれるものとしてみえる訳です。

22 ┃ 2章　細胞や組織の維持機構を貫く原則

　ミトコンドリア mitochondria は直径約 1.5μm，長さ 2 〜 8μm 程度の楕円球状物で，独自の DNA とリボゾームを持ち，性格の違う内膜と外膜の二枚を持っているため，共進化した細菌ではないかと考えられています。ATP を産生する，いわゆるエネルギー産生の場所です。一般に，細胞，組織の代謝活性とミトコンドリアの数，大きさには正の相関があります。もっとも，ミトコンドリアの機能が低下すると ATP 産生の絶対量を一定にするためにその数を増やすことがあるようで，機能低下によって数が増えることもあるようです。いずれにせよ，HE 染色による光学顕微鏡的観察ではミトコンドリアは好酸性を示すため，エネルギーの産生を必要とする活性化したミトコンドリアの多い細胞や，逆に働きの悪いミトコンドリアを有する細胞がエネルギー産生機能を保たせるためにその個数を増やした場合などでは，好酸性が強く現れることになります。例えば，生理的状態でミトコンドリアの多い，褐色脂肪細胞や肝細胞の細胞質が好酸性にみえるのはこのためです。

　細胞の外側を覆う原形質膜は，実は 3 層からできています。前述のリン脂質の二重膜の外側にはタンパク質や糖タンパク質の層があります。これが最外層を形成しています。これらのタンパク質などは，中間層にあるリン脂質二重層内に根づいているか貫通していて，後者ではさらに同じリン脂質二重層直下の細胞質内にある最内層のタンパク質層に繋がっています。これらの中には細胞表面の潤滑油としてのグリコカリックス glycocalyx や，レセプタータンパク質などがあります。最内層のタンパク質の中には細胞骨格にあたるアクチンなどにあたるものやレセプターと接続する情報伝達に関係する分子があります。中間層のリン脂質二重膜にはリン脂質の他にコレステロールなどの成分も含まれています。それが原形質膜の流動性に大きく関与していることが知られています。ER として存在する細胞膜は原形質膜とつながっていて，rER などでつくられたタンパク質を切り離すことなく保持し，膜の移動によって細胞表面へ達するものもあります。逆に，この流動性によって，上記レセプターによって捕捉されたものの中には移動して一ヵ所に集まり，細胞膜の陥凹によって細胞質内へ貪食されるようにもなります。貫通して最内層の伝達経路のタンパク質に繋がるものも存在しています。

　上記のように，細胞質は水分，遊離している分子や細胞内小器官からなっていますが，細胞内の超微細構造物にはもう一つ線維成分があります。これら線維成分には，電子顕微鏡的にアクチン（actin 直径 6 nm），ミオシン（myosin 直径 10 〜 16 nm），微小管 microtubule（直径 25 nm），中間径フィラメント intermediate filament（直径 8 〜 10 nm）などがあります。この中で細胞の構造や機能の維持に大切なのは中間径フィラメントと呼ばれる線維です。中間径フィラメントは，以前から筋肉線維にあるアクチンが細い線維 thin filament，ミオシンが太い線維 thick filament と呼ばれていたため，その中間の太さを示すものとして名づけられたもので，微小管，アクチンとともに細胞の形態を保つ役割を果たしますので，細胞骨格ともいわれています。これらの中間径フィラメントには，もう一つ重要な役目があります。細胞質の中では，細胞の生存のために必要な物質を効率よく正確に搬送しなければなりません。そのためには，上記の小器官をその場所に定着，連結させるだけでなく小器官同士の間での情報交換を行わせる仕組みも必要です。こ

の役割を果たしているのが，中間フィラメントなのです。これらの中間径フィラメントには，ケラチン keratin，デスミン desmin，ビメンチン vimentin，GFAP（glial fibrillary acidic protein）やニューロフィラメント neurofilament などが存在しますが，一般に光学顕微鏡レベルではこれらの構造物は同定されません。おもしろいことに，これらの中間フィラメントは細胞の性格によって異なっています。大雑把に，上皮細胞ではケラチンが多く，非上皮系細胞ではビメンチンが多い。デスミンは筋肉細胞，GFAP はグリア細胞，ニューロフィラメントは神経細胞に存在するという特徴が存在します。

　いずれにしても，多細胞生物の臓器・組織内構成成分と同様に，細胞内には細胞成分に相当する細胞小器官，液体（水）成分，線維成分が存在すると覚えておきましょう。

ホメオスタシス（homeostasis; 恒常性）

　20 世紀前半にキャノン（Walter B. Cannon; 1871 ～ 1945）がホメオスタシスという生体機能の一般概念を提唱しました。これは，生体が置かれている外的，内的環境の絶え間ない変化に応じても，その形態的，機能的状態をある一定範囲の安定な状態に保持する現象をいいます。前項で述べた細胞の基本構造についていえば，環境が変化しても細胞内の形態とその機能は一定になるように定められているということになります。

　細胞がその形態や機能を維持し，生命体として存続するには，エネルギーの十分な供給や適した環境を確保しておくことは必須の要件です。熱力学第一の法則，エネルギー保存の法則は，「一つの閉鎖した宇宙（universe）あるいは体系（system）内では，エネルギーの形態は変化してもその総和は一定である」というものでした。他宇宙との相互交流のない限りはこの原則に従います。細胞も個体も完全な閉鎖系ではありませんが，一つの宇宙，体系と考えることができます。しかし，細胞も個体も環境の中に存在し，その内的，外的環境は絶え間なく変化しています。そのため，細胞のおかれる環境は常に均一という訳ではありませんが，細胞と個体環境という小宇宙ではエネルギーの総和はおおむね一定となるようにする力が働いているように見えます。また，別の見方をすれば，いわゆる生理的（正常）状態では，細胞内エネルギーの総和をほぼ一定とするような機構があり，細胞の機能状態は多少の高低はあるものの，大体一定の範囲に保たれていると捉えることもできそうです。キャノンはホメオスタシスという言葉を形態的，機能的状態を表すものとして使用したようですが，現在ではいろいろな現象にもこの言葉があてはめられています。個体内の各臓器や組織内の細胞の数も，成人に達してからは，多少の増減はあっても生理的状態ではほぼ一定の数に保たれています。このように，生体内では細胞や組織の機能状態や占める細胞数は一定状態に保たれるという現象あるいは一般原理があると思われます。細かく分けて，前者を機能の上でのホメオスタシス，後者を数の上でのホメオスタシスと呼ぶこともあります（**図 2-4**）。この生体機能の一般原理は，ある程度まで生理的範囲を超えた場合にも適合するようです。

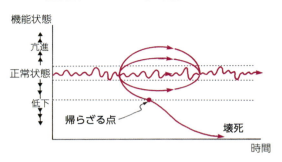
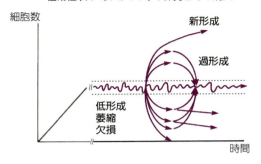

図2-4 機能の上でのホメオスタシスと数の上でのホメオスタシス

　細胞に，通常の環境変化を超えるほどの傷害が加わると，細胞の機能は生理的状態を超えてさらに低下したり，逆に亢進したりしますが，通常この傷害を起こす刺激が取り除かれるとほぼ元の状態に戻ってきます。勿論，傷害が強過ぎると，細胞機能をこれ以上保つことができなくなり，細胞死を迎えざるを得なくなることになります。この生と死を分ける点があると考えられ，これを帰らざる点，もっときれいな言葉でいえば，帰還不能点 point of no return と呼んでいます。この"三途の川"に相当する点を超えると，細胞は機能を果たせず，細胞死に至りやがては消失するのですが，実際にこの帰還不能点を形態学的に捉えることは困難です。

　個体発生では，受精後，細胞増殖と分化や成熟が繰り返され，個体としての形態や臓器・組織が形成され，個体も成長してきます。生後一定の年齢にまで達してくると，臓器・組織に存在する細胞数はほぼ一定になってきます。このような状態のある時期に傷害が加わると，生理的状態を超えて細胞数は増加したり減少したりします。この場合も，通常であれば傷害刺激が取り除かれるとその組織内の細胞数はやがて元の数程度に戻ってきます。ホメオスタシスとはこういう概念を表す言葉です。実際にどのようなことになっているのかは，また後ほどお話することにします。

　生命体は，「エントロピーを増大させる方向へ進む」とする生命の大原則，熱力学第2の法則に逆らい，エネルギーを供給することによって個体や臓器・組織の構造の維持を図っています。この第2法則に従えば，エネルギーが供給されなければエントロピーを増大する方向，つまり無秩序の方向へ向かいますので，個体や組織構造は消失することになります。この構造の変質や消失を崩壊 disintegration と呼んでいます。例えば，タンパク質ではその三次構造，二次構造はおろか一次構造までもが変化し，変形，分解し，最終的には分子の完全崩壊を起こします。これらは，いわば構造分子の劣化現象で，これは常に起こっているのですが，形態学的にはほとんど認識できないほどに素早く修復されています。こ

れも一つのホメオスタシスであり，いわゆる動的平衡です。

動的平衡：分子の構造および変化構造物の修復と処理

　分子の構造は，常に熱力学第2の法則によって無秩序の状態に向かおうとするため，構造は変化し，やがては崩壊していきます。これを英語では disintegration（崩壊）といいます。また，分子の構造は常に一定ではありません。環境の条件によって構造が微妙に変わってきます。これを変性といいます。英語では denaturation と表現します。構造の変化は機能の変化をもたらします。分子間の化学結合には，共有結合，配位結合，金属結合（金属－金属），分子（原子）集団を構成する化学結合，イオン結合（非金属－金属），水素結合，ファンデルワールス結合があり，分子が結合するとその構造が決定されてきます。構造を表現する場合，例えばタンパク質では，まずアミノ酸の配列で表すことができます。この連結したアミノ酸の構造を一次構造と表現します。しかし，一次構造が決まると前記の結合力のいくつかによって分子の方向性が決まります。これでつくられた構造が二次構造です。さらに，上記の結合力が加わって折り畳まれ立体的な構造，三次構造が決まります。分子の中には，単量体として存在し，そのいくつかのものや類似の分子が集まって複合体を形成します。この構造を四次構造といいます。これらの構造は，至適温度や至適イオン濃度，その他の条件によって構造が一定となっていますが，その条件の変化に応じて立体的構造が多少変化します。立体構造が変わるとその機能，例えば酵素であればその活性化の度合いが変化してきます。細胞の中には，このように変化した構造を修復したり，分解処理する機構が備わっています。DNA には複製過程で変化したヌクレオタイドを元に戻したり，ヒートショックタンパク（HSP）を使って再度超らせん構造を取り戻す機構が，またタンパク質の構造に変性が起こるとユビキチンなどを使ってその構造を修復する機構などがあります。細胞内小器官の構造を含め，どうしても修復が不可能と認知されると，マクロオートファジー，ミクロオートファジー，シャペロン介在性オートファジーと呼ばれる自食作用（オートファジー autophagy）によって処理されます。

　細胞内で行われるその細胞特有の機能や代謝は，主にタンパク質からなる酵素類を介して制御されていますし，タンパク質の産生量は遺伝子によって統制されています。これに関与するのはエクソンの部分のみではなくイントロン（いわゆるジャンク DNA）の部分ではないかともいわれています。また，遺伝子発現とそれによって産生されるタンパク質量との間には正や負のフィードバック機構が存在し制御がなされています。多細胞生物の個体は，多臓器間での情報伝達による制御やフィードバックも存在し，個体全体としての機能の恒常性が図られるようにもなっています。

　細胞内の代謝経路は一つだけではありません。側副代謝経路が存在し，それも複数存在するようです。いくつかの経路やバイパス，他のものから違った経路でつくられてくるなど，危機に備えたいくつかの方法を常備しています。

動的平衡：個体における細胞の数的恒常性

　ヒトは多細胞性動物です。受精によってつくられた胚細胞は，細胞分裂によってその数を増やし，個体を形成していきます。第1章（p.10）で述べたように，これらの細胞は発生の進展に伴ってある一つの機能を果たす細胞へとなっていきます。例えば，表皮細胞，メラノサイト，毛包細胞や脂腺細胞，汗腺細胞，肝細胞，腎細胞，腸管の上皮細胞，平滑筋細胞や骨格筋細胞，心筋細胞などです。これが分化 differentiation です。これらの細胞の中には，それぞれ分裂増殖しても同じ形態を示し同じ機能を果たす細胞になる単能性幹細胞（組織幹細胞，前駆細胞）があって，その組織内にいつも潜んでいます。そして，成熟細胞に寿命が来て（新陳代謝で）失われたり，傷害を受けて細胞を失うたびに，これらの細胞が新たに分裂増殖し失われた数の細胞を補い，臓器全体としての機能を一定に果たすようにつくられていますし，個体を維持していくようになっているのです。

　では，なぜその臓器や組織に一定数の細胞が存在し，数が減ると"減った"という事実を認識し，増やす方法へ向かうのでしょうか。動物のマーキング行為や人の感じる人と人の間の距離感と似ているのではないかと考える学者がいます。彼らは，細胞はこのような細胞の粗密を感じるというか自分の縄張りを決める因子を出しているといいます。以前，そのような物質にケイロン chalone という名前がつけられていたことがありました。これは細胞の出す内分泌様物質で，細胞はその濃度を感じとり，細胞密度が高くなりその濃度がある一定の閾値を超えると細胞の増殖を抑制するというものでした。最近の研究では，細胞の分裂増殖を制御するものの中に増殖因子があり，これに対応するレセプターが細胞膜に存在することが明らかとなっています。増殖因子がこのレセプターにつくとレセプターは刺激されその情報は核に伝達され，分裂増殖を引き起こす一連の過程が進行していくようです。細胞をシャーレ内で培養した場合，細胞が増加して壁にまで達し，細胞相互が密に接触した時に細胞増殖や運動は止まる，といわれています。これが接触阻止 contact inhibition という概念です。恐らくこのような現象があるためにある組織，臓器の細胞数はある程度一定になるのでしょう。その程度は遺伝的に決まっているのかも知れません。

　単能性幹細胞には分裂増殖能がありますが，分裂してできた二つの細胞のうち一つは同じ単能性幹細胞として残り，他の細胞は少し成熟した細胞ながら分裂増殖能を未だ保持しており，分裂増殖を繰り返すことができるとされています。このような細胞を前駆細胞 progenitor cell と呼ぶこともありますが，前駆細胞の定義は定かではなく，いわゆる多分化能・複能性幹細胞も含めて前駆細胞と呼ぶようです。分裂増殖の過程が促進されると，数の上での増幅ということが行われることが多いようです。生理的状態でも，補う細胞は失った細胞よりも少し多くつくられます。このため，常時細胞分裂を起こす必要はなく，他の細胞が消失するまでの時間潜んでおくことができるようになっていると考えられます。従って，傷害が大きく，数多くの細胞を急いでつくる必要ができた時には，分裂増殖が進んで，必要数以上の細胞がつくられることになります。そして，やがて数を調節し，元の状態になっ

ていきます。これが，細胞が見せる"数の上での恒常性"です。

間質と呼ばれる組織の構成と役割

　このようにして，各臓器・組織の細胞数は保たれ，機能を維持し，個体を存続させることになるのです。ただ，注意しておきましょう。個体内に存在しているものは細胞だけではありません。間質という組織が存在し，細胞成分を包み込んでいます。この間質も基本には水分が存在しています。そして，そこには線維成分が存在します。臓器，組織を含めた個体も，細胞成分，液体成分(水)，線維成分からなっているのです。そして，その細胞成分を埋める間質も，その領域を維持するための恒常性を備えています。それは，間質の構成細胞がつくる物質によって得られるようになっているのです。線維芽細胞は，この意味で重要な役割を果たしています。線維芽細胞がつくる間質粘液によって水分はその場に引き寄せられ，維持されます。一日中立ちっぱなしであっても，頭部皮下の水分が重力によってすべて下肢の方へ移動していかないのは，この頭部皮膚組織にある粘液が水を引きつけているからです。また，同じ線維芽細胞が産生する膠原線維，細網線維，弾性線維などの線維成分が，臓器・組織の形を維持するようになります。先ほど，細胞内には細胞骨格という中間フィラメント（中間線維）があると話しましたが，膠原線維や細網線維は臓器骨格といえるかもしれません。勿論，脊椎動物では，骨が個体の形態形成や維持に重要な役割を果たしています。しかし，この膠原線維や細網線維も，実に巧妙な組織構築を提供しています。これについては，後の章で述べます。

個体における臓器相互の連絡と機能的恒常性

　細胞は機能的に分化していますので，それら細胞を有する臓器も機能的に分化したものとなります。それは，多細胞生物が生きるための必然です。ヒトでは，外界との接点をなす皮膚の他，消化管系，消化器系，呼吸器系，循環器系，神経・ホルモン系，尿路系，筋骨格系などが発達してきました。この中で，臓器相互の連絡，つまり情報伝達を司るのが循環器系であり，神経・ホルモン系です。また臓器・組織内での情報伝達に関わるものがサイトカインといえます。これらは，管状の構造，線維状の構造，そして分子状構造物です。こうして見ていくと，細胞内のつくりと個体のつくりの基本は，大きさの違いがあれ，その原理，原則は同じであることが分かります。

　生体内につくられたさまざまな機構によって，各臓器での独自の機能の恒常性，相互連絡による調節に基づく個体全体としての機能の恒常性が図られています。ここでは，これらが相まって個体の機能的恒常性を保っているとだけお話し，止めておきたいと思います。また，解剖学については，その基本を知っているものとして，割愛しますし，必要な事項

については後章で語ることにしています。

細胞と個体における究極の原則

　今まで，細胞や組織，臓器には恒常性という原則があって，細胞やその他の生体内構造物はすべて生まれては消え生まれては消えていくものの，全体の形としては常態を保っていると話してきました。その話の中に隠れていたものが"死"です。生きとし生けるものはすべて死を迎えます。それが，細胞や個体の如何に関わらず，死は生命体に与えられた宿命であり，生命の原則です。身体の中で，細胞の死は，正常状態あるいは生理的状態でも常に起こっているものです。発生の段階で形態形成が行われる際にも，身体の構造を大雑把に塊としてつくり，あたかも彫刻を行うように削り込んで適切な構造をつくり上げていきます。この場合，生体内で削られる構造物は細胞で，自ら決められた時期に死に陥るのです。これをプログラム細胞死 programmed cell death といいます。個体を形成するために，その構成細胞が犠牲になってつくり上げていくのです。形態形成期以外でもプログラム死は起こります。自死がそうであり，いわゆる寿死がそれにあたります。分裂増殖能を失った細胞は成熟に向かいますが，この機能は永遠には続きません。生体内の分子も新陳代謝で新しいものに置き換えられているのなら，機能は永遠に保たれ，同じ細胞がいつまでも存続し得るように思えるのですがそうなっていないのが現実です。

　代謝が行われるためには遺伝子の働きが必要である，その遺伝子は細胞の核の中にあると話してきました。従って，我々は核のない細胞を死細胞と考えがちです。しかし，赤血球は核を失ってもタンパク合成の場である rER を失っても 120 日間も生き，機能を果たし死を迎えます。皮膚の表皮細胞も，最終的には核を失いほとんどがケラチンを含むだけになりながら，しばらくの間防御の機能を果たした後に接着性を失い，剥がれ落ちで行きます。いわゆる角化は細胞死の一つの形態であるといえます。

　死を迎えた細胞や組織の構成成分は，エネルギーを得ることができませんので，エネルギー保存の法則に従って無秩序に向かいます。ただ，これには時間がかかりますし，原材料はその場にいつまでも残り得ます。生体内ではそれを黙って見ている訳にはいきません。周囲の細胞がそれを処理したり，あるいは個体外へと排出していくようになります。

　分化し成熟した細胞にも寿命はあり，やがては死を迎えます。これを細胞の寿命死（アポビオーシス；apobiosis）と呼んでいる学者がいます。この現象が個体の死に直結するといいますし，種を存続させるために死を保証する機構ではないか，遺伝子にとっては次世代に遺伝子を伝えることのできない細胞は自死しなければ種を存続できないためにあるのではないかとも考えられているようです。いずれにしても，個々の生命体は，細胞であれ，個体であれ，死から逃れられないようになっているようです。プログラム死は，アポトーシスと同じ現象ですので，アポトーシスについては次章でもう少し詳しく触れます。

3章 病気と病的状態にみられる変化

　前章までの話の中で，正常状態とは何かを定義づけることは難しい，正常状態は病気の起こった状態を知ることによってより良く理解できると話しました。この病気の起こった状態を病的状態とか病理的状態と呼んでいます。それでは，病気のない生体内で起こっていることはすべて正常状態で一定のものであるといえるのでしょうか。多彩性を求められている生命体では，その状態は個人によって差があるはずです。また，一個体においても，その時々の自然界の変化に応じて変動しているはずです。ただし，集団としてみた時でも，その差は極端なものではなく，ある一定の範囲に保たれていると考えられています。明らかに個体に不利益を生じさせている病的状態とは異なりいまだ機能を十分に果たし不利益を生じていない状態を，病理的状態と対応させて生理的状態と呼んでいます。

　この章からは，病的状態，言葉を換えれば病理的状態（pathology, pathologic condition），異常が起こった時にみられる組織や細胞の変化，そしてそれに対する組織や細胞の対応（反応）について話していきます。

病気の原因と分類

　病気が起こるにはそれなりの原因，理由があります。病気が起こる原因を我々は病因 etiology といい，その原因となる因子を病因子とか傷害因子と呼んでいます。病気，つまり病因子が生体に関与してくると，生体を傷害するかしないか，するとすればどの程度の傷害をどこに起こすかによって，さらには傷害を受けた個人のそれに対する反応の大きさによって，病気が発生するか，どのような反応やどの程度の症状が出るかが決まってきます。この病気が発生する過程は傷害因子によってのみ決まるものではなく，個体が反応する反

30 3章　病気と病的状態にみられる変化

応の種類や大きさが大きく関与します。病気の起こり，反応の進行過程を病理発生 pathogenesis あるいは病理発生のメカニズムと呼んでいます。その変化を組織学的に見て説明しようとするものが病理組織発生 histopathogenesis です。

　病因には，大きく分けると外因と内因があります。その一つ一つの原因因子を病因子といいますので，それぞれ外因子，内因子と呼ばれます。外因子とは，体外（個体外）に存在し生体（個体）に影響を与え病気を起こす病的因子のことで，内因子とは個体に備わった条件，反応因子のことと考えてよいかと思います。外因子は，（1）ウイルス，リケッチャ，細菌，原虫，真菌，寄生虫などの生物学的因子，（2）放射線，熱，圧力などの物理学的因子，（3）毒物，薬物，内分泌攪乱物質などの化学的因子，（4）タンパク質，アミノ酸，ビタミンなどの栄養素，アルコール，その他を含めた栄養学的因子，（5）ストレスなどの社会的因子，に分類され，内因子は，（1）代謝性素因，（2）遺伝的素因，（3）加齢・老化，（4）免疫異常，（5）内分泌機能異常，などに分類されることもあります。

　さて，これらの原因によって起こってくる異常状態，つまり病的状態をみて，現代医学では病気を大きく四つないし五つの範疇に分けています。炎症，腫瘍，奇形，代謝障害です。この中で，循環障害を炎症の範疇から独立させて捉える学者もいますので，その場合は5疾患群ということになっているのです。病気の原因が何であれ，どの臓器や組織にその病気が起こってどのような症状や徴候が出現しようとも，生体内で起こっている現象を集めてみると同じようなものがあることが分かりました。そして，それぞれに名称を与えてきました。これから，その現象のうち基本となるものとそれに対して使用される名称についてみていってみましょう。

軽度の細胞の傷害とそれに対する変化

　外因子，内因子が作用してくると，細胞には刺激，ストレス，あるいは傷害が加わります。それに対応して，さまざまな変化を起こしてきます。構成成分の機能的な異常や形態的な異常が起こるようになるのです。しかし，そのストレスの程度が低いと機能障害があっても形態的変化は顕微鏡的観察ではまだ明らかになりません。まず前章で述べた分子の変化を修復する機序が働いて，機能的恒常性を保つようになります。機能は形態を規制すると述べましたが，やがて機能異常は構造や形態の異常（変化）となって現れます。この時期でも機能異常も構造異常も共に修復され得ます。その状態にうまく反応し，トータルとしての機能を正常化させるのです。この状況を順応あるいは適応 adaptation と称します。実際に病気が起こった場合，つまり機能異常が現れた場合でも，細胞や組織はその機能障害や構造異常を修復し，傷害からの離脱をはかります。傷害の程度が軽度であれば機能障害は改善され，ほとんど元の状態に戻ります。傷害は可逆的です。ところが，適応の限界を逸脱するほどの刺激が加わると，細胞は深く傷害され，形態異常を呈してきます（**図 3-1**）。さらにつづいたり，程度によっては，不可逆的で二度と再び機能を行ったり構造の保持が

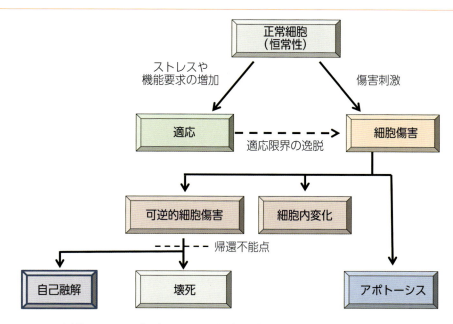

図3-1　刺激によって引き起こされる細胞の変化

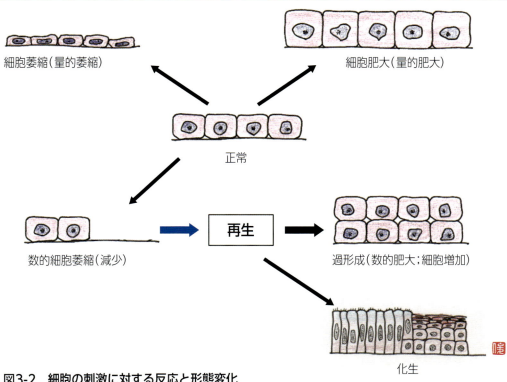

図3-2　細胞の刺激に対する反応と形態変化

32 ▎3章　病気と病的状態にみられる変化

できなくなることがあります。機能の異常はやがて形態の変化を伴ってきます。そのため，逆に形態をみることによって，機能の異常やその程度を知ることができます。「形態は機能を規制する」です。これら形態変化を表す言葉を紹介しましょう。萎縮，肥大，再生，過形成，化生，壊死などがそれにあたります（**図3-2**）。

萎縮 atrophy

　言語学的に，萎縮の「萎」は「なえる」，「しぼむ」，「縮」は「ちぢむ」の意味で，「しぼんでちぢむこと」や「元気がなくなること」を意味しています。生物学の分野では，前者の意味に使われることが多く，細胞の大きさ（容積）の減少を細胞の萎縮，臓器の大きさの減少を臓器萎縮といっています。

　細胞の萎縮は単純萎縮とも呼ばれ，細胞内の液体成分や細胞内小器官などの構成成分の減少によって引き起こされます。液体成分の減少は細胞内脱水という現象名でも呼ばれますが，萎縮はあくまでも細胞の大きさが減少した状態に対して使う言葉です。その原因や起こるメカニズムには頓着しません。しかし，一般に細胞内構成成分は減少し，細胞の機能は低下していると考えられます。細胞内小器官の減少は小器官の形成不全や飢餓状態におけるオートファジーによって起こり得るとされています。飢餓状態では細胞自身が栄養を確保し生存するために，まず自らを犠牲にします。このため，自らの細胞内構造物を栄養物として分解し，再利用することによって生存を図ろうとするようです。細胞内タンパク質の分解は前章（p.25）で述べたようにユビキチン－プロテアソーム系によってなされます。この系は，がん（癌）による悪液質などで非癌細胞がさまざまな異化亢進状態となり，タンパク質の分解促進をも引き起こす場合にも使われるといわれています。ここでいう異化とは，分子を小さな構成部分に分解してエネルギーを取り出す代謝過程のことです。

　臓器の萎縮には単純萎縮，つまり細胞が萎縮することによる臓器の縮小と細胞の数の減少による臓器の縮小によって起こるもの（数的萎縮）があります。臓器萎縮の原因には，仕事負荷の減少（無為萎縮または廃用萎縮），神経支配や内分泌刺激の喪失（神経性萎縮，内分泌性萎縮），血液の供給の減少（血液循環障害性萎縮），栄養不足（栄養障害性萎縮）などが知られています。加齢は生理的現象ですので，加齢に伴って臓器などが小さくなる場合を生理的萎縮と呼んでいます。閉経後に女性ホルモンが低下することによる乳腺や子宮の萎縮もこの範疇のものです。これらホルモンは内因子に当たります。無為萎縮は，脚の骨を折ってギブスに巻かれていると，動かさないために筋肉などが萎縮し，脚が細くなってくる場合などが良い例です。同様に脳卒中で動かなくなった腕なども細くなりますし，ホルモン産生臓器を摘出後に今まで刺激されていた臓器が小さくなる場合もこれに当たります。圧が加わることによって臓器が萎縮することがありますが，これを圧迫性萎縮と呼んでいます。中国の風習であった纏足や硬い物が長期間ある臓器に当たって圧迫された場所が縮小陥没する場合などがこ

の例です。これらは、いずれも本質的には無為萎縮、廃用萎縮に当たります。血液循環障害性萎縮や栄養障害性萎縮は細胞の機能が傷害され、代謝がうまく行かないために細胞内物質の産生がなされず、またオートファジーによって消化され減少していきます。単純萎縮のなれの果てです。これらの原因は、循環障害性のものを除けばすべて外因子といえます。

　一般に、萎縮は身体の一部に起こるものをいいますが、全身が萎縮してくることがあります。これを全身萎縮といいます。加齢による全身の萎縮を老人性萎縮といいます。また、栄養不良や悪液質による飢餓萎縮も全身性萎縮の一つです。

肥大 hypertrophy

　肥大とは、文字通り「肥えて、あるいは太って大きくなること」です。生物学的には、細胞の大きさや臓器の大きさの増大をいいます。

　細胞の肥大は腫大と同義に使用され、細胞の大きさが一般に正常と考えられる大きさよりも大きくなった状態を表現する傾向があります。臓器の肥大は細胞の数の増加はないものの細胞一つ一つの大きさが大きくなるために臓器が大きくなる場合も、細胞数が増加したために臓器が大きくなる場合もあります。例えば、肥満も一つの肥大ですが、多くは脂肪組織が大きくなった状態で、脂肪細胞肥大型の肥満と脂肪細胞過形成型の肥満があります。過形成については後で述べます。前者の肥満は解消しやすいが、後者の肥満は細胞の数が増えている分肥満の解消は難しいといわれています。脂肪細胞の細胞数が増える前に含まれている脂肪を減少させ、脂肪組織を小さくし肥満を解消させたいものです。

　肥大の原因には、需要の増大、ホルモン刺激の増大、機械的刺激の増大、栄養過多などが考えられています。しかし、細胞が大きくなっているからといって、細胞の機能や代謝が亢進しているとは限りません。逆に、機能が低下しているために代謝産物が溜まり、排出できずに細胞質内に蓄積されるが故に細胞が大きくなる場合もあります。

　肥大にも生理的肥大と病的肥大があります。前者は思春期のホルモン刺激による乳房肥大や妊娠時の子宮平滑筋の肥大があります。運動による心拍出量の増加に基づく心肥大（スポーツ心）もこの中に入れる学者もいます。病的肥大には、高血圧症や弁膜症に伴う機械的誘導因子による心肥大があります。

　例えば腎臓などのように対の形で存在する臓器の一方を摘出すると、もう一方が代償性に大きくなります。これを代償性肥大といいます。実質細胞は萎縮して小さくなっているにもかかわらず、間質細胞の増加による見せかけ上の臓器や組織の腫大に仮性肥大という状態もあります。デュシェンヌ型筋ジストロフィーでは、筋組織が崩壊し筋肉組織は萎縮したのに、ある部分では脂肪組織が置き換わるため、ふくらはぎなど置き換わった部分が異常に太く見え、一見肥大したようにみえるようになることがあ

34 ▎3章　病気と病的状態にみられる変化

ります（偽肥大）。

再生 regeneration

　再生とは，読んで字のごとく「再び生まれる」ことです。語源的には正常の状態へ復帰することと定義されているようですが，生物学的，病理学的には，細胞数が減少した場合に各組織の幹細胞や既に分化した細胞の脱分化，分化転換後，分裂増殖によってその細胞の数が修復されることを指すことが多いようです。別のいい方をすれば，前章であった細胞の数の上での恒常性を得る過程です。細胞の分裂・増殖が関与します。組織の損傷による欠損が修復されることも厳密には再生の一現象ですが，この場合は治癒という言葉で表現されます。再生や細胞の分裂・増殖については第12章で詳しく述べます。

過形成 hyperplasia

　細胞になんらかの刺激が加えられることによって，細胞分裂，細胞増殖が起こり，細胞の数が今までの状態より多くなる現象を過形成といいます。ところが，この過形成の状態では，刺激がなくなると細胞数はほぼ元の状態にまで減少してきます。この元に戻るということが過形成の重要な定義の一つです。例えば，組織が欠損すると，組織の再生が起こるようになります。細胞の分裂，増殖が起こりますが，その増殖は通常過剰に起こります。そして成熟が起こる一方で，細胞の間引きが起こり，適当数の状態に戻っていくようになるようです。ただ，刺激がつづくと過形成の状態もつづくことがあります。一方，過形成と同じで，細胞の増殖が起こり数が増え，それが元の状態に戻ることなく，そのまま増殖がつづいていく状態もあると想定されます。これが新形成 neoplasia にあたります。新形成については11章，12章で詳しく話します。過形成の中には，創傷治癒の場合のケロイドのようにより過剰の増殖を示し，持続するものもあります。

　思春期や妊娠時における女性の乳腺上皮の分裂増殖はホルモンの作用によるもので，生理的過形成と称されるものです。組織の一部が欠損したり，病的状態となった時に，近傍に残存する健常組織内の細胞が分裂増殖しその数を増やす現象を代償的過形成といいます。この場合も，最終的には元の数にまで戻ってくるのが普通ですが，何らかの形でこの刺激が長くつづくと増殖はそのまま継続することもあります。これを病的過形成といいますが，この場合もこの過程は個体の統制下にあり，刺激が減弱すると過形成状態は次第に消失していきます。

　過形成時には，必ずしも細胞が大きくなるということはありません。つまり，細胞の肥大を伴っていることもあれば，伴っていないこともあります。一方，組織のレベルで考えると，過形成が起きると，組織や臓器が肥厚，肥大してくることがあります。

化生 metaplasia

　化生とは，いったん分化・成熟したある細胞種が他の細胞種に可逆的に変化することをいいます。例えば，気道の線毛円柱上皮が粘液細胞や重層扁平上皮の細胞に代わることです。異常な刺激を受けた成熟細胞が，組織の修復過程で増殖する際に，本来の分化の方向ではなく別の分化方向の細胞種に変化するわけですので，再生増殖細胞の分化異常ということができます。ただ，ある成熟した細胞が突然異なる種類の成熟細胞に変化する直接化生という現象は起きません。一般に，化生は間接化生といわれるもので，一つの成熟した細胞の単能性幹細胞が脱分化，つまり分化段階のより低位にある多分化能細胞へと後戻りし，今度は他の分化方向の細胞へと再分化することで起こると考えられています（**図 3-3**）。この過程を，少し詳しく説明すればこのようになります。組織の再生に係る細胞は，最終分化細胞としての単能性幹細胞です。これが一つの方向のみに分化し得る細胞で，やがては成熟し機能を果たして死んでいきます。それよりももっと発生学的に原初に近いレベルには，その組織の幾種類かの違った細胞に分化し得る組織幹細胞（多分化能・複能性幹細胞）があります。この細胞が分裂増殖しても，失われた細胞系の前駆細胞になれば良いのですが，共通する母細胞

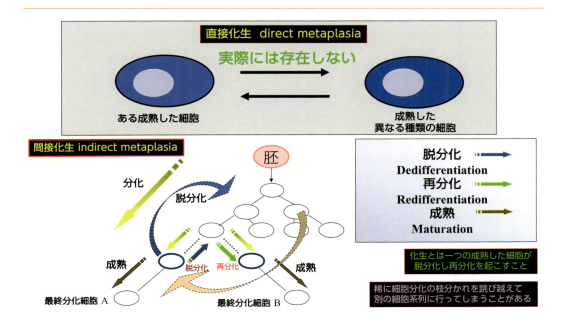

図3-3　化生が起こる原理
成熟した細胞が直接他の成熟した細胞に変化することはない。脱分化・再分化の過程で別の細胞系列（最終分化細胞A系列から最終分化細胞B系列へ）にいってしまうことがある。これが化生，厳密にいえば，間接化生である。時にかなり離れた分化細胞系から移行することもある。

となり得るため，元の系統に戻らず他の細胞系統の細胞へと分化していくことが起こり得ます。ある時はこのレベルの幹細胞が直接刺激され分裂増殖，分化してくることもあれば，ある時はより高位分化レベルにあった幹細胞がこの低位の幹細胞へと分化の道を遡り，再度違う細胞系統の方へ分裂増殖，分化していくことがあるのです。前者の過程が脱分化，後者の過程が再分化です。再分化の際に，違った細胞種の方へ分化してしまい，異なった形態や機能を果たす状態となったものが化生です。

　化生は，刺激に対する組織の適応現象の一つとも考えられ，細胞が環境の変化に対応できるような性格を持った細胞種へと分化していくとされています。化生は変化してきた細胞や組織の名称をつけて呼びます。扁平上皮化生，腺上皮化生，腸上皮化生や間葉系細胞化生（骨化生，軟骨化生，骨髄化生）などがあります。先ほど例に挙げたものが，粘液細胞化生であり，扁平上皮化生です。化生という現象は，上皮細胞だけではなく，間葉系細胞にも見られます。鉄砲をいつも担いでいた兵隊さんの肩の軟部組織に骨ができることがありましたが，これが骨化生の例です。

重度の細胞傷害とそれに対する変化

　細胞が重度の傷害を受けたために，その機能が低下しどのような状況の変化が起ころうとも二度と再び機能を回復し得ない段階があります。これが返らざる点とか帰還不能点point of no returnと呼ばれるものだということはすでに話しました。それは細胞の死を意味することです。しかし，我々はこの帰還不能点が実際にはどこで，その時の形態がどのようなものであるのかを知りません。細胞死が起こると，エネルギーを供給することができず，細胞内構造や分子は構造的変化を起こし，やがては崩壊へと向かいます。この時間過程の中では，死が始まった時点から少しの時間を置いて，まず超微細構造の変化が現れ，やがて光学顕微鏡的にも認識できるようになり，さらに時間が経ってから肉眼的形態変化を招来します。この時間経過の長さは傷害の種類や各臓器の特性によって異なっています。

　我々が光学顕微鏡のレベルで，形態学的にこの細胞はすでに死んでいるなと認定できる状態を三つに呼び分けて表現しています。細胞の崩壊（自己融解），壊死（異種融解），とアポトーシス（枯死）がそれです（**図3-4**）。先に述べたように，帰還不能点を超えながら，細胞崩壊，壊死，枯死などの形態像が認識できない時期があるはずです。それを概念的に壊死生とか類壊死necrobiosisと表現しています。この言葉は，皮膚科や皮膚病理学で使う類壊死症という疾患とは概念的に違いますので注意しておきましょう。それぞれの状態についてもう少し詳しくみていきます。

　自己融解とは，一般に，個体の死後や生体内組織の一部が切除・摘出され生体外の自然環境下に放置された状態で起こる変化です。どの細胞にも，多かれ少なかれ高分子物質を分解する酵素が存在し，リソゾームの内腔，つまり細胞内外部環境の中にあります。これらも膜構造で囲まれ，エネルギーが供給される限りは膜の構造は保たれますので，健常状

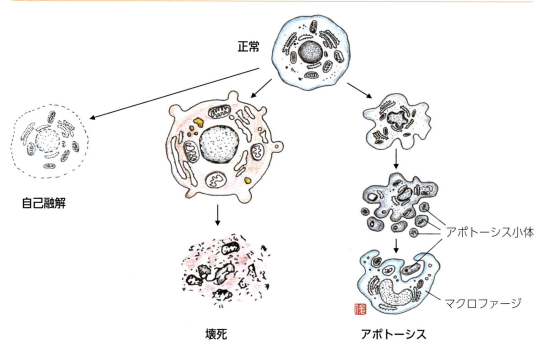

図3-4　細胞の死：自己融解，壊死，アポトーシス

表3-1　自己融解，壊死，アポトーシスの形態学的特徴とその意義

特徴	自己融解	壊死	アポトーシス
細胞の大きさ	変化少ない	増加（腫脹）	減少（縮小）
核	不明瞭	核濃縮，核崩壊，核融解	小さく断片化
原形質膜	不明瞭 細胞相互離解	破れる	損傷はないは，構造に変化が見られる
細胞内容物	不明瞭	酵素による消化，細胞外への漏出	損傷はないが，アポトーシス小体から放出されることあり
周囲の炎症反応	ほとんどない	しばしば起こる	ない
意義	なし	病的	しばしば生理的。DNA傷害などの細胞傷害後に，病的状態として起こることあり

態では内容物が漏出することはほとんどありません。そのため，例外を除いては，自らの構造物や分子を消化・分解しないようになっています。しかし，死という現象が起こった状態では，エネルギーは供給されず，細胞内構造物も無秩序へ向かうことになります。そうなると，細胞の膜構造や膜の機能を保っておくことができないため，これらリソゾーム内

38 ▌3 章　病気と病的状態にみられる変化

の物質が細胞液内に放出され，細胞自身がこれら酵素，特にタンパク分解酵素の作用によっ
て融解されてきます。勿論これらの酵素もやがて活性を失い，分解していきます。このよ
うな現象を自己融解 autolysis といいます。膵臓の腺房細胞のようにもともとタンパク分解
酵素を大量に持っている細胞では自己融解を起こしやすくなります。熱性疾患で温度が上
昇して酵素活性が高まったり，胆汁が多い状態だとリン脂質などが分解され脂肪膜が維持
できなくなるため，自己融解が進行しやすくなります。急性膵炎などのようにこれらの細
胞が破壊され活性化された酵素が放出され，周囲組織や遠隔臓器の組織を融解することが
ありますが，この現象は自己消化 self-digestion と呼ばれ自己融解とは区別されます。また，
細胞内で損傷を受けた自己成分を自らが貪食消化するオートファジーとも異なることも理
解しておきましょう。

　形態学的に，自己融解では細胞は破裂することはありませんが，組織構造はほぼ保たれ
ているのに，細胞形態は不明瞭となり，小器官構造も同定できず，全体が透明にみえてき
ます。後述する炎症細胞の出現も一般に認められません。

　腐敗という言葉があります。これは，死後細菌によってもたらされる臓器，組織，細胞
の崩壊，液化をいいます。一般に，死後，自己融解が起こり始めるにつれ，腐敗菌の増殖
が始まり，腐敗現象が進行していきます。

壊死 necrosis

　伝統的に，顕微鏡で観察した時に生体内で細胞が死に陥った状態と断定できると考
えられてきた所見があります。これを満たす形態学的変化を細胞の壊死と呼んでいま
す。核では，核濃縮 pyknosis，核崩壊 karyorrhexis，核融解 karyolysis の所見が，
細胞質では細胞質の均質化や好酸性化，崩壊がこれに当たります（**図 3-5**）。細胞内で
起こってくる現象は，自己融解とほぼ似ていますが，細胞の破壊はより強く，生体内
で起こるがゆえに，その後に炎症反応などの組織の反応を伴ってきます。細胞の壊死
が集合性に起こる状態では，細胞と細胞の間つまり間質にも変化が現れてきます。浮
腫状になったり，膠原線維が蕩けたように均質化してきます。線維組織は細胞ではあ
りませんので，細胞死の一型として定義づけられた壊死という言葉を当てはめること
はできず，そのため線維構造物の壊死という現象は存在し得ませんが，細胞と線維を
含む間質を併せて組織の壊死と称しているのが現実です。

　組織の壊死は，大別して液化壊死（liquefaction necrosis；または融解壊死），凝固
壊死（coagulation necrosis），乾酪壊死（caseation necrosis）に分けられています（**図
3-6**）。液化壊死は脂肪成分の多い組織に起こる壊死像で，脳組織のように膠原線維を
含むタンパク成分が少なくリン脂質などの脂質に富む組織では，壊死によって構成分
子が崩壊しその形態を保つことができなくなるために起こるとされています。崩壊し
た部分には脂質類が多く，また壊死物質は完全に融解吸収され，液体で置き換わるた
め，顕微鏡でみると透明で透けて見える領域として認識されます（**図 3-6a**）。嚢胞形成

重度の細胞傷害とそれに対する変化 **39**

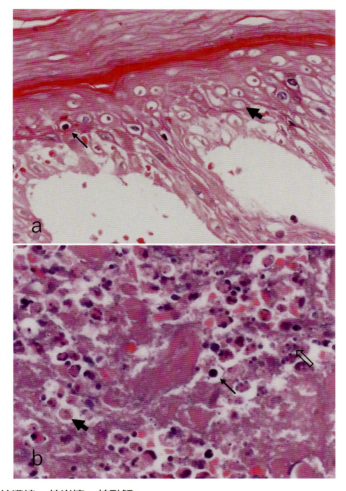

図3-5 核濃縮，核崩壊，核融解
それぞれ，各クロマチンの凝集・濃縮（細い矢印），核の断片化（二重矢印），核の消失（太い矢印）として現れる。ここでは，a. が表皮での，b. が好中球浸潤巣での変化である。

です。皮膚病理でいう表皮・真皮の境界部の液化 liquefaction はこれとは異なります。むしろ液化変性というのが正確でしょう。変性については，後で学びます。凝固壊死は，タンパク成分の多い組織に起こる壊死です。先ほど述べた核変化や細胞質の変化はこの壊死で一番よく見えます。タンパク質成分，線維成分が多いので，細胞，組織の構築がよく残ってみえます。そのため，どの臓器のどの部分でどのような細胞があったのだろうということがある程度まで分かりますので，"お里の知れる"壊死などと表現する病理医もいます。乾酪壊死とは，タンパク質成分と脂肪成分がほどほどに含まれている組織に起こりやすい壊死とされています。そのため，液化壊死のように細胞や組織が熔解することはないが，細胞組織の構築の残存に乏しく，どのような組織で

3章 病気と病的状態にみられる変化

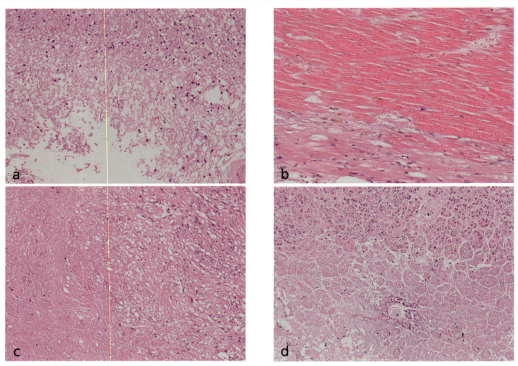

図3-6 壊死像
a. 脳の液化壊死：組織構造がなくなり，写真下では空洞化して見える。b. 心筋梗塞時の凝固壊死：写真上部の壊死部では筋肉線維の形は残っているが，写真下のような核の存在はなく細胞質は均一に強い好酸性を示している。c. 結核病巣での乾酪壊死：写真左の壊死部では，組織の構造は不明瞭である。d. 自己融解に陥った膵組織：写真下部では腺房構造の影は明瞭であるが，内部構造は不明瞭になっている。

あったかを推定することのできない"お里の知れない"壊死の所見を示します。一般に，結核や梅毒，ヒストプラズマの感染により起こることが多く，それは組織内のタンパク成分とともに，菌体成分の脂質，集簇するマクロファージの貪食・変性脂肪が多いためにこの形態をとるとされています。カルシウムの沈着を起こし，石灰化することもあります。

このほか，特殊な壊死としての壊疽 gangrene を加えることがあります。動脈の閉塞や狭窄などによる血行障害（後に循環障害の章で述べる虚血）によって壊死に陥った組織が，褐色ないし黒色に変色した状態です。壊死に陥ったままで細菌感染を伴わないと，いわゆるミイラ化 mummification を起こします。これを乾性壊疽 dry gangrene といいます。細菌感染，特に嫌気性菌の感染が起こると，分泌物が貯留し，悪臭を放つようになります。これを湿性壊疽 moist gangrene と呼んでいます。

アポトーシス apoptosis

成長因子が不足してきたり，DNAやタンパク質の傷害が修復不可能となった時に，

細胞はアポトーシスと呼ばれる経路で自ら死を選ぶようになります。炎症などで細胞が強く傷害された場合には，前述のように壊死という現象で細胞が失われていく，いわゆる"他殺"という形で死を迎えることがありますが，「これ以上生き残っていても周囲組織に迷惑をかける，無念」といって"自殺"するのがアポトーシス（枯死）です。アポトーシスは同じく炎症の場でみることもあります。また，発生のある段階で，時期が来ると，特定の部分の細胞が自動的にアポトーシスで死に至らしめられ，その部分が欠損して組織間が割れるようになって指ができるようになるというプログラム細胞死 programmed cell death と称される過程があります。同様の過程は，生後でも，皮膚では毛髪が脱落する時の外毛根鞘で多数認められます（**図 3-7**）。毛周期の脱毛時に毛包細胞が自動的にアポトーシスによって徐々に間引かれていき，上皮性毛根鞘が短くなって毛髪が外界に押し出されていくのです。

　アポトーシスに陥った細胞では，膜がある程度保持された状態で核の分解が起こります。細胞質は好酸性に濃染し，円形，楕円形となり，次第に小さくなっていきます。核は，クロマチンが濃縮，凝集し，やがて核破砕を起こします。従って，赤く濃染した細胞の中に濃縮した核や破砕し切れぎれとなった核片が集合性にみられます。この初期の段階を dyskeratotic cell とよぶことがあります。電子顕微鏡学的には，細胞質が急激に縮小していき，原形質膜には多数の内部に小器官を含む細胞質の部分からなる突起が形成されています。引き千切られた断片をアポトーシス小体と呼んでいます。これらは，周囲の細胞やマクロファージによって処理され，炎症反応を惹起すること

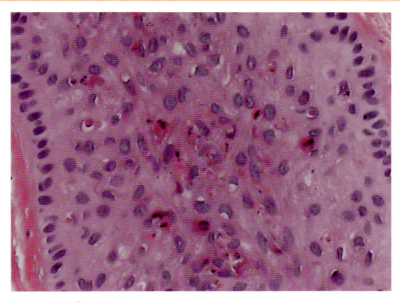

図3-7　アポトーシス
毛包にみるアポトーシスを示してある。赤く濃染した細胞，断片化し濃縮した核がみられる。

42 ┃3 章　病気と病的状態にみられる変化

はありません。

　アポトーシスが起こるメカニズムについては，成書を参考にしてください。ここでは，カスパーゼの活性化経路が使われ，これにはミトコンドリア経路とデスレセプター経路の 2 種類の異なる経路が存在することが明らかになっていることだけを話しておきたいと思います。

排除と修復

　細胞や組織，あるいは個体そのものにも恒常性があるということを話しました。細胞・組織に傷害が起こると，今までに述べてきたように細胞機能の低下や細胞数の減少が起こります。まず，この恒常性を保つように細胞レベルで調節がなされ，可逆的レベルの傷害では回復しますが，不可逆的レベルでは細胞の壊死が起こってきます。そのため，元々あった細胞が減少してくることにもなります。この一連の変化を退行性変化と一括して呼んでいます。壊死が起こると，壊死に陥った細胞や組織はその場所から取り除かれるようになります。この過程を排除といいます。後の章で述べる炎症反応がこの排除に大きく関与しています。細胞壊死によって細胞数が減少すると，残存する前駆細胞は分裂増殖し，再生を果します。傷害が大きいと，増殖という現象は，欠如してきた細胞だけに限りません。再生のためには，エネルギーが必要です。そのためにはエネルギーを産生するための栄養と酸素をその細胞へ運んでくる運搬のシステムが必要で，このシステムとしての血管系の増殖を伴います。細胞の再生や機能の回復は，初め過剰に起こります。過形成や肥大，機能亢進がみられます。やがて，この状態は是正され，その領域は細胞数の上でも機能の上でも元の状態に戻ってきます。この過程によって元の状態に戻ることを修復と呼びます。これら修復を起こす一連の変化を進行性変化と称しています。退行性変化が起こるとやがて進行性変化が惹起され，修復が完成し，恒常性が保たれるということになります。この一連の変化は，炎症そのものといってよいと思われます。どのような変化，現象が起こっていくのかについては 7，8，9 章で述べることにします。

個体死

　最後に，個体死について述べておきたいと思います。ただ，ここでは，死後に出現する死硬直や死斑については話しませんし，死後の経時的変化についても省略します。一つだけ指摘しておきたいことがあります。それは，個体としての死が認定されても個体の中にある細胞はしばらくは生きているということです。また，これらの未だ生存している細胞でも，それぞれの細胞で細胞死の時期は異なります。この細胞の死にゆく時期の多様性は，個体死のみならず，生体内での死についてもいえることのようです。

4章 代謝障害

　第4章を始めるにあたって，もう一度復習しておきます。生命の誕生に必要なものは，水とエネルギーでした。生命体には，環境と分離する膜が必要で，その構造を維持していくのに必要なのがエネルギーでした。細胞がいろいろな機能を行うにもエネルギーが必要です。このエネルギーを得るために，我々は，食べ，呼吸しなければならないようにつくられています。しかも，我々が環境に抗い，他の生命体の攻撃を受けたり物理・化学的変化によって傷害されても個体内の細胞を復活させたり，新たな個体を形成して種としての生命を存続させていくために，細胞の分裂増殖という自己複製や新たな個体創造の能力を持っています。このような状態を持続させるのに必要なエネルギーを細胞内での化学反応つまり代謝を行っていくことによって得ているのです。この過程の中で，このエネルギーが強い熱エネルギーとして放出されると生命体は維持できず焼失してしまうので，内に秘めた形での結合エネルギーとして ATP（adenosine triphosphate）の形で伝達します。ここに，酵素による触媒作用が利用されているのです。つまり，酵素を利用しながら，物質を分解（異化作用）したり合成（同化作用）する一連の化学反応の過程で，巧みにエネルギーを変換，伝達，消費させます。そして，生体に必要なさまざまな物質をつくり，機能させ，個体を維持していっているのです。これら多岐にわたる物質の分解，産生の化学反応過程を"代謝"と呼んでいます。ちなみに，この代謝活動によって，細胞，組織，臓器の再生と維持を図る過程が新陳代謝でした。これからお話する代謝とこの新陳代謝の代謝は同じ代謝の文字が入っていますが，その意味合いは異なります。生物としての生命維持（恒常性維持），新陳代謝，成長はこの代謝活動によって支えられ，もたらされているのです。

細胞における代謝経路

　もう少し詳しくいうと，代謝とは，物質が生体内で分解（これを異化作用といいます）されたり，合成（これを同化作用といいます）されたりする現象をいいます。これを狭義に物質代謝と呼んでいます。その過程では，先ほど述べたような化学エネルギーを産生したり消費したりするエネルギー代謝に関係し酵素反応を利用したもののほかに，水や電解質代謝のようにホルモンなどを介して細胞内外の移動，腎臓からの排泄や再吸収に関するものもあります。それでは，細胞内，個体内成分の代謝にはどのような物質に関するものがあるのでしょうか。大雑把にみると，タンパク質，脂質，糖，水，電解質（カルシウム，銅，鉄など），無機物質，核酸などに分けられます。ここでは，まず生命維持のための中心的代謝経路について復習します。

　生命を維持するためには，常にエネルギーを得る必要があります。ヒトの身体では，このエネルギー産生には糖代謝が中心となっています（**図4-1**）。糖のうちグルコースとして吸収し細胞内に移動されたものは，嫌気的解糖系つまりエムデン・マイヤホッフ経路を経て，好気的解糖系といわれるクレブスサイクル（TCA [tricarboxylic acid] サイクル；クエン酸回路）を経由しながら，炭素，酸素，水素からなる糖分子を分解し，二酸化炭素（CO_2）を放出していきます。この間，電子（水素原子）は酸化的リン酸化の経路（電子伝達系）で次々と受け渡されながら最終的に分子状の酸素と結合し水となります。これらの過程の中で，ATPというエネルギーを配達できる物質をつくっていくのです。例えばヒトが食べなければならない，呼吸して酸素を吸収しなければならないのはエネルギー産生のためなのです。また，この経路は脂肪を利用してATPを産生していくこともできます。脂肪細胞内にある中性脂肪はβ酸化によって分解され，血液を通して運ばれ，主に肝臓でアセチールCoAとしてTCAサイクルに送り込まれます。これによって，多量のエネルギーがつくれる仕組みともなっているのです。その他，アミノ酸もごく少量このサイクルの中に入っていくことができます。ですので，食べないでいると，身体の脂肪やタンパク質は分解されエネルギー産生に利用されますので，痩せるということにもなります。グルコースが多いと，グリコーゲンとして蓄えられる代謝経路もあります。これがエネルギー産生を目的とした代謝の中心です。主に，細胞液内とミトコンドリアで行われます。

　エネルギーを得た細胞は，細胞や個体の形態を形成し維持したり，いろいろな機能を果たすことができます。その機能の多くはタンパク質によって仲介されたり，直接果たされます。脂肪では，リン脂質が大きな役割を果たしていますし，糖類ではタンパク質に結びついた状態で関与してきます。また，細胞間を埋める間質を空間的に保証するのは水で，それをその場に定着させるのは糖類からつくられた間質粘液が使用されています。運動を含めたいろいろな機能を果たすのはタンパク質が中心ですし，消化酵素などもタンパク質が主体です。細胞間情報伝達物質もタンパク質やステロイド（脂肪），その他の物質が使わ

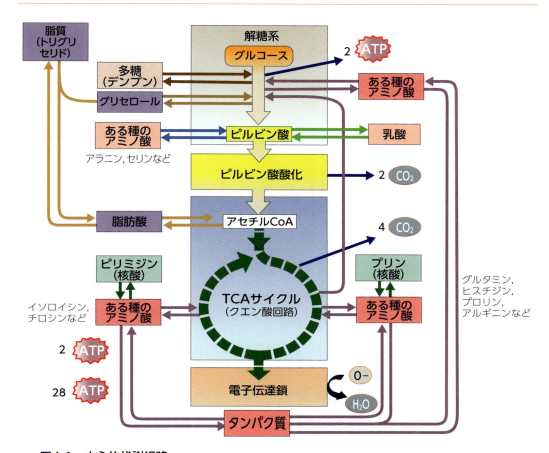

図4-1 中心的代謝経路
グルコースの代謝が中心となる。中央・上の灰色の部分が嫌気的解糖系，下段の青で囲まれた部分が好気的解糖系である。糖の代謝経路はタンパク質や脂質の代謝経路ともつながっている。

れます。

　それでは，本章の目的である，これら物質の代謝に異常をきたした状態についてみていってみたいと思います。ところで，病理学の中では，変性という言葉がよく使われます。この変性という言葉は，代謝異常と同義として使われることもありますが，いろいろなところで違った意味を持って使われています。まず"変性"から説明していくことにします。

変性とは

　"変性"という言葉は，病理学，医学生物学の中だけでなく，物理学や化学の中でも使われています。しかし，病理学，医学生物学の中でも，この言葉の持つ意味は実に曖昧で，

いろいろな意味合いを含んでいて，その時々で意味することが違う場合があります。そのためでしょうか，最近では，欧米の病理の教科書からこの言葉が消える傾向にあるようですし，かといって，きちんとした定義や概念を示さずに文章の途中で突然現れることもあり，読めば読むほど何の意味なのかと疑問を感じます。実は，日本語でいう変性には，英語で書くと degeneration, denaturation, disintegration, disturbance of metabolism などの意味が含まれているのです。degeneration つまり de・generation という用語は，"de"が「離れる」とか「除去・分離する」の意味で，"generation"が「生成・進歩」を意味する合成語で，物が生成されなくなる，壊されるといったニュアンスを含んでいます。辞書では単に変性と訳されています。denaturation は de・nature，つまり本来の状態から離れた状態といった意味合いがあり，同様に辞書では変性と訳されています。disintegration は dis（離れた，不，非）と integrate（統合する，まとめる，結合する，組み合わせる）の造語で，物が分解されるニュアンスがあります。分子の崩壊などを表す時に使われ，元々の構造が変化することと解釈され，この状態を曖昧に変性として捉える傾向があります。分子の崩壊が始まると，組織に乱れが生じてきます。例えば，上皮細胞では接着性が失われ，細胞同士が離れて，ばらばらになります。これを細胞解離 dissociation といいます。自己融解などでよく見られる所見です。また，腫瘍細胞などでは細胞の構造が不明瞭になったり，細胞内構造がばらばらになった状態を変性と捉えることもありますし，間質組織の構造が不明瞭にみえる場合も変性と称することもあります。これらいろいろな意味，状態を含んだ言葉として，"変性"が病理学の中でも頻繁に使用されているのです。最後の用語は，読んで字のごとく，代謝 metabolism の障害 disturbance で，代謝障害として呼ばれているものです。

　病理学では，古来，変性という言葉を，代謝障害によって生じる物質の細胞内あるいは細胞外間質での異常蓄積ないし沈着と定義されていました。しかし，時代の変遷と学問の進歩や複雑化に伴って，形態学的に壊死の状態とはいえず生存状態にあると思われるものの既に機能は低下した細胞までを変性細胞と表現するようになっています。第3章で説明した壊死生や類壊死の意味合いを多少含めながら，未だ帰還不能点を超えていない機能状態にあたります。そのため，前記の異常蓄積状態を的確に表す言葉が必要とされるようになり，これを蓄積症 storage disease と呼称する傾向が出てきました。しかし，これでは，臓器や組織の局所に起こったわずかな蓄積，沈着異常を表現することができず，すべて全身疾患の一部分症として捉えてしまいそうで，未だにその使用には抵抗が大きいようです。ここでは，このような混乱を避けるため，厳密に，この「代謝障害による物質の異常蓄積や代謝産物の化学的特性によってある物質への親和性があるために凝集・沈着を起こした状態」を形態学的に表す言葉として"変性"を捉えておきたいと思います。物質の沈着は，結晶化，分子の集合あるいはそれによる結合，グライケーション（糖化反応）などの化学的特性によって起こります。ただ，代謝異常があれば，必ず蓄積症が起こるかといえば決してそうとはいい切れないということもここで指摘しておきたいと思います。

代謝異常　**47**

コンパートメント・セオリー

　昔，コンパートメント・セオリーという考え方を習ったことがあります。強いて日本語に訳せば，区画理論とか容器理論ということになるでしょうか。ただ，実際には理論というよりも考え方です。つまり，ある容器あるいは領域での"もの"の移動を量的に考える時の考え方です。この場合,容器は細胞であっても組織であっても結構です。第2章 (p.26)で述べたように，健常状態では恒常性（動的平衡）によって，容器内のある"もの"の量はほぼ一定に保たれるようになっています。それは，その容器に入る量と出る量をほぼ同じにすることによって得られています。この状態が崩れると，ある"もの"の量は大きく変化します。その容器に入る量が多くなると，出る量が一定であっても，その容器内でのその"もの"の量は増えてきます。容器に入る量が一定であっても出る量が減少すれば，同様にその"もの"の量は増えてきます。逆になると，その量は減少することになります。このように，常にものの出入りを考えてある容器の状態の変化を理解していくというのがコンパートメント・セオリーです。ところが，細胞や組織の場合，ある"もの"が入ってくると物質代謝を受けることがあります。例えば，原物質である基質が入って来るとそれが分解，合成され最終代謝産物としてその場で利用されたり，その場を出ていくことになります。この代謝過程にはいくつかの段階があり，また他の代謝過程と連結していることがあります。従って，最終代謝産物が細胞内に貯留したり，その過程でできる代謝産物が貯留したり，最終代謝産物として放出されないためにその途中で他の代謝経路へと移行，産生される代謝産物が貯留したり放出されることが起こり得ます。つまり，細胞内での現象を考える場合には,細胞内外への出入りだけではなく,この代謝過程の障害によっても"もの"の量，そして質すらも変化してくることを考えていかなければなりません。組織という容器でも細胞からの産生・放出量と移動・排除量や分解量によってそこに存在する"もの"の量は変化してきます。組織では，排泄にはマクロファージなどの細胞も関与してきますので，複雑です。いずれにしても，この考え方は病態を考える上で重要ですので，覚えておきましょう。

代謝異常

　代謝異常とは，それぞれの代謝過程が何らかの原因により障害されたために必要とされる代謝産物が産生されない状態をいいます。生物種によっては，ある代謝という一連の化学反応経路には側副経路がいくつか準備されていますので，一つの代謝経路がうまく進行しない場合に他の経路を通して必要な最終代謝産物をつくり，機能させたり，排泄することができるようにもなっていることは先ほどすこし話しました。これは恒常性を得るための一つの手段かも知れません。したがって，代謝異常という言葉は，単に常態的に使用さ

48 ┃ 4章　代謝障害

れている代謝経路が使われているかいないかという問題を扱っているだけではありません。側副経路を使ってでも，代謝を進行させ，目的とする最終代謝産物が産生されたり排泄され，細胞や組織の機能が果たせているかどうか，などを問題としており，これらの異常によってもたらされる細胞や個体の病的状態を定義しているのです。

　代謝経路の異常には，大きく分けて炭水化物（糖）代謝異常，タンパク質代謝異常，脂質・類脂質代謝異常，電解質・水代謝異常，無機物質代謝異常，核酸代謝異常などがあります。そして，その原因には，（1）基質（前駆物質）の不足，（2）基質の過剰，（3）酵素の絶対的不足，（4）酵素の相対的不足（質的異常，機能的異常），（5）環境（pHなど）の変化による酵素の機能障害，（6）側副代謝経路の状態が関与しています。また，これらの物質や代謝過程を制御するサイトカインやホルモン，自律神経などの異常によっても起こってくることがあります。

　これらの代謝異常は，局所的に起こることもあれば，全身的に起こることもあります。局所性に代謝異常が起こり，ある物質が異常に蓄積し形態的変化を起こした状態を総称して変性と呼んでいると申しました。同様の現象は全身的にも発生します。全身的に起こるものでは，内分泌異常や先天性，遺伝性の代謝障害によって発生する場合が多いのですが，これらは一つの疾患概念として捉えられ，変性疾患とか，現在では，蓄積症として呼ばれる傾向があります。局所的なものであれ，全身的であれ，起こってくる形態学的変化は，その種類においてはほぼ同様です。

局所にみられる蓄積異常：変性

　変性所見は，まず形態学的に認識され，それぞれに名前がつけられてきました。やがて，その成分や変化を起こす機序が明らかになって，その存在部位，形態や成分ごとに分類されてきました。変性には，細胞内に起こるものと細胞外間質に起こるものがあります。細胞に起こるものには，**図 4-2** にあるように，細胞腫脹，空胞変性，脂肪変性，粘液変性，硝子滴変性，好酸性変性（硝子変性）などがあります。組織間質に沈着するものには，硝子化（硝子変性），フィブリノイド変性，粘液様（ムコイド）変性，アミロイド変性などがあります。

　ここでは，変性所見の名称を代謝系に関連させて紹介しましょう。局所にみられる変性状態を主に紹介しますが，局所にのみ起こる場合と全身に起こるもののその部分現象としてある局所に好発するものがあります。一般に，局所に起こるものは基質の過剰によるもの，全身に起こるものでは代謝経路の異常，例えば酵素の欠損によるものが多いようです。細胞内環境の変化によりタンパク質の構造変化が起こり，それによるタンパク質の凝集による物質の蓄積が発生する場合もあります。退屈かもしれませんが，病理組織像を理解するためには必須ですので，我慢して読んでみてください。

　炭水化物（糖）代謝の異常で糖の沈着を細胞内に起こしてくる現象を糖原蓄積症 glyco-

局所にみられる蓄積異常：変性　**49**

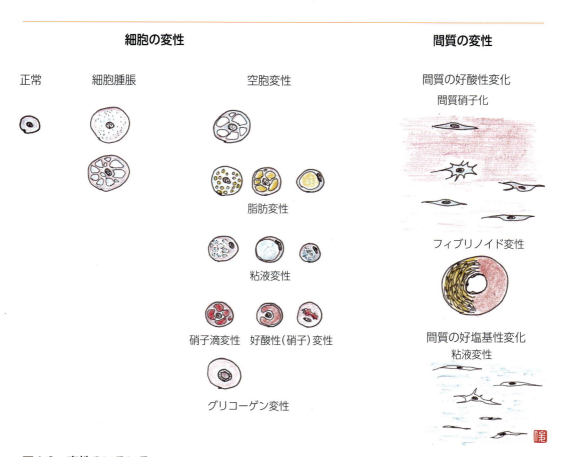

図4-2　変性のいろいろ

genosis といいます。一般に細胞内に蓄積してきます。細胞内にグルコースが吸収されても，量が多すぎたり（基質の過剰），嫌気的解糖系で分解されない（酵素の不足や機能異常など）時には，グルコースはグリコーゲンに変換され蓄積されるようにグリコーゲン形成の代謝経路へと進むために細胞質内に沈着してきます。グリコーゲンは結晶化するとそのものが白色あるいは不透明ですが，水溶性であるために光学顕微鏡では標本作製時に抽出され淡明に抜けて見えます（**図4-3**）。そのため，透明（淡明）細胞と呼ばれます。グリコーゲンが多く残るような固定法（アルコールなど）で固定後作製した標本で，ジアスターゼ（グリコーゲンの消化酵素；アミラーゼと同じ）消化を行った後とその前処理を行わずに，PAS（periodic acid Schiff）反応を行った結果で前者で陰性，後者で陽性となればグリコーゲンと判定されます。また，グリコーゲンは，細胞質ではなく，時に核内に蓄積されてくることもあり，核内が白く抜けて見え，空胞状になってきます。これを糖原核 glycogen nucleus と呼んでいます（**図4-4**）。

　ムコ多糖類（粘液）が異常に沈着してくる場合を粘液変性 mucinous degeneration（あ

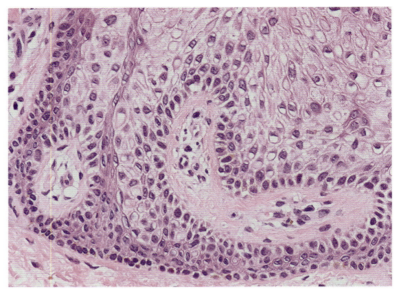

図4-3 糖原蓄積症
写真は皮膚の透明細胞棘細胞腫を示す。角化細胞の細胞質がグリコーゲンに富み，透明に抜けて見える。

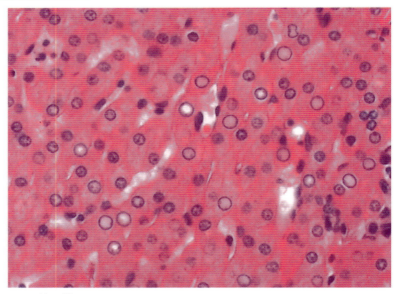

図4-4 糖原核
肝細胞の糖原核を示す。核内にグリコーゲンが存在するため，周囲の核と比較してクロマチンが核辺縁に寄り，核質の大半が白く抜けて見えるのが分かる。

るいは mucinosis）といいます。粘液には，化学的に中性粘液と酸性粘液がありますが，病理組織学的にはしばしば上皮性粘液と非上皮性粘液（あるいは間質粘液とか間葉系粘液

局所にみられる蓄積異常：変性　51

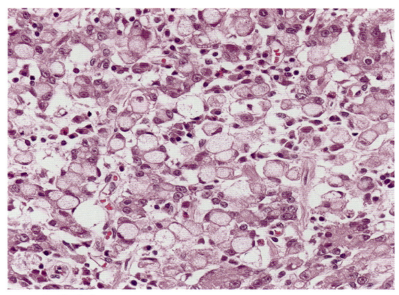

図4-5　印環細胞癌
癌細胞が産生した粘液が放出されず，細胞質内に蓄積するため，核が辺縁に圧排され印環様にみえている。

という）と呼び分けます．勿論，上皮性粘液は上皮細胞の中で産生され，腺腔などの体外空間へ放出されるのですが，細胞内に蓄積され，細胞が膨らんで大きくなったり，核を一方側へ圧排するために印環状となったり（印環細胞 signet ring cell）します（**図 4-5**）．これを細胞内沈着 intracelluar deposition と称します．細胞内での産生が放出量を上回ったり，放出の過程が障害された場合に起こります．上皮性粘液が，時に間質に分泌され粘液のプールとなることがあります．これを細胞外沈着 extracellular deposition とか粘液結節状沈着 muconodular deposition と表現します．これは産生・放出過多によるものといえます．

　粘液は上皮細胞だけで産生されるものではありません．前記のように間質粘液があります．その多くは線維芽細胞で産生されます．ヒアルロン酸が代表です．デルマタン硫酸，コンドロイチン硫酸などもこれに当たります．このヒアルロン酸という粘液は水を引き寄せる能力（吸水性，水吸着性；water imbibition）がありますので，ヒアルロン酸の存在する間質に一定量の水を引き寄せ，水を含んだ環境をつくり，細胞や線維を住まわせ，また物質の移動に必要な通路を形成させます．この間質組織内に間質粘液が蓄積貯留した状態を間質粘液症とか間質ムチン沈着症 stromal mucinosis とも呼んでいます．皮膚の真皮内に貯留したものを真皮内ムチン沈着症 dermal mucinosis といっています（**図 4-6**）．面白いことに，上皮層内の細胞間隙にもいわゆる粘液であるヒアルロン酸が貯留することがあります．実は，間質粘液と呼ばれるヒアルロン酸は間質の線維芽細胞だけではなく，上皮細胞からも分泌されるのです．例えば，表皮の角化細胞がリンパ球などによって刺激さ

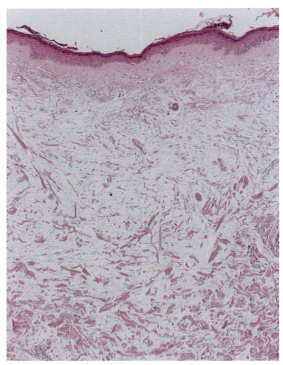

図4-6　真皮内ムチン沈着症
真皮内にヒアルロン酸が貯留し，真皮の膠原線維束が離解している。
間質はやや青く見える。

れると，ヒアルロン酸を産生分泌します．分泌される場所は角化細胞間です．ここに水が多く呼び集められると，これを細胞間浮腫とか海綿化と呼ばれる状態になります．水よりもヒアルロン酸が多い状態であると，これを表皮ムチン沈着症 epidermal mucinosis といいます（**図 4-7**）．同様の変化は毛包にもみられ，これを毛包性ムチン沈着症 follicular mucinosis と呼んでいます．両者を併せて上皮ムチン沈着症 epithelial mucinosis と総称されています．一般に，粘液，特に酸性粘液はHE染色標本では青く染め出されます．しかし，その濃さは呼び集められる水の量によって変化しますので，水分が多いと青みが薄れて見え難くなります．

　糖成分が膠原線維や弾性線維に吸着される現象にグライケーション（糖化反応）というものがあります．有名なのが，糖尿病で高血糖がつづくとヘモグロビンに糖がくっついて糖化ヘモグロビンをつくります．これがヘモグロビン A1c と呼ばれるものです．皮膚では，この糖化現象によって弾性線維症が起こることが知られています．日光によって誘発されたり，老化によって起こり，皮膚のたるみなどが引き起こされます．糖尿病はその増悪因子です．

局所にみられる蓄積異常：変性　53

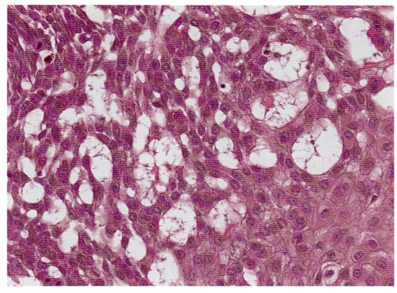

図4-7　表皮（上皮）ムチン沈着症
脂漏性角化症にみられたものを示している。角化細胞間が離解し，間隙には暗青色顆粒状のヒアルロン酸と呼び集められた水が含まれている。

　タンパク質に関連した変性の中に，硝子変性や硝子滴変性，角質変性，コロイド変性，アミロイド変性などがあります。硝子変性や硝子滴変性は，ヘマトキシリン-エオシン染色で染めた場合に，濃く好酸性つまり赤く均一に染色され，厚くギラギラとガラス様にみえるため，この名前がつけられています。硝子化，ヒアリン化とも呼ばれます。硝子変性は，一般に膠原線維の染色態度を指し，膠原線維間にあった線維芽細胞が消失し細線維が膠原線維間を埋め尽くし，あたかも線維性構造が互いに融合したように幅広く均質となった状態をいいます（図4-8）。線維素が器質化した時にも同様にみえることがあります。また，基底膜の肥厚もこれに類するものといえます。血管壁や結合織に好酸性に富み濃く赤く染まる状態を，昔フィブリノイド変性と呼んでいましたが，フィブリンなどの血漿成分が沈着した状態であることが明らかで，最近ではフィブリノイド変化 fibrinoid change ということが多くなりました（図4-9）。炎症反応に基づくフィブリンの析出なので，厳密には狭義の変性には当たらないとされています。硝子滴変性は，細胞質内に HE 染色やアザン染色で濃く赤く染まる大小の顆粒状，球状物質の出現をいいます（図4-10）。タンパク質を主体としますが，その成分にはいろいろなものがあります。腎臓の尿細管でよく見る病理的変化ですが，皮膚でも表皮角化細胞内や汗腺細胞に見られたり，糸球体様血管腫や血管肉腫，脂肪肉腫などでみられます。この変性の多くは，代謝の異常によって多量に産生されるようになったものが沈着してできるものとは少し異なっています。

　タンパク質分子はアミノ酸の結合によってできています。この配列を一次構造（アミノ

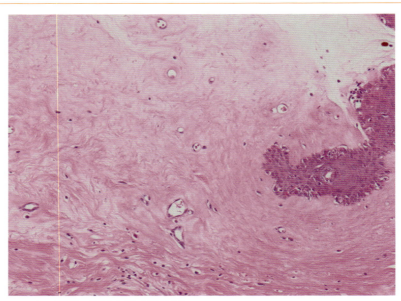

図4-8 間質の硝子変性(硝子化)
細い膠原線維の増加によって間質が均質に好酸性となってみえる。

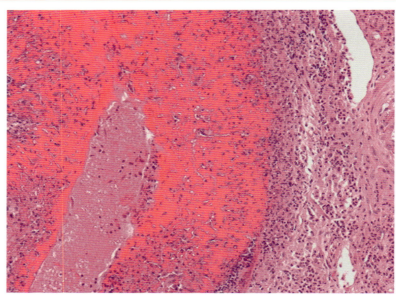

図4-9 フィブリノイド変性(変化)
結節性多発動脈炎の症例を示している。血管壁が全周性,全層性に均一に赤く染まって見える。

酸配列)といいますが,一次構造が決まるとその分子の向きによって狭い領域で,水素結合,ファンデルワールス力によって,規則的に折り畳まれます。これが二次構造で,αヘリッ

局所にみられる蓄積異常：変性　55

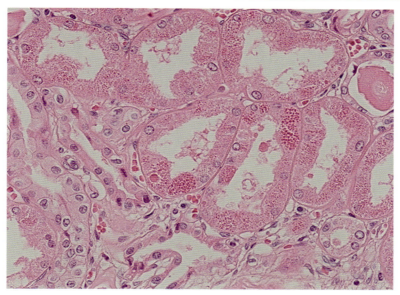

図4-10　硝子滴変性
腎の近位尿細管の上皮細胞内に滴状，小球状の好酸性物質がみられる。

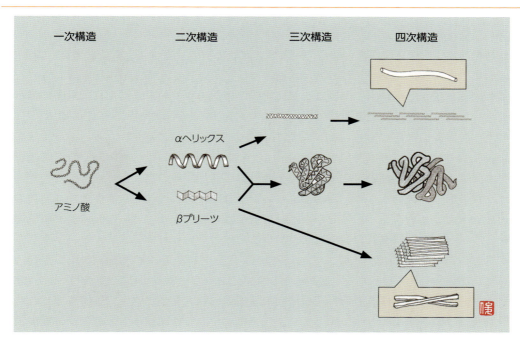

図4-11　タンパク質の構造：一次構造，二次構造，三次構造と四次構造

クスとβプリーツシート，βターンなどの構造ができます。さらにジスルフィド結合などによってその分子の構造は折れ曲がり，三次元的な立体構造ができあがります（**図4-11**）。

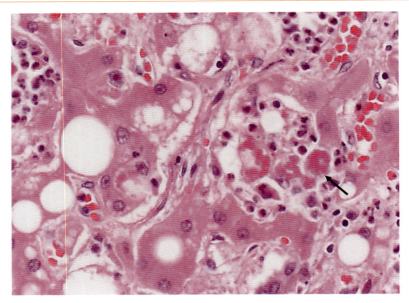

図4-12　マロリー小体
肝細胞内に好酸性数珠状，球状不整な構造物として存在する（矢印）。ケラチンの凝集物といわれる。

　これをタンパク質の三次構造と呼んでいます。球状の構造や線維状の構造がつくられます。その時に，水溶性のタンパク質では疎水性のアミノ酸を三次元構造の内部に押し込め，親水性のアミノ酸が外部に出るようになります。このため，このタンパク質は水との親和性が得られ流動性を獲得します。しかし，タンパク質の構造がカルシウムイオンやATP，糖の欠乏，酸化還元状態の変化，pHの変化など微小環境の変化が起こった場所では，三次元的な折り畳みに失敗（つまりdenaturationの意味での変性）し，本来分子の内部に折り畳まれているべき疎水性のアミノ酸が分子の外側に露出することが起こり得る。そのため疎水性のアミノ酸同士は水を避けるように群がり集まることになりますので，多数の同様の変化を起こしたタンパク質分子が互いに引き合い集簇することになります。硝子滴変性はこういったタンパク質の凝集巣をみているものと考えられています。このような変性の起き方もあるのですね。因みに，形質細胞内に免疫グロブリンが分泌されずに蓄積され，赤い球状物を含有して見られることがあります。これをラッセル小体 Russell body と呼んでいます。アルコール性肝障害や肺線維症で肝細胞や腫大 II 型肺胞上皮細胞に見られる好酸性物質をマロニー小体 Mallory body といいますが，これはサイトケラチンの凝集物です（**図4-12**）。いずれもタンパク質の変性物です。三次構造を採った複数個のポリペプチド鎖が会合してできる構造をタンパク質の四次構造と呼んでいます。四次構造では構成単位をサブユニットと呼んでいます。この構造も疎水結合，水素結合，イオン結合などの非共有結合により安定化されます。また，膠原線維では，多数の線維が集まって膠原線維束を

形成します。この時にはプロテオグリカンや他のグリコプロテインが関与して結合させます。先ほど話した膠原線維の硝子化にはこの過程が関係していると考えられます。

　一個の細胞の細胞質全体が濃く好酸性にみえる孤立性角化，個細胞壊死とか異角化症 dyskeratosis と呼ばれる現象があります。例えば皮膚に見られるヒアリン体やシバット体 Civatte body はこれらが表皮内や真皮内に存在するもので，ケラチン線維が充満したものです。現在では，本質的には細胞死（壊死やアポトーシス）であるとして変性の概念からは外されているようです。角質変性という言葉も最近ではあまり使われなくなりました。これは過角化や錯角化を意味する用語で，角質層の著しい肥厚を称しています。いわゆる胼胝やたこ（callus, tylosis）がこれにあたります。本来角化のない粘膜で起こった場合や，扁平上皮癌などに現れる癌真珠なども含めてこう呼んでいました。

　コロイド変性とは，タンパク質を多く含む液体が濃縮して甲状腺濾胞内のコロイドのように見えるものをいいます。尿細管内の硝子円柱の大きくなったものが好例ですが，皮膚にみられる痂皮もこれに含まれます。アミロイド変性は，βプリーツシート構造を有するタンパク質が分解されず，これらが集まって線維構造をつくった状態をいいます。アミロイド線維の基となるタンパク質つまりβプリーツ構造を有するタンパク質は多種存在します。ヒトの細胞にはこの構造を分解する酵素がありませんので，たくさん産生されるとそのまま分解されずに残ることになってしまい，間質に沈着し繊維（線維）状となって蓄積します。アミロイド線維は多種類のタンパク質から構成されるものがあり，その共通項は，それぞれのタンパク質の中にβプリーツシート構造が存在しているということになります

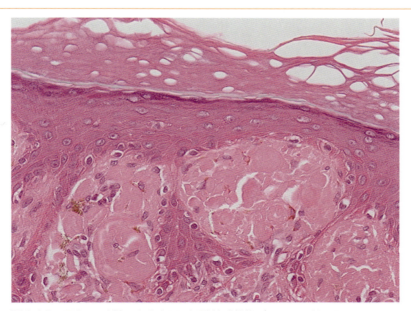

図4-13　アミロイド　表皮直下の好酸性球状物がアミロイドである。

58 ┃ 4章　代謝障害

ので，この沈着症をアミロイド症よりもβ fibrillosis（β線維症）の名称で呼ぶ方が良いとする研究者もいます。皮膚のアミロイド苔癬のアミロイド物質は表皮の角化細胞由来のケラチン物質からなっています。ケラチンにはαヘリックス構造をとるαケラチンとβプリーツシート構造に富むβケラチンがあり，後者が集積・沈着したものがアミロイド苔癬のアミロイドです（**図4-13**）。組織学的には，染色性の淡い硝子化組織として見られたり，孤立

表4-1　限局性アミロイドーシスの分類

臓器	遺伝性	アミロイドタンパク	前駆タンパク	臨床病名
限局性				
脳	非遺伝性	Aβ	Aβ前駆タンパク（AβPP）	アルツハイマー Alzheimer 病，脳アミロイドアンギオパチー（CAA）
	非遺伝性	APrP	プリオンタンパク（PrP）	クロイツフェルト・ヤコブ Creutzfeldt-Jakob 病（CID）（孤発性，獲得性）
	遺伝性	Aβ	AβPP	家族性アルツハイマー病，遺伝性 CAA（オランダ型ほか）
	遺伝性	AprP		遺伝性プリオン病（Gerstmann-Straussler-Scheinker 病ほか）
	遺伝性	Acys		遺伝性 CAA（アイスランド型）
	遺伝性	ABri		家族性英国型認知症
	遺伝性	ADan		家族性デンマーク型認知症
内分泌		ACal	（プロ）カルシトニン	c細胞甲状腺腫瘍（甲状腺髄様癌）に関連
		AIAPP	IAAP（アミリン）	Ⅱ型糖尿病，インスリノーマに関連
		AANF	心房ナトリウム利尿因子	限局性心房アミロイド
		APro	プロラクチン	脳下垂体のエイジング，プロラクチノーマに随伴
		AIns	インスリン	医原性
限局性結節性		AL	免疫グロブリンL鎖	呼吸器，消化管ほかにみられる結節性アミロイド沈着
角膜ほか		AKer	ケラトエピセリン	角膜アミロイドーシス，家族性
		ALac	ラクトフェリン	角膜アミロイドーシス
		AMed	ラクタヘドリン	高齢者の大動脈および動脈中膜
		AOapp	OAAP	歯原性腫瘍に随伴
		ASeml	セメノゲリンⅠ	高齢者の精嚢

性角化のような球状物として認められます。通常，コンゴーレッド染色やダイロン染色で燈黄色に染まり，偏光を掛けてアップルグリーンの色合いを呈することによって確認されます。その他，アミロイド線維を形成するものには**表 4-1**のようなものが存在します。

脂肪に関係する変性現象を脂肪変性（fat degeneration, fatty metamorphosis）とか脂肪症（steatosis）と称します（**図 4-14**）。脂肪が異常に細胞内に蓄積した状態です。組織学的には細胞質に大小の脂肪を含んだ空胞が認められます。脂肪（脂質）には，中性脂肪とコレステロールがあります。中性脂肪とは脂肪酸がグリセロールにエステル結合をしたものです。これがリン酸塩と結合するとリン脂質 phospholipid となります。細胞膜の多くはリン脂質からなり，これにコレステロールが加わって骨格をなしていることは以前の章（p.22）で話しました。生理的状態では，中性脂肪は脂肪細胞内で産生されます。これが大量に産生・蓄積された状態も脂肪変性です。従って，第 3 章（p.33）で例として取り上げた脂肪細胞肥大型肥満にみられる脂肪細胞は脂肪変性という現象で細胞が大きくなったともいえることになります。肝細胞でも脂肪の代謝が行われます。脂肪細胞内の中性脂肪がβ酸化によって分解されアセチール CoA として肝細胞で TCA サイクルに入りますが，そこを介さずトリグリセリドからリポタンパクになったり，コレステロールエステルとなったりします。酸素欠乏や種々の毒性物質（四塩化炭素など）の作用によってミトコンドリアでのエネルギー産生の障害や酸化的リン酸化の低下，脂肪酸化の障害があると代謝が回らず細胞内に蓄積します。メタボ（メタボリック症候群）でお馴染みの脂肪肝も変性とい

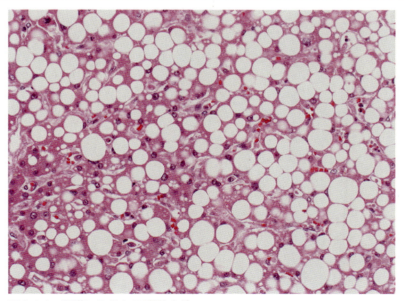

図4-14　肝臓にみられる脂肪変性
肝細胞内に小さい空胞や大きな空胞がみられる。

う概念で捉えられます。線維芽細胞やステロイド産生細胞などでも中性脂肪の産生は少量ながら行われていますので、これが生理的状態以上に多くなっても脂肪変性という状態です。これらの蓄積脂肪は、本来産生脂肪ですが、脂肪細胞以外の細胞で中性脂肪が異常に増えた場合が狭義の変性脂肪といえます。

　もう一つ、細胞内に中性脂肪やコレステロールなどが増える場合があります。それは、細胞外の脂肪を取り込んで蓄積した場合にみられ、これを貪食脂肪ともいいますが、多量に蓄積した場合はやはり脂肪変性の概念にあたります。貪食した細胞は多空胞状、泡沫状となるため、泡沫細胞とも呼ばれます。黄色腫や陳旧化した出血巣にみられる泡沫細胞はマクロファージで、この機序で起こる変性所見です。大動脈硬化症として知られる粥腫 atheroma も、それを引き起こす原因には代謝障害だとか炎症だとかいくつかの説がありますが、できてきた状態は脂肪変性です。コレステロールが沈着すると結晶化して板状の結晶構造物となりますので、組織切片を顕微鏡で観察すると、針状の裂隙、いわゆるコレステロール裂隙が形成され、周囲にマクロファージや多核の巨細胞で取り囲まれたコレステロール肉芽腫と呼ばれる構造ができます。よく、普段ほとんど脂肪細胞のない組織に、脂肪細胞が出現しているのに気づいた時に脂肪変性があると叫ぶ人がいますが、これは間違いです。組織内での脂肪細胞出現は、化生現象と考えられ脂肪細胞化生 adipose metaplasia と呼ばれたり、組織の萎縮を伴う脂肪細胞置換 fatty replacement とか脂肪細胞浸潤 fat cell infiltration という組織の容積を補う目的で起こってきた現象として捉えられています。後

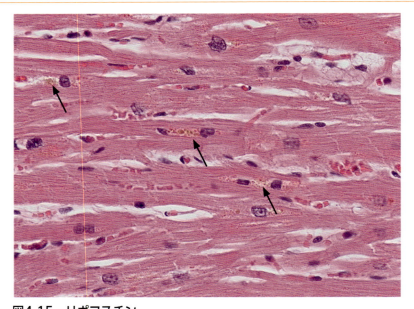

図4-15　リポフスチン
心筋細胞の核周囲に褐色の色素顆粒が存在する（矢印）。肉眼的に心臓の大きさが小さくなり褐色にみえ、組織学的にリポフスチン顆粒が多い状態がある。これを褐色萎縮と呼んでいる。

者の脂肪細胞浸潤で臓器が大きくなった現象の一つが偽肥大であることは前章（p.34）で述べました。

　おもしろい脂肪変性の一つにセロイド沈着症 ceroidosis とかリポフスチン沈着症 lipofuscinosis あるいはセロイドリポフスチン沈着症と呼ばれる状態があります。セロイドもリポフスチンもほぼ同じものと考えてください。主に不飽和脂肪酸からなっています。形態学的に消耗色素などと呼ばれていたものがこれに当たります。組織学的には褐色の色素顆粒としてみえます（図4-15）。ヒトのライソゾームには不飽和の脂肪酸を分解する酵素がありません。外部から貪食してできたファゴゾームや，細胞内で傷害を受けた小器官などを貪食したセグレゾーム（オートファジー）でも，この不飽和脂肪酸はいつまでも残ることになってしまいます。これが顕微鏡でみるセロイドやリポフスチンで，電子顕微鏡では遺残体 residual body と呼ばれるものです。これらを含む細胞が多くみられる状態を ceroidosis とか lipofuscinosis と表現しています。生理的状態の範囲ともいえますので，病名として用いるのはどうかと思います。

　水が大量にたまると，細胞は混濁腫大したり，空胞状となってきます。そのため，この状態は水腫変性 hydropic degeneration とか空胞変性 vacuolar degeneration と呼ばれます。発生機序から見れば，細胞内浮腫といえます。浮腫については第5章（p.84）で詳しく説明します。細胞内浮腫は，細胞膜のイオンポンプが機能異常を起こし，水分とナトリウムが細胞質内に流入することによって発生します。酸素欠乏などがあり，ATP が十分に供給されないとイオンポンプは働かなくなります。まず，ミトコンドリアが膨化してき

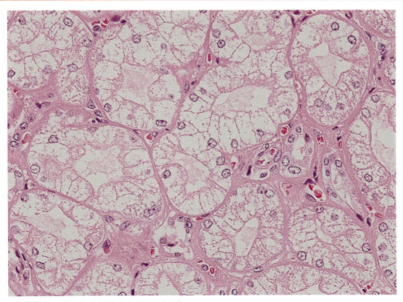

図4-16　細胞内浮腫（混濁腫脹）
腎の近位尿細管の細胞質内浮腫を提示している。

ますので，顕微鏡で見ると微細顆粒が充満したようになり，光を散乱させるために混濁して見えます。一種のチンダル現象 Tyndall effect です。これを混濁腫脹 cloudy swelling と呼びます。さらに細胞質内に水が貯留すると水分を含んだ小滴がたくさん出現してきます。それらが融合して空胞となり，組織学的には透明に抜けて見えます（**図 4-16**）。細胞内浮腫という状態は，前述のグリコーゲン変性や（上皮性）粘液変性，脂肪変性と組織標本上では差がなく見分けがつき難いことがあります。組織標本作製時，グリコーゲンは水溶性ですのでホルマリン固定時に抽出されてしまい，脂肪はアルコールや他の有機溶媒使用過程で抽出されてなくなります。グリコーゲンを実際見るためには固定液を換える必要があります。そして，確認のためにはジアスターゼ処理のあるものとないものでの PAS 反応の有無によって確かめる必要があります。ジアスターゼ処理のないもので陽性であれば粘液かグリコーゲンか，処理後のもので陽性であれば粘液でグリコーゲンではないと証明され，両法で陰性であれば他のもの，つまり水か脂質かということになります。脂質は脂肪染色で確かめます。この場合，一番良いのは凍結切片を使用し染色することです。ホルマリン固定でも脂肪は抽出されませんので，ホルマリン固定残余検体で検索することも可能です。

　間質にも同様に水が溜まるという変化が局所的に起こります。間質内の構成成分が減少，離開し薄く染色されて見える，いわゆる間質浮腫の状態も変性の一つといえるのです。

　無機物の代謝異常でみられるものに石灰化 calcification があります（**図 4-17**）。ある局所に石灰沈着を起こしてくる病態や病気を石灰沈着症 calcinosis と呼びます。これはカル

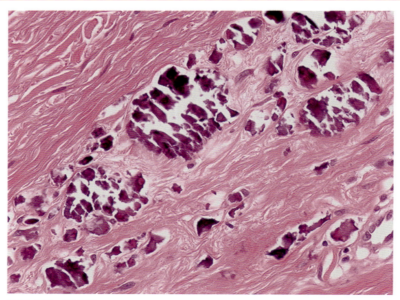

図4-17　石灰化
紫色の顆粒状物質としてみられる。

局所にみられる蓄積異常：変性 63

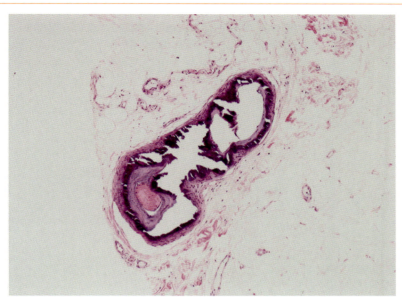

図4-18 カルシフィラクシスcalciphylaxis
二次性副甲状腺機能亢進患者の皮下脂肪織内の血管壁にカルシウムの沈着をみる。

シウムの代謝異常によって大量のカルシウムが組織に沈着するもので，高カルシウム血症時にみられる転移性石灰化 metastatic calcification と壊死組織部に沈着する異栄養性石灰化 dystrophic calcification があります。前者は酸塩基平行に関係する肺，胃，腎臓や膵臓によくみられ，後者は古い結核病巣などにみられます。皮膚に沈着するものでは，腎不全時の二次性副甲状腺機能亢進症に伴って血管壁にカルシウムの沈着を生じるカルシフィラクシス calciphylaxis が有名です（図4-18）。細胞内に見られるものにはサルコイドーシス時にみられるシャーマン小体 Schaumann body やマラコプラキアにみられるミカエリス・グッドマン小体 Michaelis-Goodmann body がこれに当たります。各臓器の結石も変性の一つですし，皮膚でみられる真皮内のメラニン沈着も変性所見です。その他，色素代謝異常ともいわれますが，鉄代謝の異常で起こるヘモジデリン沈着症 hemosiderosis，ビリルビン代謝の異常による黄疸，メラニンの沈着による黒色症 melanosis などがあります。

　核酸代謝異常として，痛風があります。これは尿酸が組織に沈着し，強い炎症反応を起こす病気です。核酸内にあるプリンの代謝産物である尿酸ナトリウム塩は，ヒトではこれを分解する酵素（ウリカーゼ uricase または尿酸オキシダーゼ urate oxidase）がないため，そのままの形で主に尿に排泄されます。ところが，尿酸量が増加し排泄が間に合わないような状態になると組織に沈着することになるのです。尿酸は組織 pH が低い場所では，結晶化しやすいようで，足先だとか耳朶などのような血行が悪く組織が酸性化される部位には沈着しやすく，有痛性の結節を形成してきます。尿酸結晶は比重が高く，重力に引かれるため足部に沈着しやすいともいわれています。核酸の過剰摂取に繋がる肉やビールの

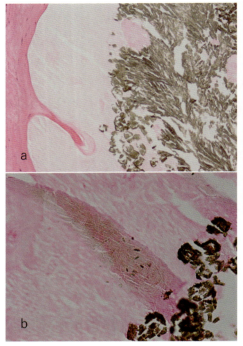
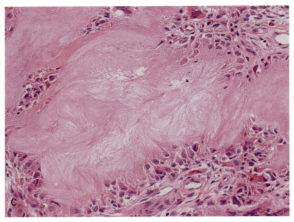

図4-19　尿酸の結晶
特殊な方法を使うと尿酸の結晶構造がみえてくる（a, b）。通常のHE染色標本では，cのように針状の裂隙としてみられる。

摂取は控えましょう。発作が起こった場合にはアルカリ性飲料をたくさん飲んで組織内pHを高め熔解し排泄する方法もとれることは覚えておきましょう。一方，腫瘍細胞の大量壊死によって核酸が崩壊してくると高尿酸血症を起こしますし，遺伝子異常による核酸代謝異常（Lesch-Nyhan症候群など）によっても起こります。尿酸は，細長い針状結晶となって組織に沈着します。そのものは偏光顕微鏡下で負の重屈折性を示すので確認されますが，水溶性ですので通常の光学顕微鏡検査では，水に溶解して結晶自体はほとんど残存せずみえません。その独特な構造や組織反応で痛風結節だと知ることができます。純アルコールで固定した組織では結晶構造が明瞭に残っています（**図4-19**）。

全身性代謝障害と沈着症

　全身性代謝障害の多くは，遺伝子異常により代謝に関係する酵素が欠損するためや異常に前駆物質が増加した場合などに起こります。局所に起こるものと同様に，大きく炭水化物（糖）代謝異常，タンパク質代謝異常，脂質・類脂質代謝異常，電解質・水代謝異常，無機物質代謝異常，核酸代謝異常によるものなどに分類されます。皮膚病理を理解するうえでは，あまり必要ではないと考えられますので，皮膚に関係するものだけを簡単に話しておきましょう。まず，どのような疾患があるかを表で示します。実にたくさんあるものです。

全身性代謝障害と沈着症　**65**

　糖代謝異常の代表は糖尿病です。糖尿病は単一の疾患ではなく，高血糖症を共通の特徴とする代謝障害の一群を指す病気です。インスリンの絶対的かインスリン拮抗物質（グルカゴン，アドレナリン，ノルアドレナリン，ステロイドホルモン，甲状腺ホルモン，成長ホルモンなど）の過剰によるインスリンの相対的欠乏によって起こります。糖代謝だけではなく，脂肪代謝，ムコ多糖代謝，ポリオール代謝などにも障害が及びます。グライケーションという酵素を介さない糖の付着現象もおこり，ヘモグロビン A1c の形成や皮膚の老化現象，日光弾性線維症を促進させることは前に話しました（p.52）。また，動脈硬化におる中小動脈狭窄や微小血管の循環障害を来し，皮膚に四肢の冷感から始まる糖尿病性壊疽や潰瘍，高血糖による好中球の機能障害や細菌の繁殖しやすい栄養環境をつくることによる易感染性，線維芽細胞の膠原線維合成が障害されることによる創傷治癒の遅延などが引き起こされます。糖尿病性脂肪類壊死，糖尿病性黄色腫，糖尿病性水疱，糖尿病性浮腫硬化症，などなど糖尿病による皮膚変化，皮膚症状には限りがありません。

表4-2　糖原病（糖原蓄積症）の分類と特徴

病型(病名)		欠損酵素	糖原構造	蓄積部位
I	Ia：フォンギールケ von Gierke 病 (肝型)	グルコース -6-フォスファターゼ	正常	肝・腎 (発育不全，肝腫，腎腫大，けいれんを伴う低血糖発作，脂質異常症 (高脂血症)，高尿酸血症など)
	Ib	グルコース -6- リン酸転移酵素	正常	肝 (腎)，白血球
II	ポンペ Pompe 病 (リソゾーム蓄積全身型)	酸性マルターゼ	正常	全身性 (心筋，骨格筋，神経系，網内系，肝など (心肥大，筋低緊張，呼吸不全)
III	コリ Cori 病	アミロ -1,6- グルコシダーゼ	異常	肝，骨格筋，心筋，白血球
IV	アンダーセン Andersen 病	アミロ -1,4-1,6- トランスグルコシラーゼ	異常	感，網内系，心筋，骨格筋 (筋痙攣，ミオグロビン尿)
V	マックアードル Mc Ardle 病	筋ホスホリラーゼ	正常	骨格筋
VI	ハース Hers 病	肝ホスホリラーゼ	正常	肝，白血球
VII	垂井病	筋ホスホリラーゼ	正常	骨格筋，赤血球
VIII	VIIIa	肝ホスホリラーゼキナーゼ	正常	肝，白血球
	VIIIb	筋ホスホリラーゼ-β-キナーゼ	正常	肝，骨格筋，白血球

4章 代謝障害

糖代謝障害の中にグリコーゲン沈着症，糖原病という一連の疾患があります。フォンギールケ病，ポンペ病，アンダーセン病，マックアードル病などがこれに含まれます（**表 4-2**）。ハーラー病，シェイ病，ハンター病，サンフィリッポ病，モルキオ病などのムコ多糖症もあります（**表 4-3**）。

全身性のタンパク代謝異常には前述のアミロイド症やクリオグロブリン血症，クリオフィブリノーゲン血症，マクログロブリン血症，フェニールケトン尿症，ハートナップ病，そして皮膚粘膜ヒアリン沈着症などがあります。アミロイド症では，アミロイド線維が局所に沈着する場合もあれば，全身性に沈着することもあります。現在，アミロイドの素となる物は50種類も知られていますが，全身性に起こってくるものの代表は，AA アミロイド症（肝臓でつくられる急性相反応物質 AA タンパクの沈着），AL アミロイド症（抗体分子の軽鎖の沈着），β2ミクログロブリン（腎透析などで尿に排泄されないミクログロブリンの沈着）によるアミロイド症などです（**表 4-4**）。

全身性の脂肪代謝異常の中には，黄色腫症の他，ファーバー病，ゴーシェ病，ファブリ病，テイ・サックス病，サンドホフ病，ガングリオサイドーシス，ニーマンピッグ病などの

表4-3 ムコ多糖症の分類と特徴

型	通称名	欠損酵素	遺伝子座	臨床像
I-H	ハーラー Hurler 病	α-L-イズロニダーゼ	4p16.3	臓器肥大，心疾患，多発性骨形成不全症，角膜混濁，小児期死亡
I-S	シャイエ Scheie 病	α-L-イズロニダーゼ	4p16.3	関節硬縮，角膜混濁，知能正常，正常の寿命
II	ハンター Hunter 病	イズロン酸スルファターゼ	x	臓器肥大，多発性骨形成不全症，精神発達遅滞，平均寿命15歳以下
III	サンフィリポ Sanfillipo 症候群	スルファミダーゼ，グルコサミニダーゼ，スルファターゼなど	12q14	精神発達遅滞
IV	モルキオ Morquio 症候群	N-アセチルガラクトサミン-スルファターゼ	16q24	骨格変形，角膜混濁
V	☞シャイエ病			
VI	マロトー・ラミー Maroteaux-Lamy 症候群	N-アセチルグルコサミン-4-スルファターゼ	5q13-14	多発骨形成不全症，角膜混濁，10歳代での死亡
VII	スライ Sly 症候群	B-グルクロニダーゼ	7q21.1-22	肝脾腫，多発性骨形成不全症

表4-4 全身性アミロイドーシスの分類と臨床病名

臓器	遺伝性	アミロイドタンパク	前駆タンパク	臨床病名
全身性	非遺伝性			
	非遺伝性	AA	血清アミロイド A	続発性／反応性AAアミロイドーシス
	非遺伝性	AL	免疫グロブリンL鎖	原発性あるいは骨髄腫合併ALアミロイドーシス
	非遺伝性	AH	免疫グロブリンH鎖	原発性あるいは骨髄腫合併AHアミロイドーシス
	非遺伝性	Aβ2M	B2 ミクログロブリン	透析アミロイドーシス
	非遺伝性	ATTL	トランスサイレチン	老人性全身性アミロイドーシス(SSA)
	非遺伝性	AApoAIV	(アポ)リポタンパク	(加齢関連)
	非遺伝性	ALect2	Leukocyte chemo-tactic factor 2	(主に腎アミロイドーシス)
	遺伝性(家族性)	ATTL	トランスサイレチン	家族性アミロイドポリニューロパチー(FAP) I,IIほか
	遺伝性(家族性)	AApoAI I	アポリポタンパクA I	FAP III
	遺伝性(家族性)	AApoAi II	アポリポタンパクA II	家族性アミロイドーシス
	遺伝性(家族性)	AGel	ゲルゾリン	FAP IV
	遺伝性(家族性)	ALys	リゾチーム	家族性腎アミロイドーシス
	遺伝性(家族性)	AFib	フィブリノーゲンα鎖	家族性腎アミロイドーシス
	遺伝性(家族性)	AA	(アポ)SAA	家族性地中海熱,Muckle-Wells症候群

リピドーシスと呼ばれる一群の疾患があります(**表 4-5**)。

ポルフィリン代謝異常症,ペラグラなどのビタミン欠乏症,亜鉛欠乏による腸性肢端皮膚炎などが皮膚に起こる代謝異常症として知られています。

68 4章 代謝障害

表4-5 リピドーシスの分類と臨床像

疾患名	欠損酵素ほか	蓄積脂質	臨床，病理所見（蓄積部位）
ファーバー Farber 病	酸性セラミダーゼ	セラミド	乳幼児，知能障害，関節腫脹，皮下肉芽腫，心肥大
ゴーシェ Gaucher 病	グルコシルセラミダーゼ（グルコセレブロシダーゼ）	D-グルコシルセラミド	幼児期，中枢神経障害，肝脾腫，ゴーシェ細胞の出現，成人では中枢神経症状を欠く
ファブリ Fabry 病	α-ガラクトシダーゼ A	トリヘキソシルセラミドジガラクトシルセラミド	思春期，殿部に血管皮角腫，腎障害，心血管障害では壮年期に死亡
テイ・サックス Tay-Sachs 病	β-N-アセチルヘキソサミニダーゼA	GM2ガングリオシド	幼児期発症，中枢神経障害
サンドホフ Sandhoff 病	β-N-アセチルヘキソサミニダーゼA,B	GM2ガングリオシド	テイ・サックス病に類似内臓諸器官にも脂質蓄積
バーンハイマー・ザイテルバーガー Bernheimer-Seitelberger 病	β-N-アセチルヘキソサミニダーゼ活性化タンパク	GM2ガングリオシド	テイ・サックス病に類似（中枢神経）
全身性ガングリオシドーシス	GM1 ガングリオシド-β-ガラクトシダーゼ	GM1ガングリオシド，オリゴ糖	遺伝性コム多糖症とテイ・サックス病の病像，乳児型，幼児型，成人型（全身型）
グロボイド細胞脳白質変性症（クラッベ Krabbe病）	ガラクトシルセラミダーゼ	ガラクトシルセラミド	中枢神経系にグロボイド細胞出現（中枢神経）
ニーマン・ピック Niemann-Pick 病	スフィンゴミエリナーゼ（A型，B型）スフィンゴミエリナーゼ活性化タンパク（C型）	スフィンゴミエリン	乳幼児発症，A 型（急性神経型），B 型（慢性非神経型），乳幼児発症，中枢神経症状，肝脾腫（ニーマンピック細胞）
異染性脳白質変性症	アリルスルファターゼ A	スファチド	晩発幼児型，若年型，成人型，異染性顆粒の蓄積（CNS，PNS，腎，その他）
ムコスルファチドーシス	アリルスルファターゼ A,B,C	スルファチド，その他硫酸化合物	異染性脳白質変性症に類似

5章 循環障害 1

　生命体が，進化を重ねて多細胞生物となり陸上で生活するようになった時，個体としての宿命が生じました。水のない環境の中で，個体内を水浸しとし，しかも水が簡単には外部環境へは排出されない内部環境をつくることと，細胞は違った方向へと分化し，目的に応じた諸臓器をつくり個体としての生命維持を図る必要が出てきたことです。第1章では，この臓器発生（作製）への過程を機能分化とか隔室化として表現しました。それぞれ隔室化された臓器も細胞からなっており，その細胞の生存・維持のためにはエネルギーが必要です。このために，酸素や栄養，その他の物質を外部環境から取り入れ，特殊化した臓器で処理し，遠く離れた場所にある組織や細胞に搬送，伝達する必要があります。個体内は，水が充満していますので，拡散という方法を使えば，ある程度は末梢組織にこれらの物質を運ぶことができるでしょうが，末梢組織との間には距離があり，必要な時に十分量を短時間で運ぶことはできません。個体内で水に溶かした物質を速く送るためには物質輸送のための特殊な道づくりが必要です。その一つに循環系あるいは脈管系と呼ばれる構造があります。この章では，まず循環系について復習し，この系が傷害されたときにどのような変化が生体に起こり，それらの変化をどのような名前で呼んでいるかを学んでいきます。

循環系とは

　循環系が果たすべき本質的な役割は，組織における物質交換を円滑に行わせることです。細胞が必要とする酸素や栄養を末梢組織すみずみの細胞にまで届け，細胞の活動により生じた代謝産物を回収して運び去り，排泄させることです。いろいろな情報伝達物質や自己を守る免疫関連細胞や物質の輸送や還流にも関与しています。脈管系，あるいは心・脈管系

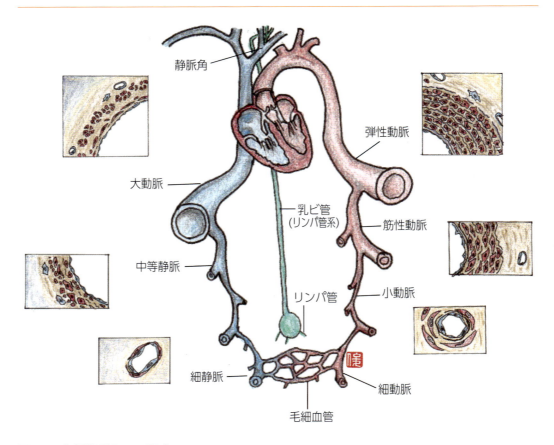

図5-1 心脈管系とその構成

と呼ばれる構造は，導管構造をなしており，心臓，血管（動・静脈，毛細血管），リンパ管から構成されています（**図 5-1**）。心臓はポンプの役割をして圧を加え，血管系に血液が常時流れるようにします。後述するリンパ管系は血管系に付属した導管組織です。脈管系は循環系の中で非常に重要な構造となっていますが，それが循環系のすべてではありません。血管から末梢組織の細胞までの間にはいわゆる間質という組織（間質組織）が存在します。この間質も，立派な循環系を構成しているのです（**図 5-2**）。いいかえると，循環系には，脈管系と間質系の二つがあるということです。

　脈管系の中では，血管は導管の役割を果たし，内容物（循環液；血液）を素早く末梢組織に運ぶことを主とする部分（動・静脈系）と，酸素や栄養分を血管外に放出する機能部分（毛細血管系）があります。動脈系は分枝を繰り返すことによって末梢機能部分の数を増やし，予備床を増やすとともに，内圧が低くなるようにしています。そのため，血管壁が薄くなっても破裂することがなくなります。毛細血管の細動脈側の部分では，必要なものだけを血管外に出す（漏出）ことができます。出ていく水分量（漏出循環液）は静水力学圧（血管

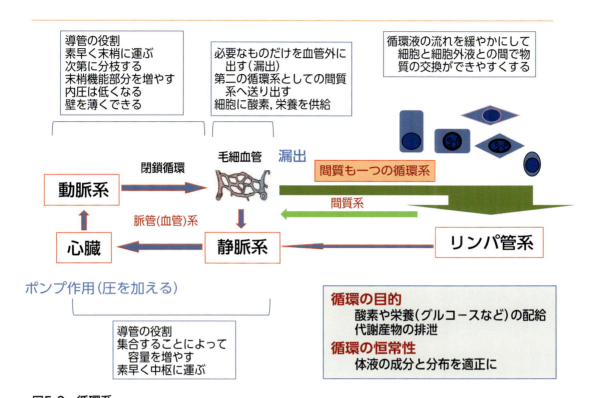

図5-2　循環系
循環系には脈管系と間質系がある。その果たす役割は異なる。

内圧，毛細血管圧）と膠質浸透圧によって決まります（**図5-3**）。この細動脈側の毛細血管では血管内の静水力学圧（35 mmHg）は組織圧や血管の膠質浸透圧（−25 mmHg）などよりも少し高いため，血管外へと押し出されるのです。因みに，静水力学圧は血管内圧つまり毛細血管血圧で，膠質浸透圧はアルブミンなどによる水を引きつける力のことです。

また，毛細血管は分枝を繰り返すことによって，血管内部では一つの赤血球が折れ曲がってやっと通れるくらいに非常に口径の狭い細い管となります。赤血球が何度も折れ曲がり内部にあるヘモグロビン分子が移動し，赤血球の内部奥にあったものが辺縁部つまり細胞膜近くに現れたり，撹拌されることによって赤血球内でヘモグロビンにくっついていた酸素が効率よく遊離し，やがて間質組織にでて，さらに拡散によって間質組織末梢にまで広がることができるようになるのです。皆さんの中には，赤血球の中にはヘモグロビンが一つしかないと考えている人がいるかも知れません。ヘモグロビン分子は成人では，α，βの単量体が2個ずつ集まった四量体で，大きさは6 nmとされています。直径 7〜8 μm，厚さ 2 μm の中央両側がやや陥凹した円盤状をした赤血球の乾燥重量の 90% がヘモグロビン分子からなっています。一度計算したことがあるのですが，本書を認めるにあたってある研究者の先生が再度計算してくれました。一個の赤血球内に大体 $2.3 \sim 2.7 \times 10^8$ 個の

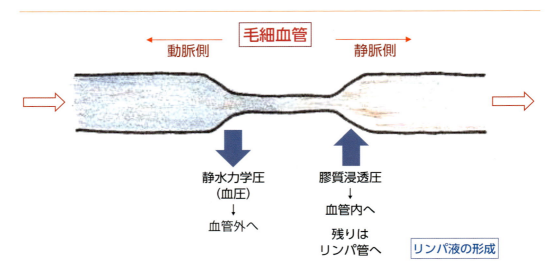

図5-3 毛細血管系での液体成分の流れ
脈管系から間質系へ，そして間質系から脈管系へ戻る両方の流れがある。その流れの速さや量は，主として静水力学圧と膠質浸透圧によって決められる。

ヘモグロビン分子が存在することになります。一つ一つに酸素が結びついているにしても赤血球内の奥深くにあるヘモグロビン分子は血漿からの距離が離れていますので，酸素を放出するには不利です。そのためにヘモグロビン分子は赤血球内を移動する必要があるのではないでしょうか。このような移動を促進するのが狭い毛細血管内を身を捩らせて進むという受動的な運動が大きな役割を果たしているのではないかと考えています。構造自体にもいろいろな役割があるものですね。

　さて，循環液が血管内から出てきたところが間質です。漏れ出た循環液は，間質ではその組織内を流れますので，流れは緩やかにならざるを得ず，そのために細胞と細胞外液（循環液）との間での物質交換ができやすくなります。実は，この間質内にも循環液が比較的流れやすい通路というものがあります。それは，組織間隙といえるもので，脈管系のように基底膜や内皮細胞で境されていません。間質内の線維成分の分布の疎密によってできた疎な部分，間隙といってよいでしょう。この疎な領域が連なって，液体や細胞が比較的通過しやすい通路をつくっているのです。

　少し余談になりますが，正常の構造がどうなっているかを知ろうとする場合，生理的状態のみを見つづけても，その本当の姿が見えてこないことが多々あります。ところが，病的状態－これを私は"ゆさぶりのかかった状態"といっていますが－をみることによって，正常構造あるいはその機能が浮き彫りになってくるのです。炎症の章（p.125）でお話しますが，炎症の中に蜂窩織炎とか蜂巣織炎 phlegmonous inflammation という用語があります。何が蜂の巣のようになるのかというと，炎症性浮腫つまり間質に水が貯まるとごく細い通路であった組織間隙が広がってやや太めの通路となります。炎症細胞はこの通路を通っ

て炎症巣に移動するので，周囲の線維組織で囲まれたなかに好中球が鎮座する模様が浮き上がってきます。この模様が蜂の巣のように見えてくるためこの名称が生まれました。これが炎症によって浮き彫りとされた正常構築を表していると考えています。異常状態を深く吟味すれば，正常構造やその機能を類推したり，より良く理解することができます。これは一つの重要なものの考え方であり手段ですので，覚えておいて頂きたいと思います。

　間質内循環の果てはどこか。外界との仕切りをなしている上皮細胞下の基底膜，あるいは皮膚組織を知っている人は，それは表皮下の基底膜の所までだと答えることと思います。私は，皮膚だと角質層直下の表皮角化細胞間までだと考えています（**図5-4**）。角質細胞層の下に存在する顆粒細胞には，クローディンというタンパク質からなる，連続した接着結合 tight junction が存在していて，細胞間からの水漏れを防いでいます。表皮角質層を形成する角質細胞は死細胞です。核は消失し，細胞質は濃い好酸性で均一です。これらは壊死の形態学的特徴です。角質細胞は死に，内部をほとんどケラチン線維のみとし，物理的刺激に耐えられるようにしています。さらに，角質細胞は死しても，互いに接着装置によって密に引っついているのです。死細胞といえども角質細胞はその機能を維持したまま一定期間その場に残存します。そして，この層も水すらも容易には通過できないようにしています。上下に重層する角質細胞の間にはセラミドや遊離脂肪酸，コレステロールなどの脂質が存在し，その疎水性で水を弾くようにしています。この角質細胞層の下にある角化細胞は，所々でデスモソームという接着装置で互いに接着していますが，未だその間には離

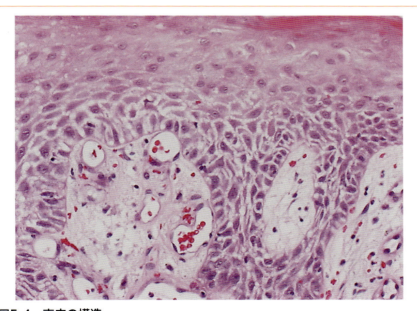

図5-4　表皮の構造
有棘層の角化細胞間は通路になっている。顆粒細胞層，角質層の細胞には接着結合装置があり，角質層の細胞間にはセラミドなどの脂質類が層を形成しており，水の通過を阻止している。真皮乳頭層の毛細血管が表皮化基底膜に接していることに注意。

74 ▍5章 循環障害 1

解した細胞間隙が介在しています。この間隙には、正常状態でもごく少量の水が存在し、栄養や酸素を運び込み代謝産物を運び出していますし、Langerhans 細胞やリンパ球も定住しています。この細胞間隙までが循環系、正確にいえば間質循環系を形成していることになります。この細胞間隙にどうして水が入り込み循環できるのでしょうか。一般的に、毛細管現象によって水が表層まで送られるといわれています。その他、おそらく、前章で述べた角化細胞がつくった間質粘液がこの間隙に分泌され、水分を呼び込んでいるものと考えられますし、表皮の動きがポンプ作用をしていることも関係していると思っています。

　皮膚呼吸という言葉があります。確かに、皮膚の毛細血管は真皮乳頭層の乳頭尖端で表皮基底膜に接し、ここでは毛細血管の基底膜と表皮基底細胞の基底膜が融合して一枚となっているため、表皮との間での物質交換が行われやすく、外気に近いためガス交換もされやすいと考える人がいるかもしれません。実際、この構造は表皮細胞間という間質循環系へ酸素や栄養を送ったり、物質交換をしやすくするための仕組みです。この構造を通して表皮表層の角化細胞にまで連結できるようになっています。ただ、外気との間のガス交換に関しては疑問もあります。ガス交換の重要な場所である肺胞も毛細血管の基底膜は肺胞上皮の基底膜と融合し一枚となっています。しかし、肺と皮膚では大きな違いがあります。肺では融合した一枚の基底膜上の肺胞上皮は、Ⅰ型上皮細胞（膜様肺胞上皮）と呼ばれる、単層の扁平で極めて薄い細胞です。このためガス交換が可能となります。Ⅱ型肺胞上皮細胞のような立方状の細胞の部分や血管基底膜と上皮下基底膜の間に薄い間質がある部分はガス交換は十分にはできません。事実、正常状態では、Ⅱ型肺胞上皮細胞はこの血管基底膜と上皮下基底膜が離れている領域にのみ局在しています。表皮層は 10 層にも及ぶ細胞が積み重なって、平均 0.1 ～ 0.2 mm、薄いところで 0.04 mm、厚いところで 1.5 mm もありますので、20 倍の拡散能のある二酸化炭素の放出はともかく、表皮層を通しての酸素の毛細血管への吸収はほとんどないと考えられます。むしろ、この表皮に近接した毛細血管の構造は、熱の放散に大きな役割があると考えられています。また、血管は毛包や汗腺・汗管周囲に多く配置されていて、汗腺からの汗の産生に大きく貢献していますので、汗として熱が放出されたり、皮膚表面に汗としての水分が広がって気化する時に気化熱を奪うので血管が近いと体内の温度を下げることが容易になるように考えられます。

　さて、末梢組織で物質交換を終えた循環液は再び血管系に戻っていくことになります。組織内循環液は、毛細血管の細静脈側の部分で、より低くなった血管内圧（静水力学圧；15 mmHg）と膠質浸透圧（−25 mmHg）の差や組織圧によって血管内に吸収されます。しかし、これは帰還循環液の一部で、他はリンパ管という盲端で始まる管に入り、吻合を繰り返しながら大きさを太くし、やがては静脈角から左鎖骨下静脈に入り、血管系へと戻っていきます。

　こうして見てくると、構造的には、循環系を血管循環系（血液循環系）、間質循環系とリンパ管循環系の三つに分けることができると分かります。また、これを内部に含まれる成分別にみてみると、それが血液かリンパ液かによって、血液循環系とリンパ液循環系とに分けることもできます。血管系は、ほとんどが閉鎖した管組織で、内部を流れる血液は、

心血管系における循環の調節　**75**

巡りまた還ってくるという文字通り循環を繰り返す急行，鈍行を含めた環状軌道路線，間質循環系は自由にあちらこちらへ行ける歩道路，リンパ管循環系は一方通行の片道軌道路線ということもできます。

心血管系における循環の調節

　心臓はポンプ作用を有し，規則的に収縮，弛緩を繰り返し，その収縮圧によって血液を動脈系へと押し出します。これによって血液が流れることになりますが，その流れの速さや圧によって循環の状態が調節されることになります。この圧を一般に血圧といいます。血圧は容器である血管系全体の体積（容積）とその中に含まれる血液量（容量）によって決まります。容積は神経調節やホルモンなどによる液性調節を受け決定されます。一方，容量は血液内の水分量によって決まり，それはホルモンその他の液性調節が主に支配しています。このように，血圧はいろいろな調節を受けて，血圧の恒常性を保つようにしているのです。一般にヒトの血圧（動脈圧）は収縮期血圧130，拡張期血圧80くらいとされていますが，勿論状況に応じて瞬時に反応，適応するようにして，その機能を果たしています。

　先ほど話しましたが，血管系は部位によって役割が異なり，その構造も異なっています。大動脈は弾性動脈で，多くの弾性線維を含んでいます。心臓から出た血液を享受し，いったん受け止めた後収縮し緩やかなポンプ作用を果たします。大動脈から分枝したやや大きめの動脈，小動脈は筋性動脈といわれます。ほとんどが平滑筋からなり，内弾性板やわずかな外弾性板はありますが大動脈のように筋層内に弾性線維を豊富に含むことはありません。このため，血管の容積を適時決め血流速度や血流量の調節を行います。パスカルの原理を知っていると思います。密閉容器内の流体は，その容器の形に関係なく，ある一点に受けた単位面積当たりの圧力をそのままの強さで，流体の他のすべての部分に伝えるというものです。それでは，血管内のどこでも血圧は同じになるはずですが，実際にはそうはなっていません。生体はこの原理に挑戦しているのです。構造を変え，その容器の大きさを変えることができます。大動脈から分枝・分枝を繰り返し，小動脈から細動脈にかけて血管の数を増し，末梢での血管の総体積を増やしています。しかも，分かれる前の血管の断面と別れた後の2本の血管の断面を比較すると分かれた後の断面積の総和の方が大きくなるようにもしているのです。そして，血管壁の平滑筋や周皮細胞の収縮・弛緩作用によって，それぞれの部位で容器の大きさを変えることができます。このようにして，末梢での血圧が効果的に下がるような仕組みをつくっているようです。先ほど述べたように，毛細血管内圧は15～35 mmHg位です。分枝を繰り返すために末梢の血管の数が増えてきます。これにより血管の予備床ができます。そうなるとすべての小血管や毛細血管などを常に使う必要はなくなってきます。その時々で血液の流れる場所を換えたり，多くの血管に血液を流すことで末梢血管に血液を貯めることもできますし，少々血管の数が失われても十分な血液を享受できる仕組みをもつくっているのです。

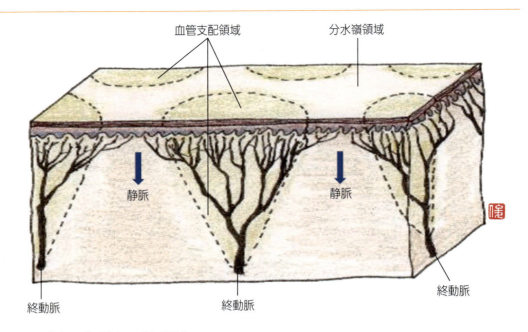

図5-5　皮膚の動脈走行と支配領域
一つの終動脈の最終末端領域と隣接する終動脈の最終末端領域との間は，両方の終動脈から酸素や栄養を受け取る分水嶺領域となっている。

(Fleischer AB, Jr and Resnick SD: Dermatologic Clinics 1990; 8(2):348 を改変)

　十分な血液量が流れている時は良いのですが，血液量が少なくなってきた時の防御機構も生体には準備されています。血管が分枝を繰り返して組織に広がっていく構造だけだと，その根元の血管が詰まるとその先に血液が全く流れなくなってしまいます。このような血管を終動脈 end artery といいます（図 5-5）。多くの血管では，ある程度の大きさの血管が互いに吻合していて，片方の支配血管が潰れても吻合血管から血液が流れ込んでもう一方の血管支配領域に血液が流れるようになっています。これを側副血行路とか側副循環 collateral circulation といいます。また，必要に応じて毛細血管領域へ血液を運び込まずに直接静脈に返す道もつくってあります。いいかえると，動脈，静脈を繋ぐ血管の一つに毛細血管があり，その他動・静脈シャントとなるグロムス装置やメタアーテリオールといった仕組みを備えつけて，循環動態を変えることができるようにしているのです（図 5-6）。これらはある機能を果たすために大きな役割を担っています。例えば，寒冷時に皮膚末梢に血液が多く流れ込んで気化熱として熱の放散が起こり体温が低下しないようにしたり，ショック状態となった時には，末梢組織を犠牲にしてでも脳への循環血液量を増やすためにこれらの装置を使い，末梢皮膚への血液還流を減少させます。同様の仕組みは腎臓にも備えつけられています。このように，循環を維持するために，いろいろな工夫が凝らされているのです。

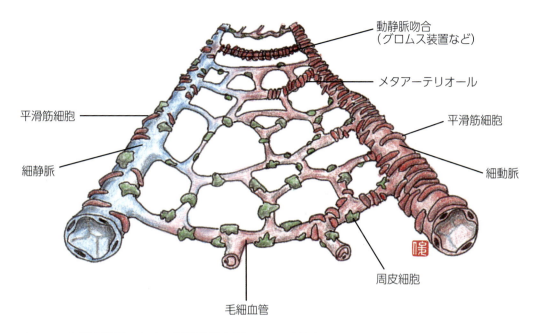

図5-6 末梢血管系における循環動態変更のための装置

血液とその成分

　血管内にある成分を血液といいます。成人の血液量は、体重の13分の1（約8％）を占めています。体重60kgの成人では4〜5リットルです。全血液量の1/3を失うと生命に危険を及ぼすといいます。酸素や二酸化炭素、栄養、熱量、ホルモンなどが運搬できず、末梢組織内の細胞へ届けたり、老廃物を排泄することができず、細胞機能が維持されないためです。血管の中では、65％が静脈系に10％が動脈系に、5％が毛細血管に、10％が肺循環系に、残りの10％が心臓内に分布しています。血液も細胞（血球）成分、液体成分、線維成分からできています。もっとも、線維成分は普段フィブリノーゲンとして液体成分内に溶解しています。従って、血液から血球成分を取り除いた成分を血漿 plasma と呼んでいます。血液の約45％が血球、約55％が血漿です。この血漿からフィブリノーゲンという線維成分の素を除いたものを血清 serum として呼び分けます。血清の約91％を水が占め、その他電解質、血清タンパク質、グルコース、アミノ酸、脂質、ビタミン、ホルモンや老廃物が含まれています。

　血球の中に、赤血球、白血球、血小板があることは、よく知られています。赤血球は特殊に分化した細胞で、成熟すると核を失い、細胞膜（原形質膜）の内側はほとんど液体成

分とヘモグロビン分子だけからなる直径7〜8ミクロンの中央部が凹んだ円盤状の細胞です。この点は皮膚の角質細胞に似ています。赤血球はこの形態のお陰で，狭い毛細血管内でも，変形しながら通過できるようになっています。ヘモグロビンは，鉄を含むヘムとタンパク質であるグロビンからなる四量体のタンパク質です。この鉄に酸素が結合することができますので，酸素を運搬するのに特化した細胞となっています。pH，CO_2分圧，体温，2,3-ジホスホグリセリン酸塩などの因子に左右されながらも，一般に酸素が豊富な組織では酸素と結合しやすく，逆に酸素が少ない組織では酸素を放出しやすい特性を持っているため，酸素の運び屋として重要な役割を果たしています。また，白血球は炎症時に，血小板は止血や凝固に重要な働きをします。

　血管は，新幹線のようなもので，素早く血液を臓器組織に運びます。血液は組織内の細胞に直接接して物質の交換をすることはありません。生理的状態では，あくまでも血管内に止まります。細胞に届ける物質は液体に溶けた状態で毛細血管から周囲組織間質へ放出されることになります。どのようにして放出されるのかについては前々項で簡単に触れました。

リンパ循環とリンパ管

　リンパとは血液に対する言葉で，リンパ液を意味します。血管から漏出した組織液で，血液と同じように細胞成分，液体成分，そして少量の線維成分からなっています。先ほど，間質組織にも内皮細胞では境されていないリンパ液の流れる通路（通液路）があることを話しました。この通路を脈管外通液路系と呼ぶ研究者がいます。その研究者によると，毛細リンパ管までの吸収路となる"前リンパ管通液路"，排導リンパ管に付随した排出路である"傍リンパ管通液路"，細静脈に付随する"傍静脈通路系"の3種類があるそうです。これらによって血管から漏出した組織液は流れ，毛細血管の方へ比較的早く循環してきたり，リンパ管へと流れ込んでくることができるようになっています。リンパ管の源流は，盲端で始まっています。皮膚でいうと，表皮にはリンパ管はありません。表皮直下の真皮には，弁を持たない直径20〜75ミクロンの毛細リンパ管が存在します（**図5-7**）。毛細リンパ管は下降し，弁を有する75〜150ミクロンの前集合リンパ管に移行し，真皮深部から皮下脂肪織内では150〜350ミクロンの集合リンパ管へとなります。このあたりでは多数のリンパ管が叢をなして存在しています。やがて集合リンパ管は深部の筋膜を挟むように浅層部と深層部のリンパ管として独立して走行します。この部位では，リンパ管外周に平滑筋がありますので，自ら収縮運動を行います。内部には静脈と同じように，むしろもっと多いくらいに弁が存在します。ただ，骨格筋束内には存在しないらしく，静脈と違って筋肉の収縮に伴って圧迫され内部リンパ液が流れることはないといわれています。深層リンパ管は集められてリンパ節（所属リンパ節）に繋がり，ここで老廃物，夾雑物が除去され，輸出リンパ管へ排出されます。リンパ節はフィルターの役割も果たしているのです。これ

心血管系の循環調節の異常　79

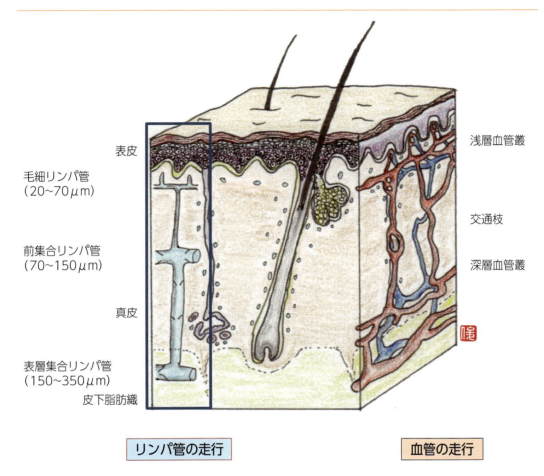

図5-7　皮膚組織におけるリンパ管，血管の走行

を何回も繰り返して，最後には乳ビ管，胸管を経て静脈角から左鎖骨下静脈へと流入していきます。リンパ液はやがて血液へと返り心臓へ戻るという循環を繰り返します。つまり，組織液は浄化された後で，脈管系へ返されるようになっているのです。

心血管系の循環調節の異常

　さて，それではこれから，循環障害にどのような病態があるかをみていってみましょう。まずは，循環調節の異常を紹介します。

高血圧症

収縮期血圧が 140 mmHg 以上，拡張期血圧が 90 mmHg 以上の状態を一応高血圧症と呼ぶと規定されています。真の意味で血圧の正常範囲がどのレベルなのかを我々は知りません。最近では，将来一定年齢に達した時に，いわゆるメタボリック症候群や血管傷害性疾患などを引き起こす確率が低くなると思われる血圧を基準値として捉え，それ以上を高血圧症と呼ぶ傾向があります。良いことか悪いことか，昔のように年齢を加味しません。高血圧症は，原因不明の本態性高血圧症と基礎疾患によって起こる二次性高血圧症に分けられます。高血圧症は，臨床検査学的に定義づけられたものですので，この状態を病理学的，病理組織学的に同定することはできません。ただ，高血圧症が長くつづくと全身の血管にさまざまな変化を来してきますので，それをみ

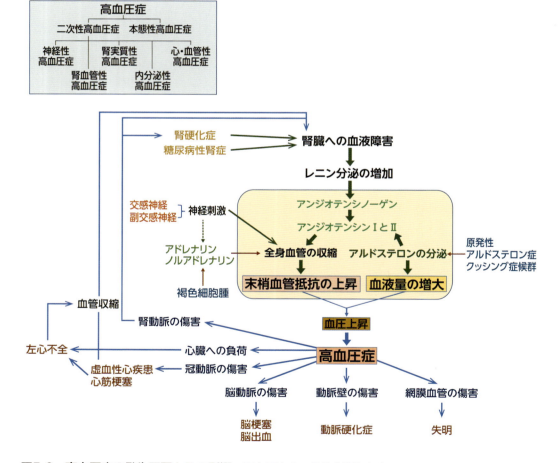

図5-8 高血圧症の発生原因とその影響 高血圧症の一般的分類を左上の囲みに示してある。

て高血圧症があったなと推測することはできます。

　前章（p.47）でコンパートメント・セオリー（容器理論）について話しましたが，変動容器理論というのもあります。容器の大きさ（容積）や容量が変化するとどうなるかという考え方です。容器の大きさは変化しないが容量が多くなると，容器内の圧は高くなります。一方，容器の大きさが小さくなると容量が変化しなくとも内圧は高くなります。逆に，容器の大きさが大きくなっても容量が変わらなかったり，容器の大きさが変わらなくとも容量が減ると内圧は低くなります。この考え方は，血圧を考える上でも重要です。循環系は血管系という容器の中に心臓から送り出された血液が入ってきますので，その時々で容量は増えてきます。そのため血管内圧は高くなり，血液が末梢まで送り出されます。それが血圧で，ある一定の範囲に保たれています。血管平滑筋や周皮細胞が収縮して血管の容量が減少したり，何らかの理由（例えば，動脈硬化や血栓・塞栓症）で血管内腔が狭められたりすると血圧はこの一定範囲を超えて高くなりますし，容量，つまり循環血液量が増えても血圧は高くなります。従って，これらを起こし得る病態を考えていけばその原因を推測，羅列することができます。高血圧症の原因別分類，発生原因とメカニズム，そしてその影響を**図 5-8** に示しておきます。

低血圧症とショック

　収縮期圧が 100 mmHg 以下の場合を低血圧症と定義しています。この病態も病理学的に規定される疾患ではありません。低血圧症のうち，心拍出量（心臓から送り出される血液量）の急激な低下によって低血圧状態となり，末梢組織の循環障害によって臓器・組織への酸素の需要供給に不均衡がおこり，臓器の機能障害を来す状態をショックといいます。この病態を引き起こす原因については，容器理論，変動容器理論で考えていくとよく分かります。原因別に ① 低血液量性ショック，② 心原性ショック，③ 神経原性ショック，④ 敗血症性ショック，これに ⑤ アナフィラキシーショックを加えた五つに分類されることが多いようです。低血液量性ショックは大量の出血や嘔吐・下痢・火傷などによる極度の脱水で起こりますし，心原性ショックは，心筋梗塞，不整脈，心タンポナーデなどで心拍出量低下が起こり発症するものです。神経原性ショックは，中枢神経，末梢神経系の障害や刺激によって血管抵抗が低下，血管拡張がおこり，末梢に血液がプールされるために起こります。敗血症性ショックは，エンドトキシンショックとも呼ばれ，細菌由来の毒素（内毒素，エンドトキシン）や生体がそれに対抗して放出するサイトカインにより，最小血管内血栓の形成や血管拡張が起こり末梢での循環不全による血液の貯留により起こります。また，この場合二次的に出血を起こしさらに状態を悪くしていきます。アナフィラキシーショックは，肥満細胞や好塩基球が放出するケミカルメディエーターによって血管透過性が高まり，循環液が間質に流れ出すことによって循環血液量の低下，心拍出量の低下へとつながる

ものです。神経原性，敗血症性，アナフィラキシーショックは，いずれも血管抵抗性低下に基づく血液分布異常により起こりますので，まとめて血液分布異常性ショックともいいます。末梢血管の拡張により，皮膚は赤く，温かくなりますので，ウオームショック warm shock とも呼ばれます。その他のショックは，末梢循環血液量が減りますので，皮膚は白く，冷たくなります。これをコールドショック cold shock といっています。

血行動態の異常　（図5-9）

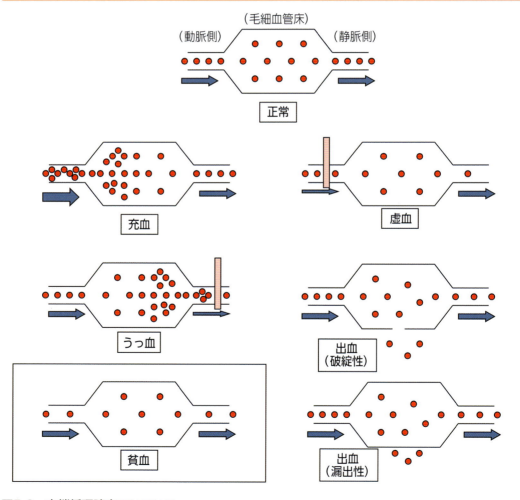

図5-9　末梢循環障害のいろいろ

血行の静止

血流が止まることを血行静止 stasis といいます。これはショック時に心拍出量が減っても起こりますし，血管が閉塞したり，静脈のうっ滞があっても起こります。全身，あるいは局所のどの領域に起こる血流の静止に対しても使われます。従って，組織でみると血管内には血液の存在が認められなかったり，血管が拡張したくさんの赤血球が充満して見えることがあるなど，その状態はさまざまです。

充血

一般に，末梢組織での循環障害に対して使われる言葉で，ある領域の毛細血管床に動脈から流れ込む血液量が増加した状態を充血 hyperemia と呼んでいます。もっと厳格にいえば動脈性充血 arterial hyperemia です。その領域の血液量は正常時の数倍にも達します。毛細血管や細静脈は拡張し，その部位を肉眼的に観察すると酸素を多く含んだ血液が流れていますので赤くみえますが，残念ながら組織学的には血管拡張や赤血球の充満（これを血管の怒張といいます）がみられるものの，それが動脈血かどうかは分かりません。一般に，この現象は炎症部位によく見られます。病理医は，背景の組織変化をみて充血かどうかを判断しています。

うっ血

静脈の環流障害によって，末梢毛細血管床に血液量が停滞，増加した状態が，うっ血 congestion です。動脈側から供給される血液量は初期には変化がありません。この状態は静脈側の環流障害ですので，静脈性充血 venous hyperemia と呼ばれることもあります。酸素を失い二酸化炭素を多く含んだ血液，いい換えると還元型ヘモグロビンの多い血液が増えていますので，肉眼的にはうっ血部は暗赤色ないし暗青色にみえます。周囲の大きな静脈が怒張し蛇行して見えたり，浮腫が著明となることがあります。組織学的には，毛細血管や静脈の拡張と血液の充満像がみられます。充血とほとんど変わりませんので，両者を鑑別することは原則的に不可能です。ただ，充血は炎症時にみられますので，炎症所見があれば充血かも知れないと推測できる程度です。静脈側の原因としては，静脈血栓症，静脈の圧迫，静脈瘤など，静脈外の原因としてはうっ血性心不全があります。

虚血

動脈側からの血液の流入が減少した状態を虚血 ischemia と呼んでいます。これは血

液全量が減少した状態で，赤血球数が減少した貧血 anemia という状態とは異なります。虚血領域は，赤血球数が少ないので，肉眼的に見るとやや白っぽく見えます。これを貧血様とか貧血色を示すなどともいいますが，定義的には虚血と貧血には大きな差があります。動脈の狭窄や閉塞によって起こりますので，原因別に大きく圧迫性虚血，閉塞性虚血，攣縮性虚血に分類することがあります。虚血による変性や壊死などが支配組織領域に起こらないかぎり，顕微鏡的にこの状態を見つけ出すことは困難です。

出血

出血とは，血液，特に赤血球が血管外に出ることをいいます。血管壁が破れ血液が出る場合を破綻性出血，血管壁に明らかな破綻はないものの血液が出る場合を漏出性出血と呼んでいます。出血は全身性に起こることもありますが，局所性に起こる場合が多いようです。体表から体外にでるものを外出血，間質組織内，管腔臓器内，体腔内に出血するものを内出血といい，間質組織に出血し大きな血液の塊を形成した場合を血腫 hematoma と呼びます。広範囲に境界不明瞭な血液が染み出した部位を血液浸潤ないし血性浸潤と呼ぶこともあります。皮膚の出血では，大きさによって，点状出血 petechia（2 mm 未満），紫斑 purpura（2 mm 以上，5 mm 未満），斑状出血（5 mm 以上）に分けます。また，出血部位によって，喀血，吐血，下血，血尿，鼻出血などと呼びます。間質組織のない体腔に出血する場合腔出血といい，血胸，心嚢腔出血，腹腔出血とか血性腹水などがあります。腹腔出血は腹腔内に出血する状態を表す言葉としても使用されますが，空虚な腹腔への出血の場合を狭義の意味での腹腔出血，腹水液が溜まった腹腔へ出血したものを血性腹水と呼び分けます。管状ないし嚢状の臓器（例えば膀胱）内で出血し血液の貯留した状態は，血瘤 hematocele と呼ばれます。

出血の原因などについては次章（p.96）でまた述べます。

リンパ液循環の異常

浮腫（水腫） edema

間質組織や体腔に過剰な液体が貯留する状態を浮腫または水腫といいます。後者，つまり体腔に貯留した場合は，別に腔水腫ともいわれ，腹水，胸水，心嚢水などがあります。ただ，細胞内に液体が貯まることも，時に細胞内浮腫とか細胞内水腫と表現されることがありますので，覚えておきましょう。局所に出現するものを局所浮腫，全身にみられるものを全身浮腫 anasarca といいます。浮腫の原因（**図 5-10**）には，漏出によるものと滲出によるものがあります。前者は毛細血管での静水力学圧の亢進，

リンパ液循環の異常

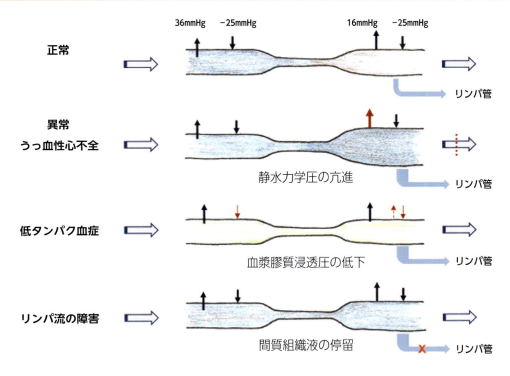

図5-10 浮腫の原因

血漿膠質浸透圧の低下，ナトリウム負荷やリンパ管の閉塞により，後者は炎症などによる血管の透過性の亢進により起こります。例えば，腎疾患でも，腎炎初期では，血管の透過性亢進による顔面浮腫が，ネフローゼでは低アルブミン血症による膠質浸透圧低下に基づく全身性浮腫が起こります。それぞれを腎炎型浮腫，ネフローゼ型浮腫と呼んでいますが，血管の透過性亢進によるものと膠質浸透圧低下によるものの違いを反映したものです。

　組織内水分は重力に従って下方へ移動します。ヒトの身体ではどこも一定量の水分を保持する必要がありますので，その組織内に水を引っ張って残す仕組みがあることはすでにお話しました。その役割を果たすのが間質粘液であることもお話しました。この間質粘液が過剰にあると水分を一杯蓄えることになってしまいます。このようにして一見浮腫状に見えるのが，粘液水腫 myxedema という病態です。臨床的に，通常の浮腫と粘液水腫は指で圧迫して圧痕が残るか否かで鑑別することができます。水分が多いと圧痕の残る圧痕浮腫 pitting edema となり，粘液水腫では圧痕の残らない非圧痕浮腫 non-pitting edema を生じます。

　上皮細胞間も一つの循環系であるとの話をしました。表皮内の細胞間間隙もその通

路です（**図 5-4**）。この領域が浮腫状となった場合を海綿化 spongiosis と表現しています。細胞間が広がった形態が海綿に似ていると想像したからです。これは，正確にいえば，細胞間浮腫ということになります。多くは，皮膚の炎症疾患，例えばアレルギー性接触皮膚炎などでみられます。この通路は，通常は小さくて認知困難ですが，揺さぶりのかかった状態，つまり浮腫の状態では，その構造が明瞭にみえてくるのです。同じように，この細胞間に粘液が貯留してくることがあります。この状態を上皮ムチン沈着症（実際には上皮間ムチン沈着症）epithelial mucinosis と呼んでいます。

脱水 dehydration

　ここでいう脱水とは，生体内の細胞や組織内の水分量が通常含有する量より少なくなった状態をいいます。組織標本作製時に組織内水分を除去する操作を脱水といいますが，この工程とは違いますので注意してください。

　陸上で生活する生命体には絶えず脱水の危険性があり，敏感にそれを感じ取って対応する仕組みがつくられてきました。個体のみならず，細胞や組織にもそれを感じ取って水分量の恒常性を保たせる仕組みがあります。不思議なことに，脱水状態を病理組織学的に認識することは困難です。それは，量的現象を調べる手段として組織学的観察は適していないためかもしれません。

　機能的には，脱水で個体内の水分量が減少すると，循環血液量は減り，組織内循環液量も細胞質内液も減少し，血管内圧や組織圧の減少によって，血管内圧は低下し低血圧となり，組織内での物質の輸送がうまくいかなくなって，細胞内での代謝もうまく行われなくなると考えられます。老廃物も末梢組織に貯留してきます。事実，こういったことによって生体にはいろいろな症状が発生してきます。この状態を脱水症と呼んでいます。身体所見としては，皮膚や粘膜の乾燥，尿量の低下，血圧の低下，頻脈が現れ，高度となった場合にはショックに陥ります。

　原因としては，水分の摂取量が少なくなったり，逆に尿や下痢によって水分の排泄量が多くなる病気による場合や発熱や発汗などによる不感蒸泄の増加によってもたらされます。実際には，電解質液の摂取とその喪失の平衡が失われ，喪失に傾いた状態となりますので，病態生理学的には，電解質の欠乏よりも水分の欠乏の方が大きい場合は血漿（膠質）浸透圧の上昇による高張性脱水となり，逆に水よりも電解質の欠乏の方が大きい場合には血漿浸透圧の低下を伴う低張性脱水に，そのいずれでもない場合には等張性脱水となります。

6章 循環障害 2

　前章では，循環系とはなにかを少し詳しく説明し，循環系にみられる異常を心・血管系の循環調節の異常，血行動態の異常，リンパ液循環の異常に分けて，その病態について，そしてその時使用される用語について解説してきました。本章では，血液循環の異常についてみていこうと思います。ただ，その前に，前章で書ききれなかった，別の角度からみた心・血管系の構造とその維持機構について紹介しておきたいと思います。

心・血管系の閉鎖性

　ヒトの身体では，心血管系，つまり心臓－大動脈－動脈－細動脈－毛細血管－細静脈－静脈－大静脈－心臓，という管は，脾臓の一部を除いては常に連続したもので，内部を流れる血液の主体はそのままの形で心・血管外へ出ることはありません。これを閉鎖循環と称します。ところが，脾臓では血液ろ過の目的で一部開放血管となっています。脾動脈は中心動脈として白皮髄を貫いています。その枝は白皮髄を還流した後，脾索とリンパ小節周囲の濾胞辺縁帯でそこに存在する莢動脈の壁から直接血管外に開きます。つまり，間質に直接開放されるのです。血管外に出た血液は，濾胞辺縁帯と脾索という血管外間質に多数存在するマクロファージにより異物類が貪食・ろ過されたのちに，細静脈性の脾洞の桿状内皮細胞やそれを縛るように存在する輪状細網線維の間をすり抜けて，再び閉鎖血管系の内腔へと戻り，脾静脈として門脈に注ぎ込みます。この桿状内皮細胞間をすり抜けるときに老化赤血球や異常赤血球は通過できず脾索中のマクロファージによって貪食されることになります。いいかえると，出血という現象を血液ろ過という目的に利用している訳で，生理的状態で出血という現象を起こさせていると解釈されます。面白いことに，出血でありながら止血のメカニズムはここでは働かないようになっています。止血については後述

88 ▎6章　循環障害 2

します。

　各臓器はそれぞれ酸素や栄養が必要ですが，それらを運ぶ血液の流入量は各臓器で異なっています。肺はガス交換というそれ独自の機能のために，異常がない限り，心臓から出る血液 100% と＋αの量の血液が流れ込みます。肺では肺動脈から血液が流れ込むほか，気管支動脈からも入ってきますので，＋α量が加わるのです。一番大切だともいわれる脳ですら心拍出量の 15%，肝臓で 28%，腎臓で 23%，筋肉で 16%，皮膚で 9% の血液が供給されるのみです。

　血管は部位によってそれぞれ役目があると話しましたが，大動脈などの弾性動脈では，心臓から出た血液の享受と緩やかなポンプの作用を果たします。筋性動脈では，血液の運搬通路を構成し，血流速度の調節，血液量の調節に関与します。小動脈，細動脈の役割もほぼ同様です。これらの構造の領域では，血液成分の血管外への逸脱は起こりません。毛細血管の役割は，逆に液体成分の血管からの逸脱（漏出，滲出）や血管内への吸収と酸素の放出，二酸化炭素の吸収です。これが静脈系に行くと再び血液の運搬通路の役割だけとなり，血液成分の逸脱や吸収は行われなくなります。この毛細血管の部分が酸素や栄養を間質循環系へ送り出すところですが，正常時には少数の遊出する細胞や必要な物質以外は血管外へは出しません。毛細血管の部分では，その壁に動脈や静脈に存在するような平滑筋細胞はなく，代わりに周皮細胞 pericyte が疎に散在し，取り囲んでいますが，弾性線維はいかなる形でも存在しません。基底膜と内皮細胞だけが存在し，内皮細胞同士は部位によって，その機能が行われやすいように，さまざまな接着の様式を示すようになっています。この部位での物質交換のメカニズムは前章で話しました。

　いずれにしても，心血管系をほぼ閉鎖状態にすることによって，物質の迅速な運搬と漏出による間質循環系への受け渡しを行うようにしているのです。ここでもう一つ指摘しておきたいのは，毛細血管部分は，漏れ出やすい，破れやすい部位であるという事実です。前章で，全血液成分が血管外へ出る出血という現象には，血管壁の破綻による破綻性出血と破綻なく起こる漏出性出血があると話しました（p.84）。大きな血管では，漏出出血は起こりません。起こる場合は，外傷，血管の脆弱性（平滑筋の変性，弾性線維の変性，動脈硬化や血管炎による）や血圧の亢進などに起因する破綻性出血です。一方，毛細血管では，破綻性出血も起こりますが，出血傾向，虚血による機能不全からくる血管の透過性亢進や血圧の亢進による漏出性出血が主体です。どちらであっても，出血が起こると血液の流れは止められたり，緩徐となってしまいますし，大量出血では前章でみたように個体の死につながりもします。

血管の閉鎖性を維持する機構：止血

　さて，赤血球や全血液成分が血管外に出る，つまり出血すると，脾臓のある領域以外では二度と血管系へは戻れません。ごく稀に血腫の再疎通を介して動静脈吻合が起こり，動

脈血が血腫の中を通り抜けて静脈系に戻ってくることがありますが，例外と考えて下さい。ですから，健常な生体では，赤血球を含む血液が血管外へ出ない仕組み，出始めると止める仕組みをつくっています。この仕組みを止血と呼んでいます（**図6-1**）。止血のメカニズムを使って，心血管系の管としての恒常性を保たせるようにしているのです。

　血液は，血漿 plasma と血球（細胞）成分からなり，血漿には血清 serum と呼ばれるいろいろな物質を溶かした液体成分と必要に応じて融合し線維となるフィブリノーゲンというもの（線維成分）があることは既に話しました（p.77）。フィブリノーゲンが融合したものがフィブリンです。このフィブリノーゲンがフィブリンとなる過程，もっと大雑把に

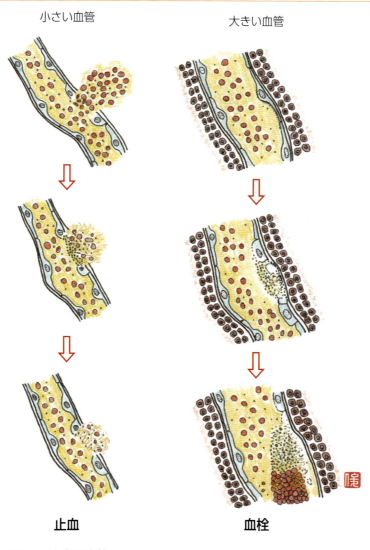

図6-1　止血と血栓

いえば血液が固まる現象を血液凝固といい，これが止血に大きな役割を果たします。ただ，止血などで必要とされたフィブリンは，目的が完了すると不必要なものとみなされます。人の社会にもみられる身につまされる話ですね。固まったフィブリンの分子は，やがて分解され，血液や組織液などの液体内に溶解，浮遊する分子へと変換されます。この現象を線維素溶解現象 fibrinolysis といいます（図6-2）。ここまでの過程は実際にはもう少し複雑につくられていますので，ちょっとだけ詳しく話してみましょう。

まず，血液凝固についてまとめます。凝固という現象は，血管内でも，出血した組織内でも起こります。凝固を起こさせるのに非常に多くの因子が関わってきます。血液内細胞成分の一つである血小板や血清内にある数々の凝固因子と呼ばれる分子がそれです。血小板には，血管周囲組織，血小板同士，内皮細胞との粘着性があります。凝集し，内部に含まれるセロトニンの作用によって収縮し，血小板因子3（PtF-3）やフォン・ビレブランド因子（第Ⅷ凝固因子）などの内容物を放出します。血管外では組織液の他，第Ⅷ因子によっ

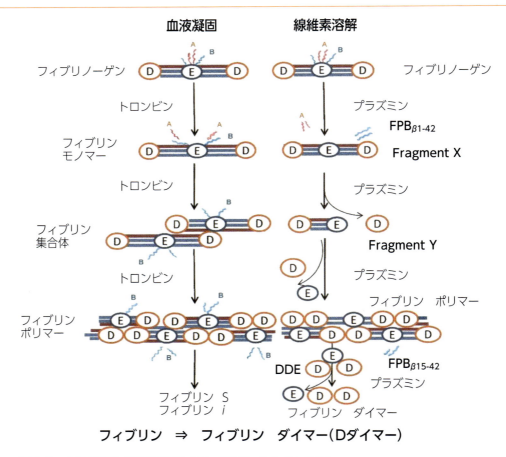

図6-2 血液凝固と線維素溶解（フィブリンの合成と分解）
血液凝固にはトロンビンが，線維素溶解にはプラズミンが大きな役割を果たしている。

て第Ⅹ因子，第Ⅴ因子，第Ⅳ因子などの共通因子が，血管内では第XII因子，XI因子，第IX因子，血小板因子3によって活性化された第Ⅷ因子が同じように次々と活性化され，第Ⅹ因子，第Ⅴ因子，第Ⅳ因子などの共通因子を活性化し，第Ⅱ因子であるプロトロンビンをトロンビンに変え，最終的にフィブリノーゲンをフィブリンに変えます（**図6-3**）。この凝固因子による化学反応過程は，他の代謝過程と少し異なり，代謝産物自らが酵素反応を担うことによって規則正しく迅速に行うことができるのです。できあがった凝血物が血管内に存在する状態を血栓 thrombus，血管外にあるとこれを組織内凝血物とか凝血塊，あるいは血腫 hematoma と呼びます。

　止血の過程は，毛細血管，細・小動脈や細・小静脈そして中動脈や中静脈では少し異なっています。毛細血管では，内膜の一部が剥離すると，血小板の粘着，凝集による内皮欠損部が被覆されます。内皮の欠損が大きい，あるいは完全に断裂すると，周皮細胞が収縮し，上記同様のことが起こった後にフィブリンを析出させ，血栓や血管外凝血物をつくり，血管を閉塞させます。細・小動静脈では，平滑筋の収縮が比較的強く，まず内腔の狭小化が

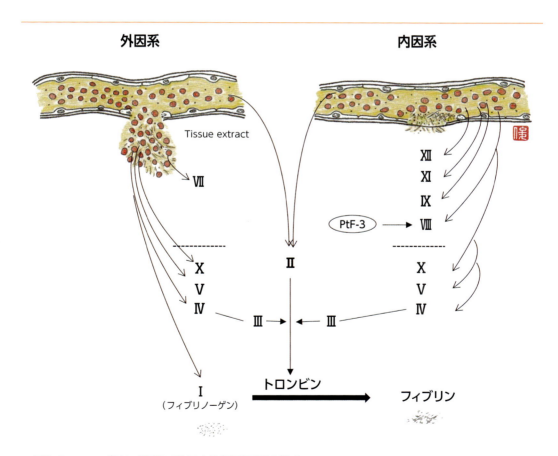

図6-3　フィブリン析出に関与する凝固因子の働き

起こります。その後，ほぼ同じように断裂部内外に凝血物ができ，やがて修復されます。中動・静脈，特に動脈では，周囲平滑筋の収縮がさらに強く，時に内膜側が反転するように血管内に陥入し，捲れ込んできます。これは，組織像でも見ることがあり，有茎状結節pedunculated nodule と呼ばれています。望遠鏡の筒を順にはめ込んだようにもみえるためテレスコーピングともいわれることがあります。陥入した血管の先端では凝血物が産生され付着し，まず表面を覆い，やがては内皮細胞が増殖しこの部位を覆い，表面を滑らかに修復するようになります。このように，素早く出血を最小限とするようなメカニズムが働き，やがて修復がなされるのです。それでは，人工的にはどのように止血すればよいのでしょうか。そうです。結紮する，あるいは圧迫する。フィブリンやその他の凝固剤を散布する。血管内塞栓術を行い，内腔を閉じるようにします。行うことは自然も，人工も同じようなものです。できてきた凝血物は，やがて内皮細胞が再生される頃には，線維素溶解現象によって消去されるか，器質化されていきます。線維素溶解によって，フィブリンは D ダイマーのようなフィブリン分解産物（fibrin degradation products; FDP）となり溶解します（**図 6-2**）。いったん血栓によって閉塞していたものがもう一度開口してきますので，これを再疎通 recanalization といいます。器質化については，項を改めて説明します。

過剰な止血反応： 血栓

　血栓とは，生体の血管内で血液が凝固する現象です。生体の血管外で血液が凝固する現象を血腫というと話しました。それでは死体の血管内で血液が凝固する現象はなんと呼ぶのでしょうか。われわれはこれを死後凝血と呼んでいます。起こる現象は，互いによく似ていますが，呼び名は違います。死後凝血ではフィブリンの結合はそれほど強く起こりません。しかも，生体で起こる場合は，少なくとも初めは血液がまだ流れている時に起こりますので，一連の血栓形成過程が連続して，多少の時差を示しながら発生し，独特な変化を示してきます。実は，前項で述べた止血に使われる凝固という現象は血栓形成にも使われます。壁の一部や壁の内外で凝血させ，血液が血管外へ漏れ出るのを止めるための現象の一つが止血です。血管内で凝固という現象が起こったものが血栓で，これは壁の一部で起こるものの内腔は残存する場合もあれば，内腔が完全に閉塞するものもあります。つまり，血管内外で凝固が起こったものを止血といい，血管内のみで凝固が起こったものが血栓ということですので，止血と血栓というのは表裏一対の現象といえるのです。過剰な止血反応の一部に血栓形成があると捉えることもできます。これは，生体内では，できる限り少ない原理・原則のもとに生命現象が維持され，なるべく少ない物質でより多くの違った機能や役割を果たさせようとする大きな原則があるからです。

　血栓を引き起こす原因には，ウイルヒョウの時代から，（1）血管壁性状の異常，（2）血流の異常，（3）血液性状の異常が関与していることが指摘されています。（1）では，内膜表面の変化や内膜下組織の露出を起こすような血管内皮の傷害や剥離が，（2）では，

過剰な止血反応：血栓　**93**

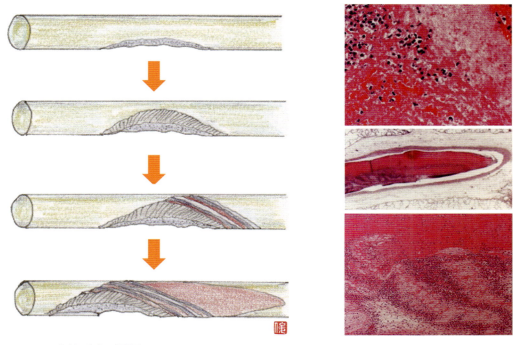

図6-4　血栓形成の過程

血流の緩徐化，血流の静止，渦流の形成が，（3）では，血液凝固因子の変化，血小板増多による血小板の粘着，凝固の亢進，血液粘稠度の亢進，高脂血症などが，直接原因と考えられています。そして，これらの変化を起こしてくる病気や病態が，それぞれの遠因として存在します。

　いずれの原因であっても，基本的には，形態学的に初期には血管壁への血小板の粘着，凝集から始まります（図6-4）。従って，このような血栓形成の仕方を凝集血栓とか膠着血栓と呼んでいます。やがて，フィブリンの形成が始まりますが，この部位では赤血球はあまり取り込まれません。そのため，この部分は肉眼的に白く見えますので，白色血栓とも呼んでいます。フィブリンの析出層には白血球が膠着し，これが繰り返されて，血栓は増大していきます。肉眼的に血栓の表面には血小板が集まったところが柱状となり突出しますので，波紋状に見えてきます。さらに白血球が付着し，これらが灰白色の線状構造をつくって独特の模様を呈してきます。これをツァーンの線条（line of Zahn）と呼びます。この線条は死後凝血などにはみられず，この線条をみることによって生体に起こったものであることが確認され，死後凝血と鑑別されます。血流が緩徐となったり，停止すると，内皮細胞の反応によって凝固の過程が誘発されることになります。フィブリン線維の間に多数の赤血球と少数の白血球や血小板が混じり合って存在していますので，この部分は肉眼的に赤く見えます。このためこの血栓を赤色血栓と呼びます。また，血液凝固の過程がそのま

94 6章 循環障害 2

ま起こってくると考えられますので，凝固血栓とも呼ばれます。この部分は死後凝血とあまり差はありません。凝固血栓は四肢の切断端などで，盲端となり全く血流がなくなった静脈などで典型的に見られますが，多くは凝集血栓ができたその末梢側で血流が乏しくなった領域にみられます。従って，凝集血栓から，やがてその末梢に交互に白，赤の混じり合った混合血栓の領域ができ，さらに末梢に血液が凝血した赤色血栓の部分ができあがるという形成過程をたどります。これら全体を混合血栓とか複合血栓といいます。

　これまで話してきた過程は，血栓の形成あるいは成長の段階を示しており，それぞれを肉眼的に血栓の頭部，頚部，尾部と部位別の名称をもって分けることもあります。このように，肉眼的性状によって，血栓は白色血栓，赤色血栓（凝固血栓），混合血栓に分類されますが，小さな毛細血管などでは，組織学的にフィブリンからなる硝子血栓あるいはフィブリン血栓だとか，血小板を主体とする血小板血栓などと呼ばれるものがあります。また，血栓が形成された部位によって，心臓血栓，動脈血栓，静脈血栓や毛細血管血栓に，血管内での状態によって，内腔を閉塞させる閉鎖血栓と壁に付着するも内腔の閉塞がない壁在血栓に分けられてもいます。

　血栓は，上記のような成長過程を遂げると，いや成長中にもすでに始まっているのですが，溶解されるようになります。生体では，通常，余剰につくられたものは，次第に間引かれていって少なくなり，健常状態で存在しないものはなるべくそれを消滅させるか，他に影響を与えない形で封じ込めるようにするという原則に従います。一つの恒常性ともいえる原則です。そのため，形成された血栓はいくつかの運命の道をたどることになります。一つは，フィブリン（線維素）溶解現象によって融解していく道です。多くの血栓や止血のための壁在血栓は，血栓を形成させる因子が除去され，内皮細胞が再生されるまでの時間に合わせて溶解します。この血栓のフィブリン塊の中に好中球がたくさん含まれていると，寿命が尽きた好中球から漏れ出たタンパク分解酵素によってフィブリンが消化，分解され溶け出ることになります。炎症があり，好中球が多数出現しているような状況では，この過程は促進されます。これを化膿性軟化と呼んでいます。同様の現象は勿論通常の好中球数を含む状態でも起こりますので，通常状態でのものは膿様軟化と呼び分けて表現されます。このような現象によって完全に元の血管内腔が確保されるようになります。フィブリンがなくなると線維素溶解現象は止まりますし，好中球から放出されたタンパク分解酵素類は，血中や組織内の α1-アンチトリプシンなどの抗プロテアーゼの働きで中和され，自分の組織を破壊することはありません。一方，この過程がうまく進行しないと，血栓は無用の長物として残ることになります。線維化組織に置き換えられて，廃棄される運命をたどることになります（**図 6-5**）。この時使われる生体の反応は，炎症の項（p.120）で詳しく述べますが，ここでは"器質化される"と覚えておいてください。この器質化巣は，長期存在している間にカルシウムの沈着をきたすことがあります。カルシウム沈着のため，壁はより硬くなり，レントゲン写真でも見つけられるようになります。これは器質化そのものというよりも，血栓内で破壊された赤血球の膜成分である脂質類が多量に沈着し，それにカルシウムが結合することによって起こります。つまり，石灰化という変性現象が起こりや

過剰な止血反応：血栓　**95**

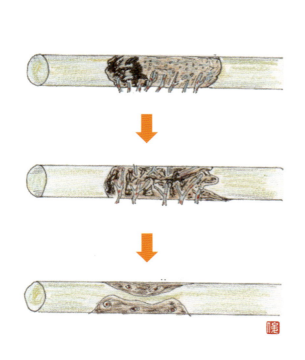
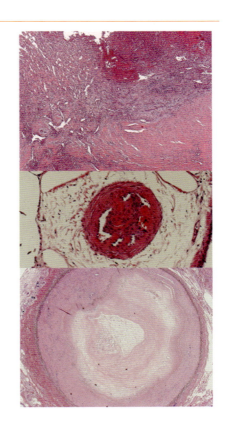

図6-5　血栓の運命：器質化

すくもなるのです。器質化とは，線維芽細胞と毛細血管の増殖を伴う組織の形成過程ですが，血栓内に入り込んだ毛細血管が互いに吻合して血栓の前後の血管内腔がこれを通して繋がることもあると考えられています。この現象も再疎通の一つです。血栓が形成された比較的初期の段階で，つくられていた血栓の一部が剥離し，血液の流れに沿って移動することが起こり得ます。そしてこれらが他領域の小さくなった血管内で引っ掛かり，内腔を閉じてしまうことがあります。この現象については後述しますが，塞栓症と呼んでいます。

　血栓の形成は，血管の血流を維持するという機能から考えると，確かに異常状態，病的状態といえます。しかし，血栓形成という現象は，老化という現象を促進させる過程でも使用される現象ですので，生理的現象としても捉えることもできる場合があります。逆からいえば，血栓形成という病的現象を利用して老化という生理的現象を促進させることがあるのです。例えば，女性ですと，生殖可能期間では，卵巣や子宮には多数の血管が形成され，たくさんの血液が運び込まれます。それは，月経周期に応じて組織は増殖，脱落を繰り返しますので，十分な酸素や栄養を必要とするからです。ところが，周閉経期になると，排卵が少なくなり，子宮内膜を刺激して増殖させることが次第になくなります。血液を必要としなくなると，支配血管の血流は緩徐となります。血液のうっ滞が長くつづくと，

96 6章 循環障害 2

血管内皮細胞への酸素や栄養の供給も悪くなり，内皮細胞表面に血小板を付着させる因子が発現され，血栓形成の過程が進行してくるといわれています。次第に壁についた血栓は器質化によって壁の一部に組み込まれてしまいます。高齢女性の子宮や卵巣周囲の血管をみると，線維化によって閉塞したり，内腔が狭くなった動脈をたくさん見ることがあります。この過程は次章で話す炎症の過程と捉えることができますので，動脈内膜炎 endarteritis ともいえます。この血管の変化によって血液の流れは悪くなり，子宮内膜に十分供給されないと子宮内膜は萎縮し，機能を失います。そうすると，さらに血流の必要はなくなってきますので，血管の変化がますます進行し血流が減少する。子宮内膜の萎縮も進行する。この悪循環がどんどん進行していくことになります。この現象を，別の見方，考え方で捉えれば，老化という生理的現象は炎症という病理学的現象を利用して進展していくとも解釈されます。全くうまくつくられているものです。つい，生理的現象と病理学的現象に境はないと思ってしまいます。

血栓形成と出血

　身体に強い外傷を受けるなどの原因もないのに出血が起こり，いったん出血するとそれがなかなか止まり難い状態を「出血傾向がある」あるいは「出血性素因がある」といいます。今まで，血管の構造や出血，止血のメカニズムについて話してきましたので，いろいろな構造やメカニズムの障害で出血傾向が出現するのかが想像できるものと思います。大雑把にまとめると，以下のような原因に大きく分けることができます。血小板障害（血小板機能異常，血小板数の減少），凝固系障害（凝固因子の低下や欠損，抗凝固因子の存在），線溶系障害（線溶系の異常亢進），血管障害（血管透過性の亢進，血管壁の脆弱性）です。皮膚にみられる出血（紫斑）の原因を疾患毎に分類したものを**表6-1**に示しておきます。血栓形成は，止血のための重要な現象の一つであると話しました。ところが，血栓ができるとかえって出血しやすくなることがあります。それは，血栓を形成するために，血小板や凝固因子が使用，消耗され，次いで血小板数や凝固因子が少なくなったために出血傾向が出てくることがあるのです。そういった病態の一つに播種性血管内凝固症候群 disseminated intravascular coagulation (DIC) があります。微小血管内の血液凝固物が身体中に広くまき散らされた状態というのが文字通りの DIC（**図6-6**）ですが，臨床的にはそれに付随するいろいろな症状や徴候を含めて，疾患概念，症候群として使用します。そのため，DIC は悪性腫瘍末期，重症感染症，ショックなど全身性炎症反応症候群 systemic inflammatory response syndrome (SIRS) に合併して，全身の微小血管内に血栓を生じ，血小板やフィブリノーゲンを含めた凝固因子が消耗されて，全身の出血傾向が起こる病態と定義されています。全身の微小血管内に血栓を生じ，凝固因子が減少するため，血栓をつくろうにもつくるための素材がすべて使われてしまいなくなり血栓がつくれず，止血という現象を起こし得ない状態が誘発されるのです。実際には，この状態は"凝固因子を消耗して

血栓形成と出血　**97**

表6-1　紫斑の原因とそれを示す疾患

1.　血液異常によるもの

   A.　血小板減少性紫斑
      ①特発性血小板減少性紫斑
      ②症候性血小板減少性紫斑
   B.　凝固因子の異常によるもの
      ①血友病（先天性第Ⅷ因子欠乏症,
               先天性第Ⅸ因子欠乏症, クリスマス因子欠乏症）
      ②プロトロンビン欠乏症
      ③フィブリノーゲン欠乏症
   C.　播種性血管内凝固症候群（DIC）
      ①電撃性紫斑
      ②カサバック・メリット Kasabach-Merritt 症候群
   D.　血漿タンパク異常性紫斑
      ①Mタンパク血症
         クリオグロブリン血症
         マクログロブリン血症
      ②多クローン性高免疫グロブリン血症

2.　血管障害によるもの

   A.　血管炎による紫斑
      ①アレルギー性血管紫斑病
        （ヘノッホ・シェンライン Henoch-Schonlein 紫斑）
      ②皮膚アレルギー性血管炎
   B.　血管支持組織の脆弱性によるもの
      ①老人性紫斑
      ②女子深在性紫斑
      ③ステロイド紫斑
      ④壊血病（ビタミンC欠乏症）

3.　原因不明

   A.　慢性色素性紫斑
     マヨッキー Majocch 紫斑, シャンバーグ Schamberg 病,
     グージロー・ブルム Gougerot-Blum 病, 掻痒性紫斑

しまったため凝固できない"という意味で, 消耗性凝固障害 consumption coagulopathy と表現されます。もう一方では, 凝固が亢進して, できてきた血栓は線溶系によってフィブリンが分解され, なくなる病態を伴うことがあります。凝固とそれに伴う線維素溶解のためフィブリノーゲンもフィブリンもなくなってきますが, その代りフィブリンの分解産物である D-ダイマーなどが血中に増加してくることになります。この状態を脱線維素症候

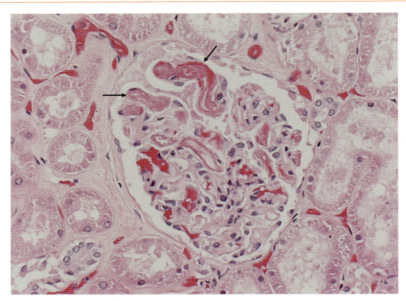

図6-6　播種性血管内凝固症候群
写真は腎臓の糸球体を示している。糸球体係蹄の血管内に好酸性に赤く染まった血栓がみられる（矢印）。

群 defibrination syndrome といいます。

　DICという言葉には，組織学的所見をいい表す用語としての用い方と臨床病理学的症候群としての用い方の二つがあると理解して下さい。病理組織学的には，多数の微小血管内に血栓が認められる状態をいい，他部位の間質組織にも出血を認めます。組織像でみるような播種性の血管内凝固（DIC）が起こると，消耗性凝固障害が起こり，出血傾向や脱線維素症候群が引きつづき発生してくることになります。この全体としての病態が，臨床病理学的な意味でのDICです。それぞれの用語は，一連の変化の一部分現象を表現しているに過ぎません。

血液凝固，止血，血栓形成，線維素溶解現象の生理学的・進化的関係

　さて，今まで止血という現象は血液凝固という過程を使って破綻した血管を修復しようとすることであり，血管内で血液凝固が起こると血栓形成という現象にもなって内腔を閉塞し血管本来の機能が果たせなくなることがあると話してきました。もう一度繰り返せば，破れた血管の内と外をフィブリンなどで糊づけすることによって血管の破れた孔を塞ぎ，血管構造，血液の流れを維持し，血液内の酸素や栄養などの生命維持に必要な物質を末梢

血液凝固，止血，血栓形成，線維素溶解現象の生理学的・進化的関係　**99**

組織内に居住する細胞にまで運ぶという道路の簡単な補修・修繕をしているのですが，同じ現象を使っていながら，血管内での血栓形成が強く起こり，内腔を閉塞し，かえって血管の機能が果たせなくなるという不都合な状況，病的状態にもなり得るということでした。

　ところが，実際には，血管内での血液凝固，つまり血栓形成という現象は，健常状態，生理的状態でも常に起こっているものです。血小板の粘着による膠着血栓の形成は血管壁の強化に役立っていますし，この機能が失われると毛細血管では漏出出血を起こしやすくなります。また，外傷による，あるいは虚血性の変化による血管壁の小さな傷は常時起こっていますし，内皮細胞の再生時には血栓形成を促す変化が現れてきます。

　細胞の再生時には，やや多めに細胞数を増やして，それから間引きを行い，数を調整していくことを話しました。細胞以外の生体内構成物質でも，同じようにやや過剰につくって減少させていく方法を取ります。細胞では，アポトーシスという現象で間引きを行っていましたが，血栓では線維素溶解という手段を用います。血管傷害時の修復は，まずフィブリンという線維成分で補修し，その間に内皮細胞や壁を構成する細胞を再生させて元の姿に近い状態に戻すわけです。余談ですが，この過程は組織傷害後の瘢痕組織形成の状態における線維組織，つまり膠原線維にもみられる現象です。従って，形成された血栓は，やがて消失へと向かっていきます。ところが，血栓形成の過程が過剰に起こり，大きな塊になると，中々すべてを分解吸収して元通りの内腔を再び形成することができなくなってしまいます。そうすると，炎症の章で学ぶ器質化あるいは被包化という現象を使って，使えなくなった血管の部分を封じ込めて最小容量のものとしてしまうことになります。以上のように，血液凝固という機能が引き起こす止血，血栓形成，線維素溶解などの現象は一連の生理的現象もあるのですが，過剰に反応して個体に不利益をきたす病的状態にもなり得るものなのです。そして，最終的には封じ込められてしまう。そうしてまでも，出血を止め，末梢領域や他の臓器組織に血液を送り，他の多くの組織を生かす。これは生体反応，あるいは生命体としての宿命でしょうか。「個を失っても全体を生かす仕組み」の一つだと思えます。

　この血液凝固・線維素溶解現象を進化の過程から考察してみます。血管をつくって迅速にものを運ぶ機構をつくると，どうしてもその破綻の恐れが生じます。そうすると，その破綻による出血を止め血管壁を修復する機構が必要になります。それは素早く機能しなければなりません。それが血液凝固による止血という現象でした。これが進化の段階でつくられてきたと思います。しかし，この機構ができると，今度は血管内で血液凝固が起こるという危険が発生し得ます。この現象を起こらないようにする訳にはいきませんので，今度は，できたものを溶かして通路を確保しようという線維素溶解現象の機構を追加するという方向へ進化せざるを得なかったと思われます。これらの機構は，作用・反作用の原則とは違います。むしろ，危機管理，リスクマネジメントあるいはクライシスマネジメントといえるのかも知れません。進化の過程では，一つの機能を持たせるとそれによる弊害が現れ得るので，それに対応する機構をつくる必要が出てきます。そしてまた，その新たな機構ができると，それによる弊害が起き得ます。危機管理は，社会現象でもそうですが，

一つの現象とそれに対する対策の"いたちごっこ"といえるようです。生命体は，必要な代謝産物を得るために絡み合うように多数の代謝経路を準備し，危機に際して迂回路を利用するようにしていました。同様に，病的状態が発生してきたときには，生命の維持を図るために，発生した異常を抑え，解消していく機構をあらかじめ準備しておくという，いわば危機管理の原則に従っているように思えます。

血管の閉鎖を引き起こす病態：塞栓症

　血管内腔の閉鎖や閉塞を来す病態は，その原因となるものが（1）血管内にある場合，（2）血管壁にある場合，そして（3）血管外（周囲）にある場合に分けることができます。血管壁では，動脈硬化や壁の攣縮によるもの，血管外では，腫瘍その他による圧迫があります。これまで話してきたように，血管内腔に原因があるものの中には，血栓症という病態があります。その他，血管内腔を閉塞する病態に塞栓症というものが存在します。塞栓症とは，心臓や血管内で形成された血栓や血管外から血管内に入ってきた遊離物質が血流にのって移動し末梢のより細い血管腔（内腔）を閉塞する病態と定義されます。閉塞するものを塞栓子といいます。塞栓子には，血栓の他，脂肪，骨髄，腫瘍，ガス（空気），羊水（**図6-7**），寄生虫，細菌塊，異物などがあります。以前に出たように（p.95），塞栓子が血栓で

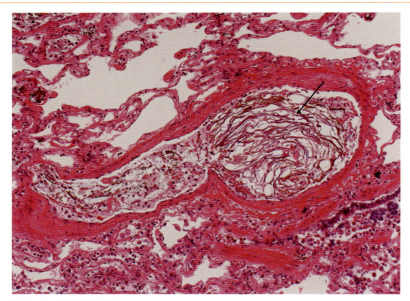

図6-7　塞栓症の例
写真は肺動脈の一部を示す。内腔に扁平な角質物の集合が認められる（矢印）。分娩時，羊水が母親の血管内に入り，母親の肺内血管に詰まった状態である。これを羊水塞栓症 amniotic embolization という。

ある場合を血栓塞栓症といいます。

　余談かも知れませんが，ガス塞栓症について話しておきましょう。ガス塞栓症には，二つの病態があります。空気が直接血管内に侵入する空気塞栓症という病態と，高圧内に生活していたものが急に減圧状態に置かれたために，高圧下血液中に溶解していた窒素ガスが減圧下で気化し血管を閉塞する潜函病 caisson disease または減圧症 decompression sickness と呼ばれる病態です。医療従事者は，注射や点滴時に誤って空気が入ると大丈夫だろうかと悩むものです。また，頭頸部の手術で頸静脈のような静脈を切開する時や，分娩後に子宮静脈から血中に空気が入ることがあります。少量の空気が入っても大きな障害を残しませんが，大量に入ると急死することもあります。どのくらいの量の空気が入っても大丈夫なのでしょうか。いろいろな報告がありますし，ナチスが行った実験の結果も知られています。一般に 50 ml くらいは大丈夫，100～150 ml の空気注入は致死的といわれていますが，40 ml で重篤な障害を来したとの報告もあります。いずれにしても，入れないに越したことはありません。

　塞栓子の存在部位あるいは侵入部位から塞栓を起こした部位までの移動経路にはいろいろなものがあります。一般に，まず大きく静脈性，動脈性に分けられ，さらに血流に沿っての移動に応じて順行性，逆行性，逆説性（奇異性）に分けられます（**図6-8**）。血液の流れに沿って移動していくのが順行性です。順行性のものが圧倒的に多く，静脈性のものでは，

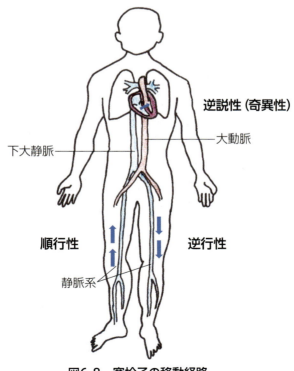

図6-8　塞栓子の移動経路

下肢に静脈瘤があり，うっ滞するため血栓ができやすくなり，それが剥がれて，大きな静脈へ，さらに右の心臓を介して肺動脈へと達し肺動脈内で詰まるのが良い例です。肺で塞栓症を起こすと解剖学的な特徴から致死的となることも多いですので要注意です（**図 6-9**）。また，動脈性のものでは，心臓内の大動脈弁膜に付着する血栓が剥がれたり，大動脈に粥状硬化症があり，剥がれた粥腫が塞栓子となって流れ末梢動脈で詰まり内腔を閉塞するものもあります。面白いことに，塞栓子の源である病変をみたり，塞栓症が起こってできた病変を直接目で見ることのできるのは皮膚科医の特権です（**図 6-10**）。極めて稀ですが，流

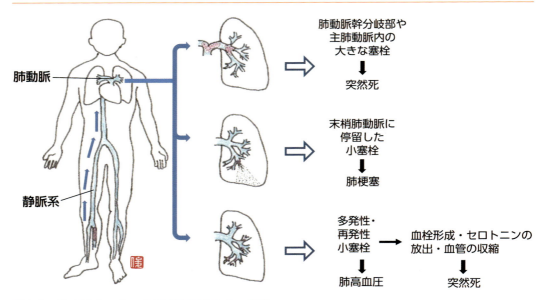

図6-9　肺塞栓症による血管閉塞部位とその影響

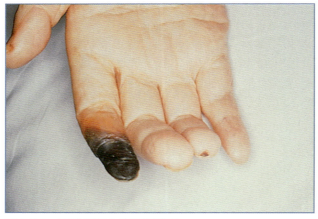

図6-10　塞栓症による指の壊死

れに逆らって反対方向に移動したと考えられる塞栓症があり，これを逆行性（retrograde）塞栓と呼んでいます。心房中隔欠損などでシャントがあると静脈内の塞栓子が動脈側に，動静脈吻合があると動脈内の塞栓子が静脈に移動し塞栓症を起こすのが逆説性あるいは奇異性（paradoxical）塞栓と呼ばれるものです。

血管の狭窄・閉塞によって起こってくる病態：梗塞

さて，血管が極度に狭窄したり閉塞すると，その血管によって栄養されている領域の組織にどのような変化が起こってくるのでしょうか。動脈側から入ってくる血液の量が減りますので，いわゆる虚血という現象が引き起こされます。組織で虚血がつづき，十分に酸素や栄養が供給されないと，細胞の機能が低下し，ひどい場合は帰還不能点を超えて，細胞の死，壊死が起こります。

ところで，動脈系の血管支配領域には，ある程度までの大きさの複数の動脈が互いに吻合しながら栄養する領域（吻合動脈支配領域）と，二つの全く別の動脈によって還流・栄養される領域（二重血管支配領域），そして吻合がなく一本の動脈からの血液だけから栄養される領域があります。最後者を終動脈ということは既に話しました（p.76）。吻合動脈支配領域や二重血管支配領域では，一本の動脈が閉塞しても他の動脈からの血液が代償的に還流し酸素や栄養を運びますので，通常の状態ではその先の領域は十分に養われ，変化は見られませんが，終動脈支配領域で終動脈が閉塞するとその他どこからも血液灌流がありませんので，その先が虚血に陥り，組織は傷害され壊死に陥ることになります。このように，終動脈が閉塞しその支配領域の組織が壊死に陥る現象を梗塞 infarction といいます。尤も，吻合動脈支配領域や二重血管支配領域でも複数の血管に狭窄や閉塞が起こると梗塞を起こします。二重血管支配領域にうっ血という病態が加わってくると機能的に終動脈となり得ますので，支配領域が壊死に陥ってくることもあります。肺でみられる梗塞の多くがこれに当たります。また，脳や皮膚のように，ある領域が二つの大きな終動脈の最も遠位枝から辛うじて血管支配を受けるところでは，わずかな虚血でも各支配領域の境界部が容易に虚血状態となってしまいます。この境界領域を分水嶺ないし分水界地域といい，この領域が壊死に陥ったものが分水嶺梗塞 watershed infarction です。脳に起こる梗塞でよく見られるとされています。皮膚で終動脈に閉塞が起こると，くり貫いたような潰瘍ができますし（図 5-5），この分水嶺領域から静脈血が集められ下降していきますので，静脈のうっ滞があるとこの分水嶺領域が暗赤色になって網状皮斑 livedo reticularis を示すとされています（図 6-11）。分水嶺領域をつないでいくと網目状になるので，このように呼ばれているのでしょう。

梗塞の広がりや程度は，閉塞した血管の大きさ，閉塞起点発現の速度と持続時間，臓器の酸素需要の程度，血圧と血液の酸素飽和度によって決まります。終動脈は枝分かれして組織内を広がりますので，その支配領域の形は円錐形です。従って，終動脈が閉塞してで

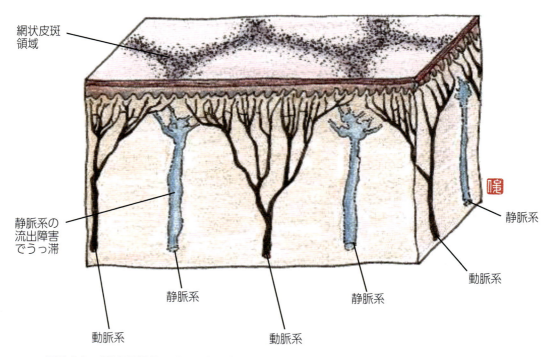

図6-11　網状皮斑 livedo reticularis の発生メカニズム
静脈系のうっ滞により分水嶺領域の血管が怒張し網状の暗赤色調領域が出現するようになる。
(Kroshinsky D et al: N Engl J Med 2009; 360(7): 717 を参考)

きてくる梗塞病巣は肉眼的に末梢組織を底辺とした円錐状となるのが原則です。例えば肺では，胸膜を底辺とし閉塞部位を頂点とした円錐状となり，レントゲンの単純撮影では胸膜を底辺とした楔状の形態として捉えられます。皮膚では，円形で境界明瞭な抜き打ち状の潰瘍が特徴的で，中心部に行くにしたがって潰瘍は深くなる傾向があります。吻合動脈支配，二重血管支配の領域では，その中の一つが閉塞しても他から血液が流れてきますので，虚血性の壊死をきたすことは少ないとされています。しかし，多数の血管が閉塞して壊死巣を形成すると，球形，楕円形，多角形の形態を示す傾向があります。また，通常虚血による壊死巣は，血液の流入がなく血液量が乏しいため，やや蒼白で黄色味を帯びた白色に見えます。このため，このような梗塞の起こし方を貧血性梗塞とか白色梗塞といいます。一方，二重血管支配で，うっ血を伴うような肺での梗塞は，血液量が多く，出血するため，病巣は赤く見えます。これを出血性梗塞とか赤色梗塞と呼んでいます。一方の動脈が閉塞して虚血により血管が脆弱になっている状態に加えて，元々うっ血で静脈血管内圧が高くなっており，さらにもう一方の血管から血液が流れ込んできますので，ますます末梢血管内圧が高くなり，出血しやすいのです。いずれの病巣も壊死に陥った組織は，タンパク質の多い組織では，"お里の知れる"壊死つまり凝固壊死を示します。脳のように脂肪の多い組織では，ほとんどの組織が溶けてしまい，"全くお里が知れない，どころか空洞化してし

血管の狭窄・閉塞によって起こってくる病態：梗塞 **105**

まう"壊死，つまり融解壊死の所見を示すことになります。血行性障害によって壊死に陥った組織（梗塞巣）に，腐敗性変化が起こり，褐色ないし黒色に変色する壊疽 gangrene という状態については第3章（p.40）で話しました。下肢尖端などに多い現象ですが，肺などにも起こることがあります。

　肉眼的に壊死巣であると確認されるのは，心筋では6時間以降とされています。条件によっても違いますが，組織学的に核の消失がみられるのは肺では12時間経ってからのこととされています。壊死組織内のpHが下がりDNAを分解するDNAseが活性化されるのがここくらいの時間だといいます。心筋での梗塞巣の経時的組織変化を**表6-2**で示しておきましょう。他の組織での梗塞巣の時間経過を推測する役に立つと思います。壊死巣は，周囲から好中球が侵入し，暫くすると線維芽細胞や血管の増生を認めるようになり，やがては膠原線維で囲まれるといった器質化の過程を辿るようになります。この過程については，炎症の項で少し詳しく説明します。

表6-2　心筋梗塞にみる壊死巣の経時的変化

時間	肉眼的特徴	光学顕微鏡所見
可逆性損傷		
0〜1/2時間	なし	なし
不可逆性損傷		
1/2〜4時間	なし	普通何も見られない：境界部位に波打つ心筋線維
4〜12時間	時に，暗い斑点状変化	凝固壊死の開始：浮腫，出血
12〜24時間	暗い斑点	凝固壊死：核濃縮；心筋細胞の好酸性の増加；辺縁部の収縮帯壊死；好中球の浸潤開始
1〜3日	梗塞中心部は黄褐色部に変色し，斑点状	核や横紋の消失を伴う心筋細胞凝固壊死；好中球の間質への浸潤
3〜7日	充血性の境界，中心部の黄褐色部位の軟化	好中球の死骸を伴った，壊死心筋線維の分解開始；梗塞境界部におけるマクロファージによる死細胞の早期貪食
7〜10日	黄褐色の軟化部位が最大になり，赤褐色の境界部を圧排	死細胞の貪食が亢進；境界部位では，血管結合織からなる肉芽組織の早期形成
10〜14日	梗塞境界は赤灰色領域に圧排	新たな血管形成と膠原線維沈着により，肉芽組織がよく形成される
2〜8週	梗塞の外縁部から中心部に向かって灰白色の瘢痕が進展	膠原線維沈着が増加し，細胞密度は低下する
2ヵ月	瘢痕形成が完了	膠原線維の密集する瘢痕

7章 炎症 1

　第1章で，個体が形成され，個体の内部環境が整えられ，一つの意思を持ったヒトが完成されてくる過程について話をしました。そこでは，ヒトは自然環境の中に存在し，自己一個体のみで生存していないこと，自然環境の中で生活しているがために，自然界にある物理的な物質，化学的な物質に接しその影響を受け，自然の法則にも従うことを強調しました。ヒトという生命体も多数，多種類存在しますし，他の違った生命体も同じ環境や少し異なった地球環境の中に存在しています。このような環境下では，一個体を維持するために，環境との間で，また，他生命体との間で，絶えず相互作用，いいかえるとぶつかり合いや争いが起こらざるを得ません。意思を持った人間社会での人と人とのぶつかり合いとは違った相互作用，ぶつかり合い，コンフリクト（対立）です。それは得てして過酷なものとなっています。

　本章からは，上記のような環境内の物理的因子や化学的因子，生物学的因子などのいわゆる外因子，つまり生体外の因子が個体に与える影響，特に生体内に侵入し生体を傷害した時に起こる"炎症"という病態について考えていきます。まず，炎症の定義とその経時的変化についてを話し，生物学的因子によって起こってくる感染症という病態へと話を進めていきます。その都度，免疫機構の話が出てくると思います。それは，炎症という病態を理解するには，傷害に対する身体内の防御機構，特に免疫機構について学ぶ必要があるからです。そして，最後にその防御機構に異常をきたした場合に起こってくる病態についても話したいと思います。

炎症とは

　第3章で，傷害を受けた時に起こってくる変化を，細胞機能の低下や細胞数の減少で代表される退行性変化と傷害を受けた細胞組織の排除と修復という進行性変化に分けて話し

ました（p.42）。炎症とは，この生体組織に退行性変化がもたらされるとそれに誘発されて進行性変化が起こってくるという一連の過程を表現する言葉です。これではあまりにも抽象的で分かりませんね。「現代の病理学」という教科書では，次のように定義しています。つまり，『炎症とは生体内のある局所が組織傷害因子（炎症刺激）により傷害を受け，なおこの組織の反応性が保たれていると，通常，傷害因子を排除し損傷を修復する一連の反応過程が現れる。この反応過程が炎症で，一般には個体にとって防御的意義を持った現象といえる』というものです。少し分かりやすくいえば，「生きている身体の中では，細胞・組織が傷害されると，原因因子や傷害されてできた産物である壊死物質などを除去し組織を元に復元し恒常性を保とうとするメカニズムがある。この現象を炎症と呼ぶ」ということです。

炎症に関与する細胞と生物学的増幅機構

　生命現象をみると，いくつかの原理原則があることに気づきます。炎症に関与する細胞には，好中球，単球・マクロファージ，好酸球，好塩基球，肥満細胞，リンパ球，形質細胞，樹状細胞，血小板，内皮細胞や線維芽細胞などがあります（**図 7-1**）。これらの細胞は，健常状態ではある一定の最小限必要とされる細胞数のみが存在しています。ところが，もっと必要とされる事態になると，これらの細胞は急速に，しかもネズミ算式に増加するという仕組みを持っています。また，最初一個の細胞が関与し誘発された現象も，細胞の増加や増加した数の細胞それぞれからの分泌・放出物質により，一挙に拡大する方向へと向かいます。この仕組みを生物学的増幅機構とか生物学的増幅系 biological amplification system と呼んでいます（**図 7-2**）。数少なく保有しておいて必要な時に増員するというやり方です。また，炎症に関係する細胞や諸因子を炎症の現場にまで動員する過程に関しても，血管を拡張したり，血管の数を増やすことによって増量させるという増幅機構も存在します。必要時に増員，増量をネズミ算式に行うメカニズムを生体は利用するのです。炎症反応や免疫反応の機構は，警察機構や軍隊機構に似たようなものといえます。この生物学的増幅機構は予備役をつくる手段と考えると，軍隊組織により類似しているといえるかもしれません。そういえば，軍隊組織では，道なきところに道をつくったり，空を飛んで現場にまで駆けつけることをいとも容易に行い，兵站すら考えています。生体内でも同様の組織つくり，道づくりがなされるのです。おもしろいですね。

　この生物学的増幅機構には二つの形態があります。細胞の増殖と分泌です。1個の細胞が分裂増殖し数を増やす，増えた数の細胞一つひとつが炎症反応因子をつくりますので，その数は指数関数的に一挙に増加します。さらに，反応因子も多段階的に連続して（カスケード的に）分解されたり産生されながらそれぞれ作用因子をつくります。従って，その数だけまた反応が増幅，増強されることになります。このような炎症の増大機構が生物学的増幅機構なのです。

炎症に関与する細胞と生物学的増幅機構　**109**

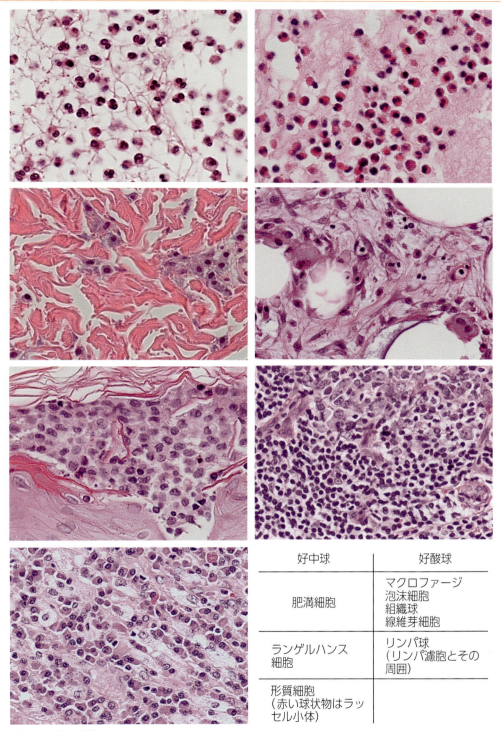

図7-1　炎症細胞のいろいろ

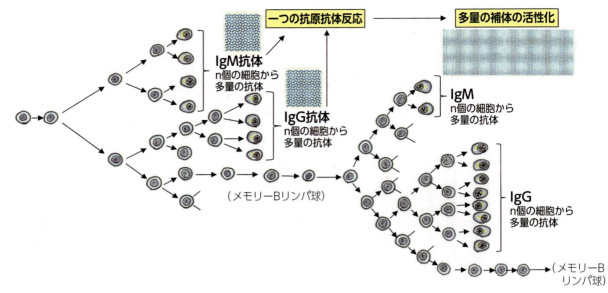

図7-2 生物学的増幅機構（系）
ここでは，Bリンパ球から形質細胞への分化の過程での増幅の仕方を描いている。分泌された抗体は，抗原抗体反応を起こすことによって多量の補体を活性化させ，反応を増幅させる。

　炎症反応も局所のみで完結するようなものであれば，局所で統制されます。つまり，細胞同士間での化学メディエーターによるコミュニケーションで統制が図られるのです。この場合，勿論，交番警察のようにその場にいて炎症が起こったことを認知し，各細胞に指示を出し統制しようとするようになっています。大きな炎症の場合には，より多くの細胞動員が必要になりますので，元となる増幅機構に連絡することになります。この増幅機構に相当するものが骨髄であり，脾臓，リンパ節です。長期つづく場合には，交番的組織を前線基地司令部に変えていくようになります。炎症の現場やその近傍に関与する細胞の集簇巣ができ，炎症をコントロールするようになるのです。そして，増幅機構も中枢組織だけではなく，末梢の現場近くでも起こるようになっているのです。このような情報のやり取りを化学メディエーターとか最近の言葉でいうサイトカインを使って，あるいはホルモンや神経などを使って行っています。
　一方，このような増幅機構では，増幅の必要なしとの情報が入った場合にその最終反応を比較的早く減弱させることができます。つまり，生物学的増幅機構は増量する時にのみ働く機構ではなく，減量する際にも素早く減量できるようにする機構と考えることもできます。こう考えてくると，出てきた症状を抑えることも大切ですが，症状が出てくる元を抑えることの方がより効果的に治療できるといえるのではないでしょうか。

炎症反応の過程

　炎症反応は経時的に推移していきます。これを炎症病変の生涯（chronology; life）ということもできます。簡単にこの生涯を時間的経過と組織反応の面から追ってみると**図7-3**のようにまとめられます。臨床経過の上からは，しばしば急性炎症期，亜急性炎症期，慢性炎症期に分けられます。急性炎症とは，急激に始まり数日から1週間程度で消褪するものをいいます。炎症が2～3週間以上に遷延化したものを慢性炎症といい，両者の中間の経過をたどると考えるものを亜急性炎症と称しています。臨床経過の上からの時期的な分類と組織学的変化は必ずしも一致しませんし，病因子が最初に侵入した時期から考えると急性，慢性の考え方や捉え方が正しいか疑問がいくつも出てきます。ここでは一応，伝統に則って記載しておきましょう。その正否は免疫学の知識と合わせて判断して頂ければと思います。免疫機構については，第9章，第10章で，少し詳しく説明します。

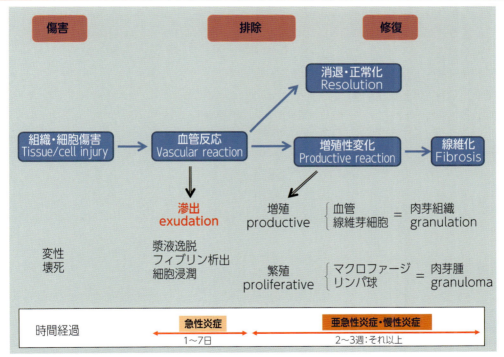

図7-3　炎症反応の経時的変化（炎症の生涯）：傷害と排除，再生・修復の過程

急性炎症

　炎症性刺激によって組織や細胞が傷害されると，変性や壊死が起こります。それに呼応するかのように血管に変化が起こります（図7-4）。血管は拡張し，動脈側から血液が流れ込んできます。充血です。透過性が高まるため血液内の液体成分が漏れ出てきます。この現象を滲出 exudation といい，漏れ出たものを滲出物 exudate といいます。生理的状態でみられる漏出という現象とは，高分子の物質や線維成分，細胞成分までもが出るという点で異なります。線維成分つまりフィブリノーゲンが血管外に出てフィブリンとなります。この現象をフィブリンの析出と表現します。細胞成分の中でも白血球が血管外に出ていくことを浸潤ないし遊出 infiltration と呼び，赤血球が出るとこれを逸脱（その結果が出血です）と呼んでいます。液体成分が血管外に出ると，第5章（p.84）で述べた浮腫という現象が起こります。炎症性浮腫です。漏出液よりもいろいろな物質を含んだ液からなっています。この浮腫という現象は，炎症時における道づくりに貢献します。組織内の線維組織を押し広げ，細胞や炎症時に必要とされる諸因子が速く通り抜け炎症巣に達することができるようにするのです。これが第5章で述べた間質循環系に当たります。また，漏れ出た液体は起炎因子を希釈し，傷害や反応が大きくならないようにもします。ただ，この時この道を利用して病因子も

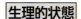

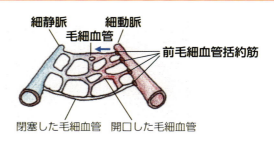

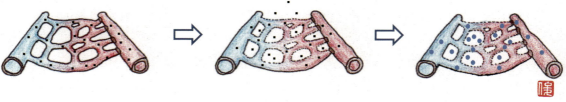

図7-4　急性炎症時の血管の変化

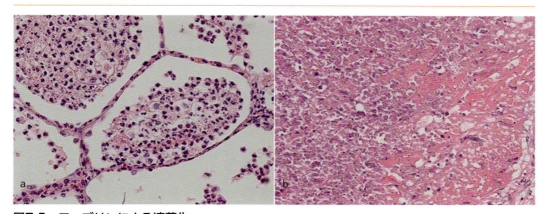

図7-5 フィブリンによる遮蔽化
a. 肺炎の初期像。好中球とともにフィブリンが取り巻いている。b. 大きな膿瘍周囲をフィブリン層（写真左）が取り囲んでいる。

広がることができますので，やがて病因子の拡散を食い止める手段が必要とされます。このために使用されるのが，先ほど出てきた線維成分です。血管外に出てきた血漿成分中のフィブリノーゲンがフィブリンとなって，網をつくって封じ込めようとするのです。この封じ込めの現象を遮壁化 wall-off と呼んでいます（図 7-5）。

　壊死物質や病因子の処理班が，好中球やマクロファージといった貪食・消化能を持った細胞です。これらの細胞は，ごく少数ではありますが，健常時でも短期間，局所組織に定住しています。一種の交番担当警察官で，炎症が起こった時にすぐに対応するようになっているのです。炎症が起こるとその情報は各所に伝えられます。必要とされる炎症細胞を呼び寄せるのです。起炎因子の種類によっても違いますが，一般に直ぐに動員されるのが好中球です。好中球は，血液の中を常に流れています。血液の流れには，軸流 axial flow と称しますが，血管の中央部を早く移動する流れと辺縁流 marginal flow という辺縁部をやや緩やかに移動する流れがあります。辺縁流の炎症細胞は比較的ゆっくりと移動しているので，容易に血管内皮細胞に接することができます。炎症反応が起こり，化学メディエーターが放出されるとその情報は血管壁や血中の細胞に伝えられます。内皮細胞や好中球に接着因子やリガンド（セクレチン，インテグリン，免疫グロブリンスーパーファミリーなどを含む）が発現してくるようになり，好中球は血液の辺縁流を流れているうちに内皮細胞にくっつきます。この好中球の移動過程を辺縁趨向 margination といいます。好中球はコロコロと内皮細胞の上を這う（rolling）うちに内皮細胞と内皮細胞との間隙に足を伸ばし，好中球の細胞膜に発現した myeloperoxidase や proteinase 3 などのタンパク分解酵素類を使って血管基底膜を溶かし外へ出ていきます。ここから化学遊走因子の濃度勾配を遡るように，そして少し広がった間質内のリンパ通路を通って炎症の現場へと行くわけです。そして，現場では，これらの細胞が不要となった夾雑物を貪食し除去していきます。うま

く排除できると炎症反応はおさまり正常化します。つまり，恒常性を取り戻すことになるのです。この過程が消褪 resolution と呼ばれるものです。この過程は1週間程度で終わることが多いので，一般に上記所見を呈する組織変化を，組織学的にも急性炎症と呼ぶ人が多くいます。

急性炎症の組織学的分類

　急性炎症は，組織学的変化のうちで，どの所見が強く現れているかによって分類されます。変性・壊死が強いと，壊死性炎症と呼びます。次に血管反応が起こり，大なり小なり滲出という現象が起こります。滲出とは血管内にあったものが血管外にでることですので，液体成分（血清），好中球，単球，赤血球，場合によっては好酸球などの細胞成分やフィブリノーゲン／フィブリンといった線維成分が組織間質に逸脱してきます。液体成分が多いと，漿液性炎症と呼びます。漿液性炎症のうち，粘膜表面に起こり防御的に多量の粘液産生を伴ったものがカタール性炎症です。好中球が多いと化膿性炎症，赤血球が多いと出血性炎症，好酸球が多いと好酸球性炎症といいます。フィブリンの析出が多い炎症を線維素性炎症と呼称しています。そして，これら滲出という現象によって起こる炎症を総じて滲出性炎症と呼んでいるのです。一般に，好中球が多い炎症が臨床的に見る急性炎症に相当すると考えている人が多いようですが，いわゆる急性炎症では好中球が多く出現するものが多いのは事実ですが，必ずしもそうではありません。感染症を除いて，皮膚にみられる急性炎症の多くでは好中球の浸潤は認められません。例えば，皮膚にみられる湿疹という病態では，発症経過からみると急性炎症の範疇に入りますが，組織学的に好中球浸潤はなく，少数のリンパ球浸潤をみるのみです。湿疹の組織学的特徴は表皮内の浮腫，つまり海綿化 spongiosis と称される変化です。つまり，浮腫，血管内から液体成分が多く漏れ出る炎症ということで，漿液性炎症の一型と見なされます。

臨床的に見られる急性炎症時の炎症局所における四大徴候

　発赤，発熱，腫脹，疼痛を炎症の四大徴候と呼びます。また，これに機能障害を加えて五大徴候と主張する学者もいます。上記の組織変化から分かるように，発赤と発熱は血管の拡張によります。血管が拡張し充血すると，病巣組織の単位体積当たりでの血管が占める割合が大きくなります。また，酸素を多く含む動脈血がその組織に流れ込みますので，そこが赤く見える，つまり発赤を生じることになるのです。当然，熱を含んだ動脈の血液が多く来ますので，触れるとその場所は暖かく，熱感を感じます。また，炎症反応で局所の細胞内で代謝が亢進しますので，エネルギーを得るための酸化的リン酸化（呼吸鎖）の過程が促進されます。すべての結合エネルギー，電子が伝達されH_2Oになれる訳ではありません。40%くらいは熱エネルギー

として放出され，組織を温めます。その分その部位は温かく感じられるようになります。血管内から液体成分が滲出してくると炎症性浮腫が起こり，組織内の液体成分が多くなりますので，その組織は膨らみます。このため腫脹を来します。浮腫が強いと，組織単位体積当たりの血管数は減少してきますし，浮腫による圧迫で血管は狭小化し，病巣は蒼白にみえることにもなりますので，炎症時に組織はいつも赤く見えるとは限りません。炎症時に出てくる腫瘍壊死因子 TNF（tumor necrosis factor）などの因子は直接神経末端を刺激します。浮腫によって液体成分が多くなると，その圧によって物理的に神経末端が刺激されたり，末梢に存在する細胞には酸素の供給が少なくなり，細胞の代謝機能が低下し組織は酸性へ傾きますので，化学的に神経末端を刺激することになります。このようにして，痛みが発生すると考えられています。痛みが強かったり，腫脹が強いと動きを制限するため，運動機能の障害も発生してきます。

急性炎症を抑える反応

実は，ここまでの過程も上述した内容以上に複雑なのです。すべてを話すと本質を見失うことにもなりかねませんので，一つだけ話しておきましょう。炎症の初期の段階では，変性や壊死に陥った細胞から細胞質内物質（化学メディエーターなど）が逸脱し，多かれ少なかれ急性相反応物質の放出や炎症細胞の動員が起こってきます（図7-6）。急性炎症の項で述べた高分子の物質に当たるものです。急性相反応物

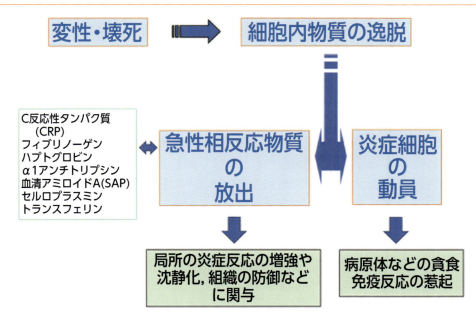

図7-6　急性相反応物質の動員

質には，CRP（C 反応性タンパク質），フィブリノーゲン，ハプトグロビン，α1アンチトリプシン，SAA（血清アミロイド A），セルロプラスミンやトランスフェリンが含まれています。CRP や SAA などは微生物の細胞壁に結合し，好中球やマクロファージの貪食作用への感受性を高めるオプソニンとして作用したり，補体を固定するなどして，微生物の排除を促進します。これらの多くは肝臓でつくられています。炎症反応が強ければ強いほど多く出てきます。臨床医が，急性炎症が起こっているかどうか，どの程度強い炎症であるかをみるために CRP の測定を依頼しますが，その理由はこれです。フィブリノーゲンは少し遅れて増加し，炎症の修復期まで増加がつづきます。フィブリノーゲンは赤血球に結合し，凝集させる力をもっていますので，赤血球の連銭形成が起こり，赤血球一個一個よりも速く沈降します。そのため，赤血球沈降速度（血沈）erythrocyte sedimentation rate（ESR）は亢進しますので，血沈値の減少は炎症の終了を示唆する指標としてよく用いられます。また，現場処理に当たる好中球などは骨髄から血管を介して現場へと送られますので，血液中の好中球が増えてくることになります。マクロファージは単球に由来します。これらの貪食細胞は多量のタンパク分解酵素などを持っています。これらの細胞が炎症時に壊されたり，寿命が来て死滅すると，細胞内部にあったタンパク分解酵素は組織間質に漏れ出て，組織を分解していくことになります。適度の量が出るのであれば，つくられたフィブリンを分解して取り除き元の形態を取り戻すことができますが，もしも多量の分解酵素が放出されると自らの組織を破壊することにもなってしまいます。そこで，急性相反応物質であるα1アンチトリプシンといった抗プロテアーゼなどがこれらを中和し，自己破壊を起こすことなく炎症を治めるようにしているのです。

亜急性炎症・慢性炎症

　炎症が少し遷延してきますと，組織の増殖が起こり，また後述する適応免疫現象が惹起され，この急性炎症の過程が増強されることがあります。組織の増殖の多くは，結合織の増生，特に血管と線維芽細胞や筋線維芽細胞の増殖です（**図 7-7**）。この血管と線維芽細胞に富む組織を肉芽組織と呼んでいます（**図 7-8**）。炎症は完全に治まっていませんし，免疫現象で増強されていますので，好中球浸潤などの急性炎症反応も未だに存在しています。前述した皮膚の湿疹など表皮の炎症では，増殖の主体は表皮の角化細胞です。表皮層は厚くなり，表皮突起は延長してきます。この時期のものが臨床的に亜急性炎症と呼ばれるものです。多くの場合，これらの所見で炎症は終焉を迎えます。血管は少なくなり，線維組織も次第に消褪してきます。免疫現象が起こることの利点は，原因によっては同じ原因で二度目に炎症が起こった場合などには，早めにこの免疫現象が発動されて，急性炎症反応は速く，時に強く増強され，短い経過で終息するようにもなることです。そう考えると，急性炎症をむやみに早く治すのも考

炎症反応の過程　117

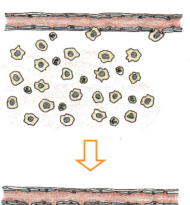

急性炎症後期の組織変化
　血管からの炎症細胞の遊走
　多くのマクロファージを含む

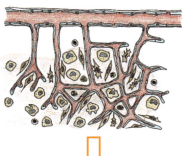

増殖性の変化（血管性肉芽組織）
　血管の増殖がまず起こる
　血管は拡張している
　線維芽細胞の増殖がみられ始める

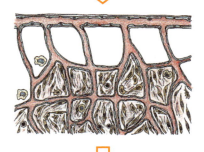

増殖性の変化（線維性血管性肉芽組織）
　血管の増殖がさらに起こっている
　線維芽細胞が増殖し,
　　膠原線維の沈着が起こり始める

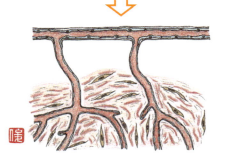

増殖性の変化（線維性瘢痕組織）
　血管数は減少する
　厚い膠原線維が増殖している
　線維芽細胞の数は減少し,
　　不活性型の線維芽細胞（線維細胞）
　　となる

図7-7　肉芽組織の形成とその経時的変化

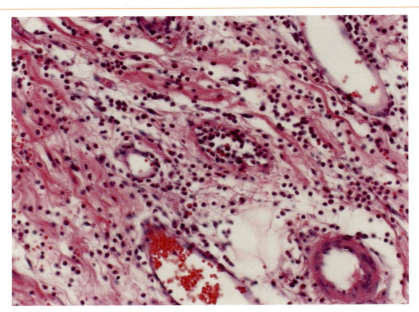

図7-8 血管性肉芽組織
血管，膠原線維が増えている。未だ好中球，好酸球の浸潤も目立つ。

えものですね。免疫反応系に覚えてもらえるほどに遷延化させる方が得のようにも思えます。この免疫反応については9章で詳しく説明します。

　原因因子が駆逐されなかったり，壊死巣が大きいなどの理由で効率よく排除されない場合は，どうなるのでしょうか。炎症は慢性期に突入することになります。炎症は臨床的に長期間持続し，慢性炎症と呼ばれます。実際には，亜急性期と慢性期の境ははっきりしませんので，両者を合わせて慢性期あるいは慢性炎症と呼ぶことが多いようです。慢性期には，病巣部の組織そのものも反応してきますし，免疫機序も発動され，いわば特殊部隊，リンパ球が送り込まれるようになります。病巣部位やその周辺に特殊部隊が配備され，増殖もしますので，これらの変化を総じて増殖性変化 productive change といいます。現場に元々ある血管内皮細胞や線維芽細胞などの細胞が増殖するのが本来の，あるいは狭義の意味での増殖性変化，増殖性炎症ですが，リンパ球や単球など血管内や他組織に存在していた細胞が送り込まれ，現場で増殖することもあります。これを増殖性変化の中でも繁殖性変化 proliferative change あるいは繁殖性炎症と呼んでいます。つまりは，血管から運ばれてきた細胞が局所で繁殖するという現象が起こるのが繁殖性変化です。繁殖したリンパ球には，現場で司令官としての役割を果たし，炎症をコントロールしようというものもあれば，前哨基地をつくりそこで予備兵をつくる役目を果たすものもいます。皮膚ではこの前哨基地は血管を中心としてつくられるようです。リンパ球が存在しているということは，それだけの時間経過があったということを意味しており，その存在を見て慢性炎症反応の時期だと認識す

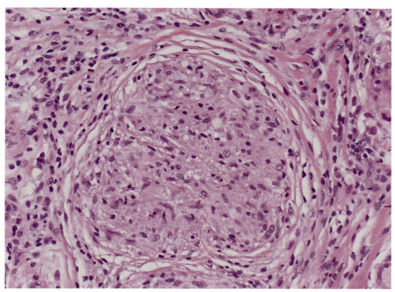

図7-9　肉芽腫
多数の類上皮細胞（マクロファージ）からなる結節がみられる。これを肉芽腫と呼ぶ。

るのはこのためです。また，原因によっては単球が多くやって来て繁殖し，マクロファージやその一型である類上皮細胞となり，群がり集まって肉芽腫を形成することもあります（**図 7-9**）。血管，線維芽細胞の増殖した組織を肉芽組織 granulation tissue といい，マクロファージや類上皮細胞の集簇巣が肉芽腫 granuloma です。言葉はよく似ていますが，肉芽組織と肉芽腫とは違うのだということをよく理解して下さい。肉芽腫を形成してくる炎症を肉芽腫性炎症といいます。肉芽腫については後述します。

器質化の現象と慢性炎症の終末

　　肉芽組織ができてくるにつれ，血管の数は多くなり，炎症細胞や炎症を維持したり消褪させる物質をより効率よく送り込むことができるようになります。いい方を替えれば，この時期では，血管の増殖による"道づくり"が行われているのです。これにより，消化・吸収を促進させるのです。線維芽細胞はまずヒアルロン酸などの間質粘液を分泌し，間質内に水を呼び込み，血管が増殖できる場を確保します。残存するフィブリン巣の中に分け入る場合は，マクロファージがフィブリンを溶解し，線維芽細胞が入り込んで同様の空間づくりを行います。血管新生には，胎生期と同じように粘液基質や炎症時に見られるようなフィブリン基質の存在が大きな役目を果たすようです。この時期までの組織変化を血管性肉芽組織形成期と呼ぶ学者がいます。やがて，線維芽細胞は膠原線維を産生し，間質に沈着させながら，血管

壁を補強するようにします。浮腫状であった組織が膠原線維に富んだものに変化していくのです。この時期のものを線維血管性肉芽組織といいます。時間が経つにつれ，血管や線維芽細胞は少なくなり，線維芽細胞は不活性型の細く紡錘形の細胞（線維細胞）となり，産生された膠原線維のみが残るようになります。この膠原線維の多くが残る過程を線維化 fibrosis，その病巣そのものを線維化巣あるいは線維性瘢痕巣と呼んでいます。この線維化組織ができ上がってくるまでの一連の過程が器質化 organization と呼ばれる現象なのです。また，修復という観点から，線維性修復とも呼ばれています。

　肉芽組織を目で見ると，血管に富むため赤く見えます。充血という現象よりもうっ血の方が強くなるため，急性炎症時の赤味に比べやや暗調な赤さです。時間経過により，浮腫は薄れ，線維化が起こってきますので，次第に瑞々しさはなくなり，白色調を帯び，硬くなっていきます。臨床的には腫瘤として認識されることにもなります。

　線維化組織も，時間が経つと線維芽細胞は減少し，マクロファージから分泌されるコラゲナーゼ collagenase というタンパク分解酵素によって膠原線維が分解され，やがて消失するようになります。これが消失しないで残っている組織が瘢痕 scar です。瘢痕組織は，塊となっていますので，皮膚では少し盛り上がって見えますが，時間が経つにつれ平坦となるかやや陥凹してきます。この現象を瘢痕収縮と呼ぶことがあります。通常であれば，恒常性が保たれ，元の量に戻るはずですが，なぜこのような現象が起こり得るかといえば，組織・細胞の修復では，「まず過剰につくりやがて間引いて元の形に戻していく」という原則があるからだと考えられます。また，その過程には筋線維芽細胞 myofibroblast が関与することがあり，過剰に組織を収縮させるとの仮説がありましたが，筋線維芽細胞の収縮で瘢痕収縮が持続するとは考え難いですね。また，増殖，膠原線維などの産生能や分解能も個人差がありますので，人によっては大きなまま残ったり，病巣部位を超えて過剰に瘢痕巣が広がることがあります。これらが，それぞれ肥厚性瘢痕だとかケロイドと呼ばれる病態です。

被包化およびその他の排除の様式

　線維化などの過程が持続する状態が一つあります。被包化 encapsulation と呼ばれる現象です。この過程も，英語で wall-off（遮壁化）と表現されることがあります。原因物質や壊死組織が消化という手段で排除できない場合には，それを密封した形で保管し，身体に影響を与えないようにして放置するのです。微細構造を学んだ時に出てきた，細胞内に残存するリポフスチンなどの遺残体に原理的に似ていますね。実生活では，食べ残したものを放置していると腐ってきますので，臭い，菌の増生などの悪影響が及ばないようにビニール袋に密封してゴミ箱に入れますが，身体内では自らビニール袋に相当する袋を器質化，線維化という現象を利用してつくり，

包み込んで（被包化）しまうことをやっているのです。このように，被包化は，器質化という現象を利用して，消化できないほど大きな壊死や異物を封じ込めるための組織による殻づくりなのです。最終的に線維組織からなる被膜様組織がなぜ消褪せず持続するのかは分かっていませんが，何らかの情報が伝えられていると思われます。いずれにしても，被包化は一つの排除の方法です。

排除の方法といえば，いままで被包化の他に，消化・吸収について話してきました。その他の方法もあります。皮膚などの外表面や消化管，気道，尿路系などの身体内表面に近いところでは，異物や壊死・変性物質を上皮層を貫いて体外へ排除することができるのです。皮膚ですと，経表皮的排除 transepidermal elimination とか経毛包的排除 transfollicular elimination がこれに当たります。何年も経った後でも，昔行った手術創近くから皮膚を貫いて縫合糸が飛び出てきたりすることもありますし，穿孔性膠原症 perforating collagenosis だとか蛇行性穿孔性弾力線維症 elastosis perforans serpiginosa といわれる疾患もこの現象を伴ったものです（図7-10）。

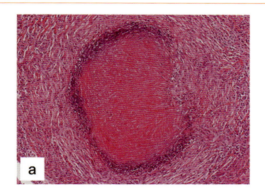
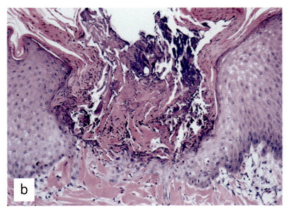
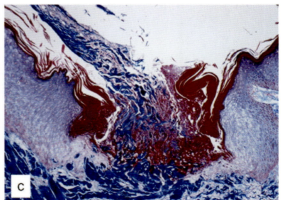

図7-10　被包化と経表皮的排除
a．結核病巣にみる被包化。b．反応性穿孔性膠原症にみる経表皮的排除。c．bと同一症例。マッソン染色でみると，変性した膠原線維が放出されている様が良く分かる。

肉芽腫性炎症・肉芽腫

　繁殖性炎症の代表として肉芽腫性炎症があると話しました（p.119）。肉芽腫を形成することで特徴づけられる炎症が肉芽腫性炎症です。肉芽腫は，元々ウイルヒョウが肉芽組織からなる腫瘤状の病変に用いた言葉ですが，現在では，この意味では用いられず，単球，マクロファージに由来する類上皮細胞や多核巨細胞が小結節状に集まった病巣を肉芽腫と定義しています。そのため，顔面肉芽腫 granuloma faciale や化膿性肉芽腫 pyogenic granuloma (granuloma pyogenicum) などは，定義的に肉芽腫を有する疾患ではなく，誤称であると見なされるようになりました。肉芽腫にみられるマクロファージは楕円形ないし紡錘形であることが多く，細胞質は豊富で淡明，核は円形ないし長楕円形でクロマチン量に乏しく，淡青色に染まります。この細胞形態と病巣内に密集する様子が上皮細胞に似ていることから，類上皮細胞 epithelioid cell と名づけられました。ただ，最近ではいろいろな病理組織学分野でこの言葉が使用され，混乱しているのも事実です。腫瘍病理形態学の中では，

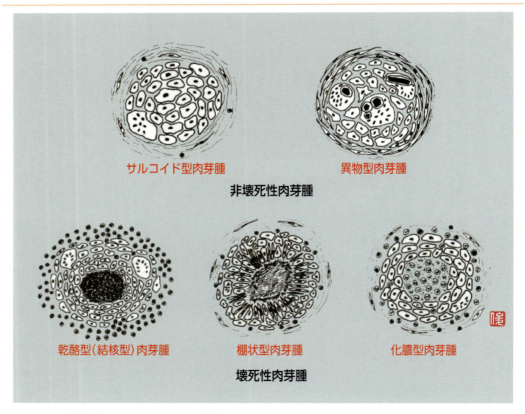

図7-11　肉芽腫のいろいろとその名称

重層扁平上皮（角化細胞）のように好酸性細胞質が豊かで，その細胞境界が明瞭な細胞で，一見上皮細胞のように見えるが実際には非上皮系の細胞である場合とか，あるいは上皮系細胞をも含めて一般的総称名として用いることが多いようです。肉芽腫内には，細胞融合によってできたとされる多核の巨細胞をみることが多くあります。極端な場合，1個でも多核巨細胞があれば肉芽腫と表現する人がいます。あまり正確ではありませんが，肉芽腫性病変を探す一つのヒントになる所見です。

　肉芽腫を形成してくる疾患にはいろいろなものがあり，その病理組織発生のメカニズムもいくつかに分類されています。免疫原性，非免疫原性，原因不明などがそれに当たります。免疫原性の代表が結核で，非免疫原性の代表が異物肉芽腫です。結核では，遅延型（Ⅳ型）アレルギーといったTリンパ球，単球を介した反応が起こります。9章，10章で詳しく話します。サルコイドーシスにみられる肉芽腫の発生メカニズムは未だ明らかでありません。一方，形態学的には，肉芽腫は大きく壊死性肉芽腫と非壊死性肉芽腫に分けられ，さらに多少異なる形態から，乾酪型（結核型）肉芽腫，柵状型肉芽腫，化膿型肉芽腫，類壊死型肉芽腫，異物型肉芽腫，サルコイド型肉芽腫に分類されています（**図 7-11**）。いずれにもみられる共通項は類上皮細胞の集簇です。

炎症性疾患の診断名とその命名法

　炎症性疾患は，一般に，臓器名に炎症の“炎”をつけて呼びます。肺に起これば肺炎，肝臓に起これば肝炎，腎臓に起これば腎炎，皮膚に起これば皮膚炎 dermatitis となります。そして，発症の仕方，経過によって，急性，慢性などと名づけられます。各臓器では，さらに解剖学的，病理発生学的，病因的に分類することがあります。例えば，肺では解剖学的に，実質性肺炎（大葉性肺炎，区域性肺炎，小葉性肺炎ないし気管支肺炎），間質性肺炎，気管支炎，細気管支炎，血管炎，胸膜炎などに，病理発生学的には，閉塞性，誤嚥性，塞栓性，アレルギー性などに，そして病因的には，感染性（ウイルス性，マイコプラズマ性，リケッチア性，細菌性，真菌性，原虫性，寄生虫性など），化学性（薬剤性など）と物理性（放射線性，塵肺性）に分けられます。皮膚でも，解剖・組織学的に表皮炎，真皮炎，皮下脂肪織炎，血管炎，リンパ管炎，さらには真皮炎を血管周囲炎とか間質炎，毛包炎，汗管炎などに，また皮下脂肪織炎を隔壁炎と小葉炎に分けることがあります。病理発生学的および病因的に，感染性，アレルギー性だとか免疫原性，変性性，中毒性，物理・化学的などに分けますが，皮膚ではもう一つ，病変部表面が直接目で見えるために，その皮疹の性状によっても分類されます。これが臨床診断です。このため，病理組織変化を病理発生学的な組織反応パターンとして捉え，その組織反応診断名から臨床像，臨床診断を推測していかなければなりません。これが皮膚科学，皮膚病理学の面白さ，醍醐味の一つかもしれません。

組織の修復と化学因子

創傷の治癒： 一次治癒と二次治癒

　これまで，炎症という過程から病巣組織の修復，治癒についてみてきました。話を一般化し，病気の種類や強度についてはあまり考慮に入れませんでした。ここでは，皮膚の創傷治癒の過程を例として，病変の大きさや反応の強さでの違いについてみていきたいと思います（**図7-12**）。

　皮膚では，上皮と間質結合織の両方が同時に傷害を受けることが多く，時には開放性の組織欠損を引き起こします。組織の挫滅が少なく，感染のない受傷部，たとえば外科切開部位が縫合によって接合された場合などにみられる組織の治癒過程を一次治癒とか一次癒合と呼びます。創部では，上皮層，上皮基底膜，真皮組織は断裂するものの近接しています。また，壊死細胞はわずかで，離開部はわずかなフィブリンによって満たされています。このような創部の場合，上皮の再生が主体となり，真皮内での再生，線維化への現象は少なく，反応は最小限に止められます。一般に，24時間以内に好中球が切開創の辺縁に現れ，上皮では24～48時間以内に，両断端から上皮細胞の遊走が始り，一層程度の細胞層が欠損部中央に向かって進んでいきます。基底膜のないところでは真皮に沿って増殖，伸展し，基底膜を再生させながら進展，やがて接合します。時に，表皮の再生は毛包上皮や汗管上皮から起こることがあります。受傷3日目までに，好中球はほぼマクロファージに置き換わり，肉芽組織が徐々にできてきます。面白いことに産生された膠原線維はこの時期では，切開部に平行に，皮表に垂直に走行しています。つまり，切開創は未だ強い力を加えると離開し得る状態です。5日目までになると肉芽組織内の血管増生は終わりを迎え，膠原線維の増加が主体となります。この膠原線維は，次第に切開創に垂直に，皮表に平行に走るようになり，切開部を架橋し始めます。表皮では，細胞の重層化も進み，角化もみられるようになります。数週間経つまでには，増生した血管は消褪し，線維性瘢痕になります。表皮は，正常表皮で被われますが，皮膚付属器は永久に失われるため，瘢痕部にはみられません。

　損傷が大きく，膿瘍や潰瘍が形成された場合などでは，修復過程は複雑になります。この修復過程を，二次治癒とか二次癒合と呼んでいます。この過程では，より激しい炎症反応が起こり，より多くの肉芽組織が形成され，間質基質の沈着がより著明となり，より大きな瘢痕が形成されることになります。そのため，一時治癒と違ってより治癒までに時間が掛かってしまうことになります。また，受傷部の皮膚の強度は無傷時の皮膚強度の10%で，3ヵ月経ってもその70～80%に回復するに過ぎないといいます。このため，創部の大きなものは，早めに外科的切除し一次治癒を起こさせる方が良いといえます。

組織の修復と化学因子　125

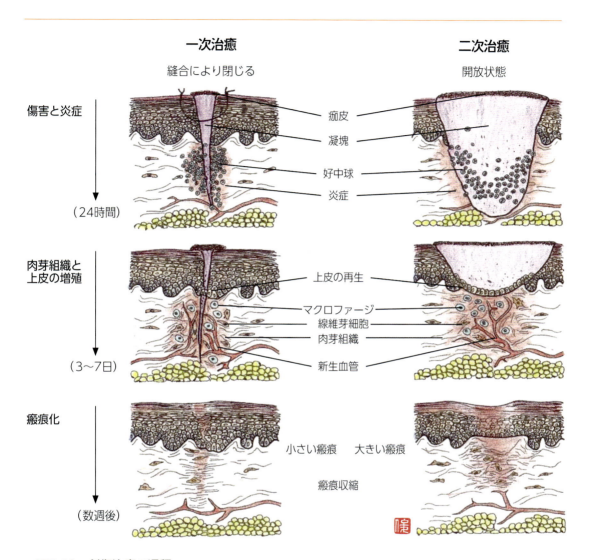

図7-12　創傷治癒の過程

炎症の進展と全身への影響

　局所に起こった炎症は，炎症反応が起きたがうまく防御されない場合や菌の毒性や増殖性，移動性が高いと周囲へ広がっていきます。この場合，組織内を連続性に広範に広がっていく場合があります。皮下の蜂窩織炎がその例です。炎症の道づくりとして浮腫という現象を利用すると話しましたが，この道は菌などの起炎物質の拡散の道ともなりますので，要注意です。その他，リンパ行性や血行性に進展することがあり

ます。気道系，消化管系，尿路系などでは，管内性に進展していきます。皮膚では，深部毛包炎や汗腺炎などにこの例がみられることがあります。

　炎症が進展していくと，炎症に対する反応は全身性となります。発熱，白血球増多，ガンマグロブリンの増加，血沈の亢進など炎症の指標となる変化が現れます。これらの多くは種々のサイトカインによってもたらされます。急激に，大量のサイトカインが放出されると（これを cytokine storm という），DIC，多臓器不全（MOFS），血球貪食症候群（HPS）などが現れます。

　全身性の発熱と局所の発熱とは，互いに違うメカニズムで起こりますので，少し説明しておきたいと思います。体温は視床下部にある温熱（体温）中枢によってコントロールされ，一定になるようになっています。体温は，熱の産生と放散のバランスで保たれます。以前に話しましたように，身体の中で熱をつくる化学反応は細胞内にあるミトコンドリアの中で起こります。ここでは，ADP を ATP に変える酸化的リン酸化と電子伝達系が重なり合っていて，電子伝達系では水素イオンである電子が運ばれて酸素と結びつき水になります。この間，結合あるいは化学エネルギーがすべて ADP をATP に変換するのに使われるかというと，約 40% のエネルギーが熱エネルギーとして放出されます。この過程で熱エネルギーをどのくらい放出し，どのくらいを ADP からATP に変換するのに利用するかは甲状腺ホルモンの量によって制御されています。ですから，甲状腺機能亢進症の人は，熱エネルギーの放出が多くなり，他の人が寒いといっても暑いあついと感じていますし，ATP の産生が少なくなり，その供給量は各細胞で異なり，時差がありますので，抗筋，拮抗筋相互がバランス良く収縮・弛緩できず，企図振戦 intention tremor などの症状が現れることになるのです。一方，熱の放散は，皮膚の毛細血管の拡張と血液量によって決まる他，発汗や肺での呼吸，唾液の分泌などが関係し，これらは交感神経，副交感神経によって支配されています。

　一般に，炎症が起こると，サイトカインの一部である発熱因子 pyrogen が放出されます。細菌から出るリポ多糖類は外因性発熱因子ともいわれ，白血球から IL-1 やTNF の放出を促進させます。これらが視床下部の血管や血管周囲細胞を刺激し，プロスタグランジン，神経伝達物質の産生を促します。これによって，体温中枢の設定温度を高温側に再設定することになります。そうすると，交感神経が刺激され，震えが起こり，筋肉細胞内での熱エネルギー産生量が増えたり，皮膚では血管が収縮し，蒼白となり，皮膚からの熱の放散ができにくくなります。そのため，熱が体内に籠もり，体温が上昇することになるのです。しかし，この間患者本人は寒気を感じています。やがて，再設定された閾値を内部体温が超えると，今度は下げる方向へとむかいますので，血管は拡張してくることになります。その頃には顔が赤くみえ，汗をかくようになります。そして，熱の放散によって解熱へと向かいます。つまり，炎症巣局所では，血管が拡張し熱感を感じるようになり，全身性の体温の上昇は血管の収縮による熱放散の低下によるものです。"作用あれば反作用あり"で，これによってバランスや恒常性が保たれるのですが，体温に関しても同じようなことがなされているのです。

8章 炎症 2 感染症

生命体は自然環境との対立の中に生きていると話してきました。環境の中には物理的存在や物理的現象、化学的物質があり、生命体に影響を与えてきます。物理的、化学的な因子に関しては、ヒトでは逃避という反応で逃れたり、環境との接点である皮膚表面を強固にすることによって防御しようとします。表皮の構造はまさにこれらに対応できる仕組みを備えています。一方、環境の中には自らと異なる生命体も存在します。ヒト以外の生命体もヒト同様に活き、生命を持続させます。生命体同士の間ではどうしても対立が生じ得ます。第1章で、ある生命体が他の生命体に対抗して生命を持続するには三つの道があると述べました。一つは、共栄を図る。その最たるものが共進化で、複数の細胞が寄り集まって一つの細胞を形成するといった方法です。多細胞生物では、実際にはそれぞれが別個体として存在するものの、一緒に生活する共生という方法を選択し、一つの複合的な個体をつくってきたと話しました。第二は、違う環境に身を移す、逆からいえば逃亡あるいは逃避という方法です。感覚器、神経系を発達させ、例えばヒトでは火に対して反射的に手を引っ込めるといった反応がこれに当たります。皮膚は一つの感覚器官をなしており、この役目が果たせる構造を内包しています。第三の道は戦いでした。戦いというのは本質的には防御であるともいえます。本章では、この第三の道について主に話します。生命体と生命体の戦い、それがどちらかの身体の中で起こった組織反応、個体反応を感染症といいますが、これが話題の中心です。

細菌やウイルスはどこにどのくらいいるか

感染症について話を進める前に、他生物がどのくらい、我々ヒトの住む環境にいるかをみていってみたいと思います。例えば、この環境、一般の住宅内で空気1立方メートルあたりどのくらい細菌がいると思いますか。約10万個いるとされています。屋外の空気中で

128 8章 炎症 2 感染症

は空気1立方メートル当たり1万個, 土壌中では, 土壌1グラムあたり10億個, 海水では1グラム当たり100万個もいるのです。

それでは, ウイルスはどのくらいいるのでしょうか。あまり研究された報告はないのですが, ドイツにあるプルスゼー湖の水を調べたデータでは, その1ミリリットル当たり2億5000万個いたと報告されています。海水でのデータでは1ミリリットル当たり500万から1500万個いるとされています。これらはいずれも検出できたものだけですので, 検出できないものがもっといるはずです。我々の身近な領域にも, これほどまでの微生物が存在しているのです。

ヒトの身体に侵入し得る生命体は, 細菌やウイルスだけではありません。肉眼では見ることができず, 顕微鏡を使ってやっと観察できるような小さな生物を微生物といいますが, この微生物の中には原核生物である細菌, 放線菌, ラン藻, や真核生物であるカビ, 酵母, キノコなどの菌類, 単細胞藻類, 原虫などがあります。挙げると限がありませんので, このくらいでやめておきますが, これらの微生物がすべて人間に害をなすかというとそうではありません。第1章で, 我々の身体（個体）には我々自身とはいえない外部環境（鼻腔, 口腔, 消化管系, 肺・気道系, 尿路系など）が存在していることを話しました（p.8, 図1-3）。その身体内外部環境や外界との接点である皮膚表面には無数の細菌が常に存在しています。例えば, 腸内細菌ですが, 300から500種が存在し, 100兆個以上が生息していて, 成人一人に存在する腸内細菌全部の重量は1.5 kgに達するといわれています。我々の身体を構成する細胞は約60兆個といわれていますので, 個数からいえば我々の身体の中にはヒトの細胞よりも単細胞生物である細菌の方が圧倒的に多いのですね。そのため, 我々人間の身体の9割は細菌からできているという学者すらいます。これらの細菌の中には, 他の微生物の生育を抑えたり, ヒトが合成できない物質を産生し供給したり, 分解できないものを分解してくれたりなどして, 体内環境の整備, ヒトの健康維持に貢献しているものもあります。

皮膚にも, 常に他の微生物が付着し, 共存共栄を果たしています。表皮ブドウ球菌, アクネ菌や真菌などがいて, 皮膚常在菌ともいわれています。皮膚全体で約1兆個存在するそうですが, 身体部位や健康状態, 年齢によってその数や種類は変動します。多いところでは, 皮膚1平方センチメートル当たり, 10万個以上の細菌が存在するとされていますし, 205種類が同定されています。皮膚常在菌も外界との接点でその環境を整え, ヒトの健康維持や新たに接触して来る病原微生物の排除に役立ってくれています。

感染と感染症

感染とは, 微生物などが, 宿主の体表面などに定着した後に, 深部（間質）組織にまで侵入し増殖することをいいます。感染が起こるかどうかは, 宿主と寄生体の関係で決まります。ここでいう宿主とは, ヒトを対象とする医学では, ヒトのことを指します。つまり,

感染と感染症　**129**

被感染者です。寄生体とは，感染者のことで，動物などの他生命体（医学ではヒトを指します）の体内または体表に感染し，その動物に依存して生命現象を営む生物を総称する言葉です。寄生体の種類は**図8-1**にある通りです。大きさの比較ができるように，顕微鏡サイズの対数目盛を示すと**図8-2**のようになります。感染が成立するための宿主の特性あるいは条件には，年齢，感染に対する遺伝的素因（自然免疫力を含む），栄養状態，精神的（心理的）状態，代謝状態の変化（妊娠など）が関与し，寄生体の特性あるいは条件には，感染様式と毒力（上皮細胞への接着，浸潤性，毒素の産生，遺伝子的変化能などが関与）があります。

　実際に感染が成立するまでには，（1）十分な病原巣（感染源）が存在すること，（2）十分な接種菌量が侵入できること，（3）侵入までに微生物が生存していること，（4）感受性宿主であること，が必要です。このように，感染成立までにはさまざまな条件が満たされてやっと成就される現象といえます。

　微生物のうち，自然防御能を打ち破り病気を起こさせることができるものを病原微生物といい，発病させる能力のないものを非病原性微生物といいます。病原微生物には発病力があるとか毒力がある，virulent であると表現します。病原微生物が外界から伝播されるものを外因性感染といいます。これには，ヒトからヒトへ，あるいは人畜共通感染症では

| 分類 | 真核生物 | | | 原核生物 | ウイルス | プリオン |
| | 寄生虫 | | 真菌 | 細菌 | | |
	蠕虫	原虫				
主な形態と特徴	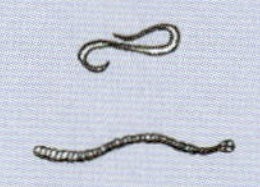 多細胞性の寄生虫	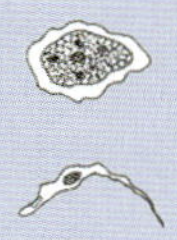 単細胞性の寄生虫	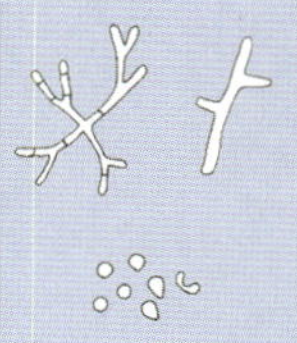 単細胞生物で，細胞壁，核膜を持つもの	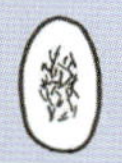 単細胞生物で，細胞壁を持つが，核膜を持たないもの	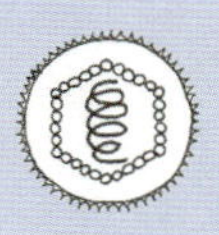 核酸がカプシドに包まれた粒子構造体	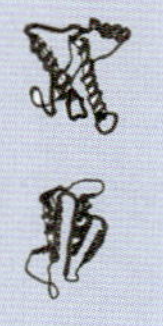 タンパク質構造体で，核酸を持たない
大きさ	2mm〜数m	1〜80μm	1〜10μm	0.1〜30μm（一般に1μm程度）	20〜300nm	100nm以下
核酸	DNAおよびRNA	DNAおよびRNA	DNAおよびRNA	DNAおよびRNA	DNAまたはRNA	なし
細胞壁	なし	なし	あり（β・D・グルカンなど）	あり（ペプチドグリカンなど）	なし	なし
自己増殖能	あり	あり	あり	あり	なし	なし

図8-1　生物学的因子の種類

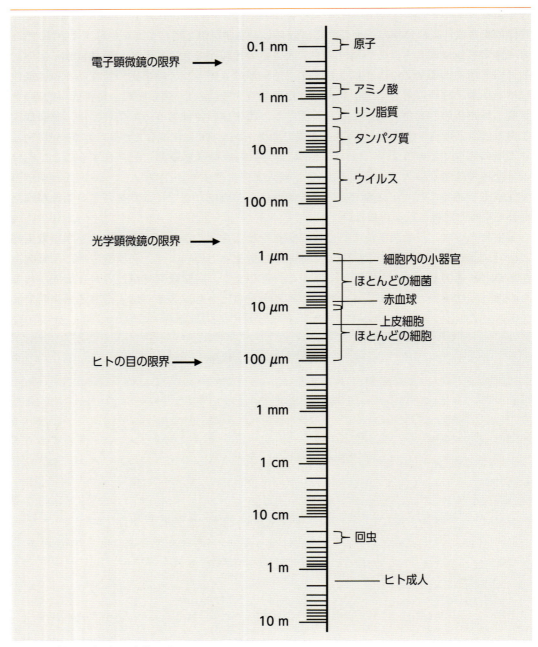

図8-2 分子，細胞，生物の大きさ 対数目盛で示している。

他動物からヒトへの水平感染と母体から胎児や新生児への垂直感染があります。水平感染には，接触，飛沫，空気，媒介物を介しての感染や医原性感染があります。垂直感染には，経胎盤，経産道による感染や新生児期の母乳を介しての感染があります。非病原微生物の

中には，健常時の宿主に寄生し常在微生物叢，フローラ flora を形成しているものがあり，皮膚常在菌や腸内常在菌などがこれに当たります。抗菌剤などが投与されると，このフローラの相互関係が乱され，いつもは優勢を誇っていた菌が減少し，劣勢のものが増加してくることが起こります。このような現象を菌交代現象と呼んでいます。宿主の免疫能が障害された場合，今まで非病原性，毒力のない微生物であったものが，宿主に対して病気を起こさせることがあります。これが日和見感染です。常在菌が本来定住している場所から他の場所に侵入していくことを異所性感染と呼んでいます。常在菌によって起こる感染ですので，一括して内因性感染ともいいます。

　感染が起こると，必ず病気を引き起こすかというと，そうではありません。感染によって，病気としての症状や徴候が現れた状態を感染症といいます。感染と感染症は違うのです。感染して発症した状態が顕性感染です。一方，感染しても臨床的に認識されるほどに強くない状態を不顕性感染といいます。この状態は意外に医学的に重要です。顕在化した病的状態ではありませんが，免疫性を誘発することができますので，ある意味"お得"です。顕性感染でも不顕性感染でも，免疫力によって自然に，あるいは治療によって菌を完全に排除することができます。一方，排除できないと持続感染となります。このうち，顕在化した病的状態から脱した後もその病原菌を排出している状態を保菌者状態 carrier state と呼んでいます。潜伏感染とは，不顕性感染が持続していると考えられるが，現在の検出手段ではその病原菌が容易には検出されない状態です。ただ，後述しますが，もう一つの病態として"お得でない"感染病巣があることを指摘しておきます。病巣感染 focal infection と呼ばれる病態です。つまり，身体のどこかに限局する感染病巣（原病巣）が存在し，それ自体は無症状かあるいはごく軽い症状を出している程度で潜んでいながら，菌の代謝産物や菌体そのものの一部が播種したもの，それらに対する免疫反応によって，離れた臓器や組織に機能的，器質的な病気を引き起こす現象です。皮膚科でいうところの自家感作性皮膚炎 autosensitization dermatitis, Id reaction，掌蹠膿疱症，膠原病がこれに当たるとされています。

　昆虫を除いて，現在病原性のある生物学的因子（病原体）を**図 8-1** に示します。ウイルスやプリオンは生物とはいえないという議論もありますが，病気を起こしえるものという意味で図の中に加えてあります。大雑把に，このようなものが対象となるのだと理解しておいて下さい。

病原体の種類と特徴

　ヒトに病気を起こす生物体を病原体といいます。病原体の中には目で見えるほど大きなものと目では見えないものがあり，前者を医動物，後者を病原微生物と呼び分けています。医動物に含まれるものに寄生虫と原虫があり，病原微生物にはウイルス，細菌，真菌があります。寄生虫，真菌は真核生物，細菌は原核生物で，ウイルスに関しては生物の概念に

入れてよいのか疑問を呈する人がいますが，一応入れておきましょう．そして，プリオンについても少し話しておきたいと思います．

寄生虫

　寄生虫とは，他の生物に寄生しそれから養分を吸収して生活する小動物と定義されています．身体表面に寄生するものを外部寄生虫，身体内部に寄生するものを内部寄生虫と分けることがあります．外部寄生虫にはダニやシラミ，毛包虫が入りますが，一般的にいう寄生虫は内部寄生虫を指します．これを多細胞性寄生虫である蠕虫 helminth と単細胞である原虫 protozoa に分類します．多細胞である蠕虫が狭義の意味での寄生虫です．原虫症は主に熱帯や亜熱帯地域で流行するものです．マラリア，赤痢アメーバ症，クリプトスポリジウム症，ランブル鞭毛虫症，トリコモナス症などがありますが，皮膚科領域で見られるのはリーシュマニア症やトキソプラズマ症などです．蠕虫は，さらに袋形動物としての線虫類と扁形動物としての吸虫類と条虫類に分けられます．皮膚科領域では，有鉤条虫の幼虫による皮下嚢尾虫症 cysticercosis，有棘顎口虫の寄生による皮膚顎口虫症 gnathostomiasis があります（**図 8-3**）．皮膚内を幼虫が移動して廻るクリーピング・ディジーズを起こすものもあります．

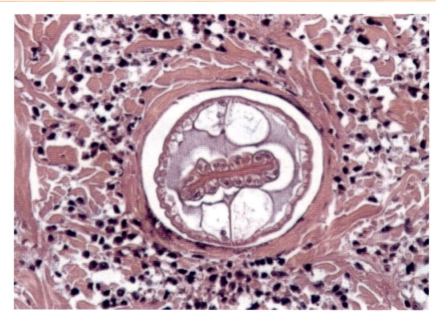

図8-3　輪切りにされた有棘顎口虫の虫体

真菌

　真菌は，カビ，酵母やキノコなどの総称で，葉緑素を持たない真核生物です。現在知られている真菌はなんと7万種類以上あるということです。多くの真菌は土壌，空気，水などの自然環境中に存在しています。面白いことに，真菌は従属栄養生物で，枯れ木や落ち葉，植物や動物に寄生して周囲から栄養素を取り込んでいます。ヒトに寄生して感染症を起こす病原性真菌は50種程度あり，これによる感染症を真菌症と呼んでいるのです。

　真菌は，大きさは普通3〜8μmで，その生活環から菌糸hyphaと胞子sporeに分けられ，そのため外観上糸状菌と酵母に分類されています（**図8-4**）。菌糸の形は栄養型とも呼ばれ活動期にある時の形態で，糸状に伸びた一つの細胞同士が繋がって繊維状となっています。しばしば数cmに及ぶものがあります。分枝した菌糸が互いに絡み合い菌糸体という塊を形成することもあります。菌糸を構成する細胞間に隔壁があるものを有隔菌糸 septate hypha，隔壁を形成しないものを無隔菌糸 non-septate hypha と呼んでいます。有隔菌糸の代表例がアスペルギルスで，無隔菌糸の代表がムコールです。胞子は非活動期，休眠期にある真菌で，楕円形・円形の形をしており，菌糸型よりも安定しており，外界の過酷な環境に耐えることができるとされています。

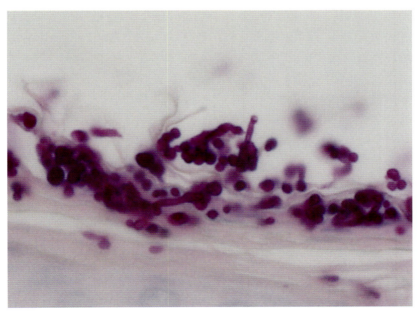

図8-4　真菌
皮膚角質層内に存在する白癬菌を示している（PAS染色）。胞子型と菌糸型がみられる。

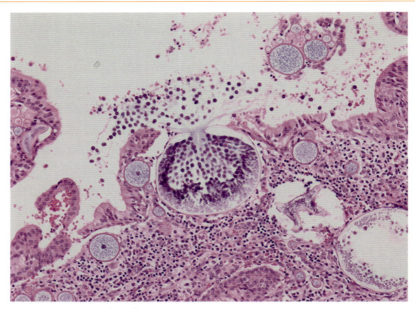

図8-5　ライノスポリディウム
胞子嚢があり，内部に内生胞子を含んでいる。写真ではその内生胞子が今まさに放出されている。

　水分や温度，栄養，酸素などの良い環境が得られると栄養型の菌糸へと変換していきます。多くの場合，先端発育を示し，胞子が発芽して発芽管となり延長して菌糸となります。栄養菌糸の尖端で生殖菌糸がつくられ，胞子嚢ができ内部に内生胞子を含有したり，外部に外生胞子を形成することがあります。代表例はコクシジオイデスやライノスポリディウム（**図 8-5**）ですが，ヒト生体内でこの形態をみることは稀といえます。菌糸は，一般に外壁が互いにまっすぐで平行にそして一定の幅をもって走る構造をしていますが，カンジダでは出芽したものが西洋梨状からソーセージ状の形態で伸長し菌糸を形成するのが特徴です。これを仮性菌糸 pseudohypha と呼んでいます。
　真菌にも細胞膜と細胞壁が存在しています。細胞壁は多糖類からなる微細線維状構造で，主成分は β グルカン，キチンやマンナンです。β グルカンはグルコースとグルコサミンの重合体でできており，マンナンも真菌に特有の物質でヒトの細胞にはないため，これを血清内に認めることで深在性真菌症の診断に利用しています。組織学的には，PAS 染色や Grocott 染色などムコ多糖類を染める染色法で認められます。

細菌

　細菌は 3000 種類もあるそうですが，そのうち病原性細菌となり得るものは約 1000 種類です。細菌は，感染症の原因として一番多いもので，大きさは 0.1 〜 30 μm だが

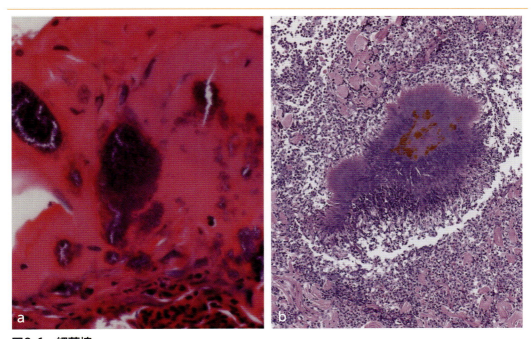

図8-6　細菌塊
a. 二次感染としての黄色ブドウ球菌が痂皮内に存在している。b. アクティノマイセスによる顆粒 granule の形成がみられる。

　一般に 0.2～1.5μm 程度で，球状，桿状，らせん状，球桿状の形態を示すものがあります。それぞれを球菌，桿菌，らせん菌，球桿菌と呼んでいます。また，鞭毛を持つものとそうでないものがあり，持たないものは運動性に乏しく，単独で存在するというよりも繋がったり塊をなして存在するため，その繋がり方によってブドウ球菌，連鎖球菌，連鎖桿菌，双球菌などと呼ばれます。菌が塊をなして存在するもの（colony）を顆粒 granule といいます（**図 8-6**）。また，生長に不適な環境では芽胞という構造を形成したり，群がり集まってバイオフィルムを形成することがあります。正式には，細菌は属 genus や科 family に分類され，属の中は種 species によって細分類されていて，学名は属と種をラテン語で記載することになっています。
　細菌を検出・同定するのにクリスタルバイオレットとサフラニンという色素を使って染色します。グラム染色と呼ばれるものがこれです。この染色で紫色に染まるものをグラム陽性菌，赤く染まるものをグラム陰性菌と呼びます。これは細菌の細胞壁にペプチドグリカンを多量に持つか，少なくリポ多糖を多く持つかの違いによって決まります。臨床上有用な分類方法にもなっています。その他，その生長に嫌気的な環境を必要とするか否かで，好気性菌，嫌気性菌，後者をさらに通性嫌気性菌，偏性嫌気性菌に分け，併せて，グラム陽性通性嫌気性菌だとかグラム陰性好気性球菌だとかと呼称し，分類することがあります。通性嫌気性菌とは，酸素があってもなくても生存

できるもので，酸素があれば好気的解糖系を使って，酸素がなくとも解糖系と発酵によってエネルギーを得ることができるものです。偏性嫌気性菌とは酸素があると死んでしまうものをいいます。

　構造上，細菌には菌体の周りに細胞壁があり，その内部に細胞質を覆う細胞膜が存在しています。細胞壁の外側には外膜を持つものや鞭毛，莢膜を持つものがあります。これらが感染性や運動性に大きな役割を果たしていますし，抗生剤などの標的にもなるものです。

　細菌が感染を起こす際には，細菌が産生するいろいろな因子が関係します。付着因子，定着因子，上皮細胞内に侵入する際に使われる侵入因子や毒素・酵素がこれに当たります。毒素には，内毒素 endotoxin と外毒素 exotoxin があります。内毒素はグラム陰性菌が菌体内に持つ毒素で，細胞壁のリポ多糖，特にリピッド A が強い毒性を持っています。菌体が壊される時に放出されます。外毒素は，菌が分泌するもので，コレラ毒素，ボツリヌス毒素，破傷風毒素，ジフテリア毒素などがこれに当たります。炎症細胞の傷害や抵抗力の減弱を起こさせます。酵素にはストレプトキナーゼやヒアルノニダーゼなどがあり，プラスミノーゲンを活性化してフィブリンを分解したり，ヒアルロン酸を分解して移動を可能にし，病巣を広げる役目をします。

　一般に，細菌などの寄生体は，環境内で独立して生息できますので，宿主の細胞内に入り込む必要はありません。このような寄生体のあり方を細胞外寄生，その寄生体を細胞外寄生体と呼んでいます。逆に，宿主の細胞内で生息するものがあり，これを細胞内寄生体と呼びます。細胞内でないと生息できないものを偏性細胞内寄生体，細胞内でも細胞外でも生息できるものを条件性細胞内寄生体といいます。細菌の多くは細胞外寄生体ですが，リケッチアは偏性細胞内寄生体，結核菌などは条件性（通性）細胞内寄生体です。

ウイルス

　ウイルスは核酸，タンパク質の殻（カプシド）とそれを取り囲む脂質二重膜（エンベロープ）からなっています。カプシドやエンベロープによって外部環境からは分離されていますが，ウイルス単体では代謝が行えず，また増殖能を持たず，他の生命体を利用して後二者の機能を果たしています。そのため，第 1 章で述べた生命，生命体の定義に当てはまらず，生物とはいえないのではないかと考えられていますが，いわゆる感染力は持っています。言葉を換えれば，前述した偏性細胞内寄生体の仲間と捉えることができます。また，ウイルスの構造そのものは，光学顕微鏡のレベルでも見ることはできず，電子顕微鏡によってはじめてその構造をみることができる程度です。しかし，大きなウイルスの集合体（封入体 inclusion）は光学顕微鏡でも見えますし（**図8-7**），感染によって起こる宿主の変化（組織反応）をみることによって，その感染の存在を認識することができます。

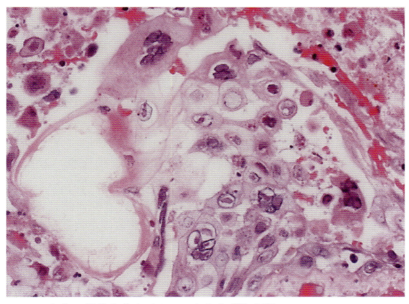

図8-7 水痘・帯状疱疹ウイルスの表皮内感染病巣
角化細胞の破壊，巨大細胞化，多核化，好酸性核内封入体形成や核全体のスリガラス状変化がみられる。ヘルペスウイルスの仲間で，組織形態上単純ヘルペス（単純疱疹）と区別できない。

　核酸には，デオキシリボ核酸（DNA）とリボ核酸（RNA）がありますので，これに対応させてDNAウイルスとRNAウイルスに大別しています。また，ウイルスの核酸の本数によって一本鎖DNA，二本鎖DNA，一本鎖RNA，二本鎖RNAに分けます。エンベロープのある二本鎖DNAウイルスには，ポックスウイルス（天然痘，牛痘），ヘルペスウイルス（ヘルペス感染症），ヘパドナウイルス（B型肝炎）があり，エンベロープのない二本鎖DNAにはパピローマウイルス（尖圭コンジローマなど），ポリオーマウイルス，アデノウイルスがあります。1本鎖DNAウイルスの代表がパルボウイルス（伝染性紅斑）です。同様にRNAウイルスでは，二本鎖RNAの形態を示すのはレオウイルス（ロタウイルス感染症）だけです。他は一本鎖RNAからなり，エンベロープを有するものでは，レトロウイルス（HIVやHTLV-1感染症），トガウイルス（風疹），パラミクソウイルス（麻疹など），オルトミクソウイルス，フィロウイルス，ラブドウイルス，ブニヤウイルス，アレナウイルス，フラビウイルス（C型肝炎や日本脳炎など），オルトミックソウイルスがあります。エンベロープを持たないものでは，ピコルナウイルス（A型肝炎など），アストロウイルス，カリシウイルス（ノロウイルス感染症），レオウイルスがあります。

138 8章 炎症 2 感染症

プリオン

　今まで述べてきたように，感染とは病原体としての生命体が他の生命体（宿主）に入り込み，その環境を借りて，増殖し，自らの遺伝子を増幅する過程，種の存続を図る手段でした。宿主を殺してしまうことが本来の目的ではないと考えられます。殺してしまうと，自らも活きていけず，子孫を残すことができないからです。いいかえると，子孫を残すためには，どんな状態になってもこの目的を果たす手段がもう一つ必要です。それが他の宿主に取りつくことであり，その方法や手段が感染であるともいえます。

　しかし，近年，驚くべき寄生体が存在し，病気を引き起こしていることが分かってきました。それがプリオン病です。クロイツフェルト・ヤコブ病，クールーや牛海綿状脳症（BSE）などです。まったく生命があるとか生命体であるという条件を満たさない，プリオン prion というタンパク成分（プリオンタンパク質；PrP）が感染という現象を起こすのです。プリオンという名前はタンパク質のプロテイン protein と感染 infection の合成語だそうです。この病気について少し説明しておきましょう。

　プリオンタンパク質は 200 個のアミノ酸が GPI という糖脂質を介して膜に結合したタンパク質で正常に存在するものです。正常に存在するので正常型プリオン（PrPc）と呼ばれます。これに対応するように，伝搬型プリオン（PrPSc）というものが存在します。これは PrPc と全く同じアミノ酸配列を持ちながらその三次構造が異なり，β プリーツ構造が多くなったものです。タンパク質の変性のところで説明（p.57）したものと同様です。タンパク質の折り畳みが変わった状態です。タンパク質の多くでは，エネルギー準位の低い，いいかえれば一番安定した構造をとるようになるまで折り畳みを繰り返します。従って，タンパク質は 1 種類の構造が多いのですが，プリオンの場合はもう一つの構造を採ることができるようです。伝搬型プリオンが取り込まれると，ヒトの細胞が正常でもっている正常型プリオンを伝搬型に変えることができるとされています。これを β 転移と表現しています。β 転移はどんどんと進行していき，正常型を伝搬型に変えていきます。これらが集まるとその凝集体であるアミロイド線維が形成されてくるようになるというのです。アミロイド線維は，神経細胞を傷害しその結果，死滅した細胞がなくなってその部分が空洞化しスポンジ状の組織となると考えられています。

　プリオン病は遺伝的にも起こります。遺伝型は，ヒトでは第 20 染色体にあるプリオン遺伝子に変異が起こったもので，これが伝わります。従って，プリオン病は感染性であるとともに遺伝性でもあるといえる不思議な病気です。残念なことに，プリオンタンパク質は正常に存在するものなので，PrPc も PrPSc も免疫機構に捕捉され免疫反応を惹起することはないとされています。

　上記のような変化を起こさせる伝搬型プリオンは，病気を起こさせる原因子，つまり病因子とはなり得ますが，病原体とはいえません。なぜなら病原体とは感染症の原

因となる微生物と定義されているからです。また，感染とは，微生物などが宿主の体表面などに定着した後に，深部（間質）組織にまで侵入し増殖することをいうと一般に定義されています。従って，微生物でなくともウイルスのように侵入し増殖することができるものは感染したと考えることができます。しかし，伝搬型プリオンの場合は侵入したもののそれ自体が増幅したり増殖するわけではなく変性を誘発し正常型を伝搬型のプリオンタンパク質に変えるだけですので，これを感染と理解することはできないと考えています。単に社会的現象としてこの病気を捉えると，感染症あるいは伝搬病以外の何物でもないですね。面白い病気です。

感染症の成立と組織反応

さて，今度は病原体の感染が起こった場合の宿主であるヒトの反応がどのように起こってくるかをみていきたいと思います。

感染が成立し始めると，それを排除するための組織反応が起こってきます。反応の大筋は第6章，7章で述べた通りです。今度は，病原微生物側の条件によって，どのような免疫反応や組織反応が採られていくかをみていきましょう（**表8-1**）。病原微生物が生体内のどこに寄生するか，つまり細胞外か細胞内かを自ら選択することを先ほど学びました。細胞外寄生体となるか細胞内寄生体となるかを選択します。細胞内寄生体の中には，絶対に

表8-1　病原微生物の人体内寄生様式による組織反応の違い

種類	特徴	例	組織反応	免疫メカニズム			
				非特異的		特異的	
				貪食作用	炎症反応	体液性	細胞性
細胞外寄生体	急性，劇症	ブドウ球菌 寄生虫	好中球 好酸球	＋	＋	＋	?
細胞内寄生体							
条件性細胞内寄生体	慢性 貪食細胞により貪食されるが殺菌されない	結核菌 ヒストプラズマ トキソプラズマ	肉芽腫	＋	＋	0	＋
偏性細胞内寄生体	慢性 複製のためには，細胞内寄生が必要	レプラ菌 リケッチア ウイルス	肉芽腫 アポトーシス	＋	＋/－	0	＋

140 ▋8章　炎症 2　感染症

細胞内でないと寄生できないものと，条件によって細胞内や細胞外に生息できるものがあり，それらを，それぞれ偏性細胞内寄生体，条件性細胞寄生体と呼び分けることも既に話しました。ブドウ球菌などの通常細菌や寄生虫などは細胞外に寄生します。レプラ菌，リケッチア，ウイルスなどが偏性細胞内寄生体，結核菌，ヒストプラズマ，トキソプラズマなどが条件性細胞内寄生体です。

　細胞外寄生体に対しては，非特異的反応つまり自然免疫系が反応します。主役は好中球やマクロファージなどの貪食細胞です。勿論，後期には特異的免疫反応（適応免疫反応）も加わってきますが，抗体依存性の体液性免疫と呼ばれる反応機構です。貪食により処理できるような細菌には好中球やマクロファージが，寄生虫のような多細胞性の大きな寄生体では，毒性の強い主要塩基性タンパク major basic protein を有する好酸球が反応していきます。いずれにしても，戦国時代の合戦のようなもので，所詮敵味方入り混じっての侍同士の刀や槍を持っての戦いです。

　一方，細胞内寄生体は，低毒性であるものが多く，また自然免疫系は反応するもののいったん細胞内に入ると，一般に無力となります。その時にはどうするか。つまり，戦国時代でいえば，籠城した敵を打ち破るための方法です。そう。一つは兵糧攻めですね。マクロファージやその一系である類上皮細胞を呼び寄せ，肉芽腫をつくり，周りを囲み（wall-off），中心部にいる菌には水や酸素，栄養を与えないようにして，死滅させる，あるいは寄生された自分の細胞ごと殺してしまうという手段をとるのです。これが後で述べる T 細胞依存性，遅延型過敏症（アレルギー）による免疫反応です。肉芽腫性の組織反応を起こします。結核菌，ヒストプラズマ，トキソプラズマなどの条件性細胞内寄生体にはこのような攻撃を仕掛けるのです。偏性細胞内寄生体でもレプラ菌などには同様の肉芽腫による攻撃を行います。ウイルスなどの偏性細胞内寄生体には一挙に宿主の細胞ごと死滅させる方法を採ります。水攻めに当たるのでしょうか。生体内では，この手段としてアポトーシスという現象が用いられるのです。

　それぞれの病理発生のメカニズムについては，9章，10章で話すことにします。

9章 炎症 3 免疫機構からみた炎症反応

第7章で炎症とは何かを学び，第8章で感染症について話し，これらを通して炎症が発生するとヒトの身体の中でどのような変化や組織反応が起こってくるのかを大雑把にみてきました。本章からは，これらを免疫学的側面から見ていってみたいと思います。免疫機構にはどのようなものがあるのか，それがどのように働くのか，そしてその時に組織がどう変化していくのかを順序立てて追ってみたいと思います。

免疫とは

免疫とは，言語学的には人が疫病から免れることをいいます。疫病とは流行病，伝染病，つまり感染症のことを意味しています。この中には，一度かかると二度とかからない病気や種痘によりある病気に罹らなくすることができるものがあります。一度罹患すると二度と感染しないといった，いわゆる「二度なしの法則」を意味するのが元来の免疫ですが，それだけではなく自己という個体をある環境下で存続・維持させるために，他生命体の侵入や攻撃を未然に，あるいは起こりかけた初期の段階で防御する仕組みとしての免疫機構が近年明らかとなってきました。ここでは，自己の個体内で起こる新陳代謝の過程で死滅した細胞やその他の成分の排除から，外来生命体や異物からの生体の防御およびこの防御反応からできた産物の排除までの過程をも含めながら，「非自己を認識しそれを排除する仕組み」をみていきます。

自己と非自己

生命体は，たとえその起源が一つであったとしても，それぞれ自然環境に適合させながら進化し，多彩な種類の生命体，そして一つの種であってもそれぞれが少し異なるように，

142 9章 炎症 3 免疫機構からみた炎症

つまり多様性が持てるように創造されてきました。そのため，素材は同じであっても，たとえ目的や機能が同じであっても，つくられてきた各構造や成分は類似性を示すものの，種や個体では少しずつ異なるようにもなりました。その違いは，やや異なったアミノ酸配列やタンパク質の三次構造の違いによるものだけではなく，自分はこのようなものですという印に似たような特殊な分子にもよっています。一方，同じ種であっても，一つの個体は一つの細胞に由来するため，できてきた個体を構成する細胞は基本的に同じ遺伝子を有し，同一個体を構成するすべての細胞の構成分子は同一となり得ます。従って，自己を示す共通したタンパク質が存在することになり，他の個体とは違いがあるものとなります。この個体ごとでの構成成分の多様性の獲得が，他との違いをつくり，自己と自己でないもの（非自己）の基になります。生命体は，この自己，非自己が認識できるようになり，非自己を排除する機構，システムをつくってきました。その目的を円滑に履行する細胞がいわゆる免疫担当細胞です。自己の身体を構成するタンパク質やペプチド，そして MHC と呼ばれる分子（後述）は免疫細胞によって自己と認識され，自己と異なった MHC 分子や異なったタンパク質やペプチドは非自己として認識されることになります。この免疫担当細胞を含めた非自己の排除機構を総称して免疫系というのです。

免疫系の発生，その種類と局在

　受精によってヒトの個体形成が始まります。一つの全能性幹細胞から，胎盤をつくる幹細胞と個体をつくる胎児性幹細胞に分かれます。胎生期，胎児性（多能性）幹細胞が増殖し機能分化が進んでいく個体発生過程の段階で，骨髄にある多能性造血幹細胞の中から，赤血球系共通前駆細胞，骨髄系共通前駆細胞，リンパ系共通前駆細胞が現れてきます（**図 9-1**）。骨髄系共通前駆細胞からは好中球や好酸球，好塩基球となり得る顆粒球共通前駆細胞と樹状細胞，マクロファージへ分化し得る単球や肥満細胞（マスト細胞）の前駆細胞へとなり得る前駆細胞が，リンパ球系共通前駆細胞からは B リンパ球の前駆細胞と NK／T 細胞となり得る前駆細胞が分化してきます。NK／T 細胞共通前駆細胞からは NK 細胞と T リンパ球が出現してくるようになります。これらの細胞は，免疫機能の発現の迅速性，特異性の違いから，大きく自然免疫系と適応免疫系（獲得免疫系）に分けられています。自然免疫系は，発動すると 12 時間程度，適応免疫系は日から週単位の経過で進行します（**図 9-2**）。さらに，適応免疫系は，伝達機序の違いから体液性免疫，細胞性免疫に分類されます。面白いことに，これらの細胞も起源が多少異なりながらも，同じような作用を果たしたり，相互に協力し合って免疫反応を担っています。

　最近では，B 細胞，T 細胞の呼称がよく使われますが，組織像をみる時の理解を早めてくれると思いますので，本書では以降も B リンパ球，T リンパ球の名称に統一しておきます。免疫系を担う細胞はすべて骨髄由来ですが，種類によっては，その後その分化・成熟はそれぞれ違う場所で行われます。自然免疫系の細胞は骨髄で成熟し，骨髄を離れるとしばら

免疫系の発生，その種類と局在　**143**

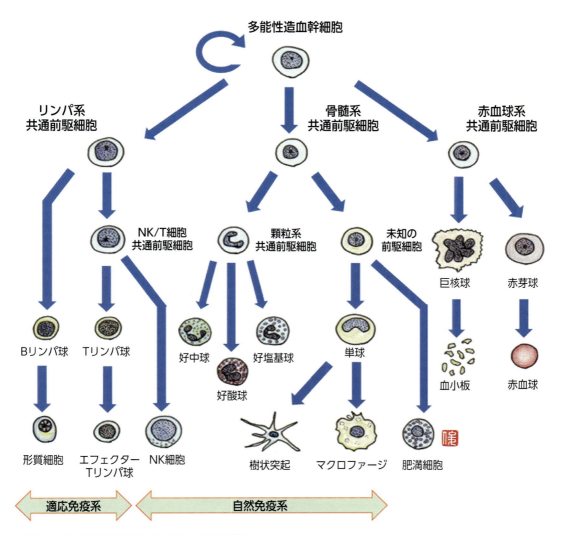

図9-1　造血幹細胞由来の血液・免疫細胞

くの間血液を流れ，組織内を通過してリンパ管から血液に戻るという循環を行っていますが，その間もしばらく組織内に停留して，死滅した自己細胞の処理や異物の認識も行います。やがては自ら死滅し，他の同類細胞によって処分されます。体液性免疫系の細胞は骨髄でつくられ初期段階の分化を終え未熟Ｂリンパ球となりますが，細胞性免疫系の細胞はＴリンパ球の前駆細胞となり，胸腺へ移動し，ここで未熟なＴリンパ球は正と負の選択という機序により機能的に大きく分かれ，後述するように５種類の細胞となった後，血中へ入り込み，循環します。骨髄と胸腺で免疫担当細胞の分化の方向性が決まりますので，これらを一次リンパ組織と呼んでいます（**図 9-3**）。分化したＢリンパ球はリンパ節や脾臓，虫垂を含め気道消化管系の二次リンパ組織に移動・滞在し，必要に応じてエフェクターＢリン

パ球（形質細胞）へと成熟し炎症反応に対応するようになります。分化したTリンパ球も，やがてBリンパ球と同様二次リンパ組織に滞在することになります。それぞれの種類の細胞は居住する地域が決まっていて，例えばリンパ節ではBリンパ球の主体は皮質という領域に，ただBリンパ球の最終成熟型である形質細胞は産生物質をリンパ液中に分泌しやすいように髄質近くに存在します。Tリンパ球はいろいろな機能を持つ細胞に分化しますので，それぞれ役割を果たすべき領域に居住することになり，その主だった居住地域は傍皮質と呼ばれる領域です。局所の炎症が遷延化するとその末梢組織領域にリンパ節と類似したリンパ装置構造が形成されます。これが三次リンパ組織と呼ばれるものです。このように，いずれの免疫系担当細胞も各組織に分散して存在するようになります。

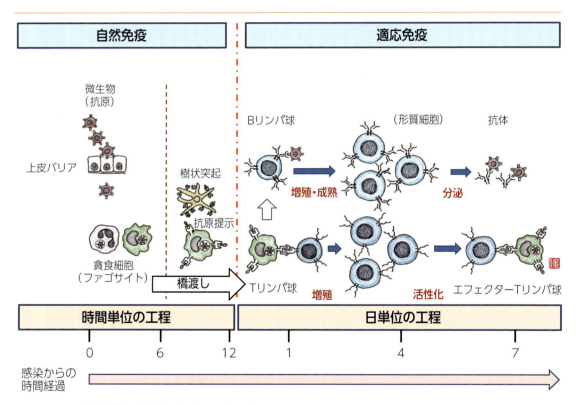

図9-2 免疫機構：自然免疫系から適応免疫系への移行

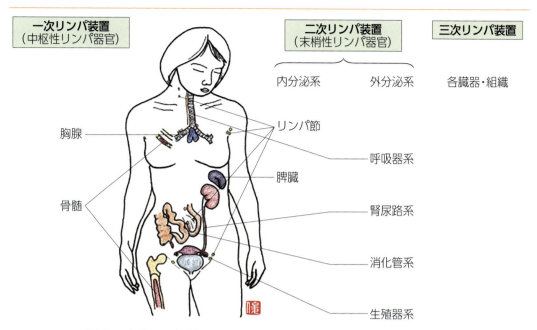

図9-3　リンパ装置：各臓器の役割

自然免疫系

　自然免疫を担うのが，樹状細胞や好中球，好酸球，好塩基球，NK 細胞，γδT リンパ球，自然リンパ球などです。炎症の現場での第一線を担います。これらの細胞はいずれも大なり小なり食作用 phagocytosis という能力をもっていて，この能力の強い好中球と単球・マクロファージは貪食細胞とも呼ばれます。貪食細胞には，さまざまな受容体がその細胞膜（原形質膜）表面についていて，それぞれ非自己成分とみなされる物質はこれに結合することによって貪食能が高められ，貪食されます。つまり，各種病原体に特有の構造（タンパク質や脂質，糖質，核酸など）や感染や傷害を受けた細胞だけが産生するストレスタンパクなどをパターンとして認識する共通の受容体（パターン認識受容体あるいはセンサー）を細胞膜表面（原形質膜やエンドソーム膜の表面）に発現しているのです。自然免疫における非自己の認識は大雑把なもので，どういった種類のものかの判定に止まります。これらの認識受容体には補体受容体，マンノース受容体，β グルカン受容体，Toll 様受容体（TLR），スカベンジャー受容体（食作用受容体）などたくさんあります。スカベンジャー受容体は変性した分子や老化細胞，傷害を受けた細胞などを貪食する際に利用される受容体で，陰性荷電を有するあるいは疎水性を持ち適度な大きさの分子と結合します。これにより自己であっても変性や壊死に陥ったものは，非自己（異物）と認識され貪食処理されることに

146 9章 炎症 3 免疫機構からみた炎症

なり，細胞の新陳代謝に関与します。Toll 様受容体（TLR）の他に，類似するものとしてリグアイ様受容体（RLR），C タイプレクチン受容体（CLR），ノッド様受容体（NLR）や cGAS が知られています。代表として TLR の 9 種類についてその役割などを**表 9-1** に示しておきます。第 8 章で学んだ各病原体に対する組織反応の違いもこれで良く説明されることが分かります。

受容体が，侵入した細胞外，細胞内抗原を認識・捕捉・貪食することによって，迅速に処理すると，貪食細胞，特に樹状細胞はサイトカインを分泌し，さらに多くの炎症細胞，貪食細胞を集め，自然免疫による炎症反応を増強するとともに，後で述べる適応免疫系を

表9-1 Toll様受容体による微生物成分の認識

受容体の種類	リガンド	認識される微生物	受容体を持つ細胞	受容体の細胞内局在
TLR1-TLR2ヘテロ二量体	リポペプチド GPI	細菌 寄生虫（トリパノゾーマなど）	単球，樹状細胞，好酸球，好塩基球，肥満細胞	細胞膜
TLR2-TLR6ヘテロ二量体	リポテイコ酸 ザイモサン	グラム陽性菌 酵母（真菌）	単球，樹状細胞，好酸球，好塩基球，肥満細胞	細胞膜
TRL3	ウイルス二本鎖RNA	ウイルス（ウエストナイルウイルスなど）	NK細胞	エンドソーム
TLR4-TLR4ホモ二量体	リポ多糖	グラム陽性菌	マクロファージ，樹状細胞，肥満細胞，好酸球	細胞膜
TLR5	フラジェリン	鞭毛をもつ運動性細菌	腸管上皮	細胞膜
TLR7	ウイルス一本鎖RNA	ウイルス（HIV など）	形質細胞様樹状細胞，NK細胞，好酸球，Bリンパ球	エンドソーム
TLR8	ウイルス一本鎖RNA	ウイルス（インフルエンザウイルスなど）	NK細胞	エンドソーム
TLR9	非メチル化CpGに富むDNA	細菌，ウイルス（ヘルペスウイルス）	形質細胞様樹状細胞，Bリンパ球，好酸球，好塩基球	エンドソーム
TLR10-TLR10ホモ二量体，TLR10-TLR1またはTLR2のヘテロ二量体	未知	未知	形質細胞様樹状細胞，好塩基球，好酸球，Bリンパ球	未知

発動したり調節する役割を果たします。このうち，細胞外抗原に対しては，好中球，単球，マクロファージ，樹状細胞が主に反応し，細胞内抗原に関しては細胞傷害性の NK 細胞，γδT リンパ球，自然リンパ球が関与することが知られています。ウイルスなどの DNA や RNA は組成がヒトのそれと類似し，そのパターン配列も似ていますので，細胞表面で認識すると自己の細胞を害する恐れがあります。そのため，核酸を認識する TLR は，細胞表面ではなく細胞内の小胞に発現し，そこで貪食された微生物由来の核酸を認識します。つまり，自己の成分と非自己の成分を TLR の存在場所で区別するのです。このようにして，自己細胞を傷害することなく処理するようになっています。

　貪食細胞が食作用受容体で抗原を捕捉し，TLR が抗原を認識すると，IL-1，IL-6，IL-8，IL-12，TNF-α などの炎症性サイトカインや抗ウイルス性サイトカイン（IFNα，IFNβ）を分泌して排除しようとします。また，血管を刺激し拡張させて好中球やリンパ球を新たに誘導し，到着するとこれら貪食細胞を活性化したり，NK 細胞を成熟させ細胞傷害活性を増強させます。これらによって効果的に排除されると炎症はおさまりますが，排除されない場合には樹状細胞が関与して炎症反応を増強させていくことになります。実は，これらのパターン認識受容体は貪食細胞だけではなく，少ないながらもほぼ全身の細胞に存在していることが知られています。そのため，ほぼすべての細胞から炎症増強因子としてのサイトカインが出されることになります。

　炎症細胞で最初に異物を認識し貪食するのは，好中球やマクロファージです。これらが分泌するサイトカインによって血管内から炎症細胞が動員されてきます。血管内では好中球が一番数多く存在するので，まずこの細胞が炎症巣にたくさんやってきますが，その寿命はたった 6 時間です。血中で単球として流れていた細胞が組織中に入ると激烈な変化をきたしマクロファージとなります。従って，好中球の多かった炎症巣も時間をおいて多くのマクロファージをみるようになります。また，炎症細胞の動員数を増やしたり炎症の目的を速やかに行わせるために，血管の増生や線維芽細胞の増殖も起こるようになります。これが肉芽組織の像です。

　前章で述べたいわゆる急性炎症の過程の背景にはこのような細胞やサイトカインによる細胞同士の遣り取りが行われているのです。

適応免疫系

　自然免疫系で異物を排除できない場合，引きつづきもう一つの防御の起点が作動します。それが適応免疫系で，非自己の認識がより特異的となり，反応がさらに増強されます。前述のように，適応免疫系の主役はリンパ球です。

　前述のように，リンパ球系前駆細胞からは，一次リンパ装置（中枢性リンパ器官）でもある骨髄で B リンパ球や NK/T 共通前駆細胞へと分化し，さらに NK/T 細胞の中からは胸腺で T リンパ球となるものができてきます。B リンパ球は液性免疫に関与し，T リンパ球

148 9章 炎症 3 免疫機構からみた炎症

は細胞性免疫に関与します。Bリンパ球は最終的に形質細胞となり抗体を分泌し，抗体は体液中を流れ抗原に接すると互いに結合し特定の反応を起こすようになります。これが液性免疫と呼ばれる理由です。一方，Tリンパ球はその細胞表面に抗体に当たるT細胞受容体（T cell receptor; TCR）を持っていて非自己を認識しその情報を適切に他の免疫担当細胞に直接伝えたり，反応産物を産生し非自己と認識された細胞に傷害因子を注入したりしますので，細胞性免疫という名前で呼ばれます。

　これらの細胞は，発生の段階で機能的分化と多様化の二つの過程を経る点で共通しています。Bリンパ球やTリンパ球は成熟の過程で，それぞれ多種類のものに変化していきます。Bリンパ球では5種類の抗体（IgG, M, A, E, D）が産生できるようになります。Tリンパ球は胸腺で選択と分化が起こり，細胞傷害性（キラー）Tリンパ球（CTL；CD8+Tリンパ球），ヘルパーTリンパ球（Th；CD4+Tリンパ球），制御性Tリンパ球（Treg），その他γδTリンパ球（γδT;CD8-CD4-Tリンパ球），ナチュラルキラーTリンパ球（NKT）ができてきます。

　未熟なTリンパ球は，αβ型とγδ型のT細胞受容体を編成し，前者の型のものはCD8とCD4分子の両方を発現（CD4+CD8+TCRαβTリンパ球）し，やがて正の選択を受けてCD4-CD8+TCRαβTリンパ球（CD8+Tリンパ球），CD4+CD8-TCRαβTリンパ球（CD4+Tリンパ球），CD4+CD8-TCRαβTリンパ球（CD4+Tregリンパ球）へと成長します。後者のγδ型のT細胞受容体を編成したものはそのままγδTリンパ球となり末梢組織へと移動します。こうして，Tリンパ球に関係する細胞ができあがってきます。いずれのB, Tリンパ球も，抗原刺激を受けないと，活性化し機能を果たすことはできません。

　抗原刺激を受ける前の非活性化状態にあるリンパ球をナイーブリンパ球といい，活性化されると機能を果たすエフェクターリンパ球とメモリー（記憶）リンパ球になります。つまり，ここで免疫現象の果たす非自己の排除と記憶という二つの目的にかなった細胞ができることになります。

　本項の冒頭で生命体には多様性があるという話をしましたが，無数に存在するといえる多様な異種細胞や異物を認識するには，認識できる受容体も多種あり，無数の多様な抗原に対応できるほどに必要とされます。この受容体をそれぞれB細胞受容体（BCR），T細胞受容体（TCR）といいます（**図 9-4**）。それぞれが多種類のものからなっていますが，一つの細胞は一つの受容体を装備するのみです。生後しばらくするまでには，侵入してくる異物質のほとんどに対応できるほどの種類の細胞が準備されてきます。この多様性は，両リンパ球とも関連遺伝子の配列を組み替えて，遺伝子再構成 gene rearrangement を起こすことによって得られるようになっています。

　ルーの法則 Roux's law というのがあります。生物には「必要最小限の材料を使って最大限の効果が得られるように形づくられる」という適応戦略が働くというものです。遺伝子再構成という機構は，必要最小限の遺伝子を使って最大多数の必要産物をつくろうとする機構といえます。これらの操作によって，BCRやTCRはそれぞれ1000億以上のものがつくられることになります。従って，外界から入ってくる異物タンパク質などの数がいく

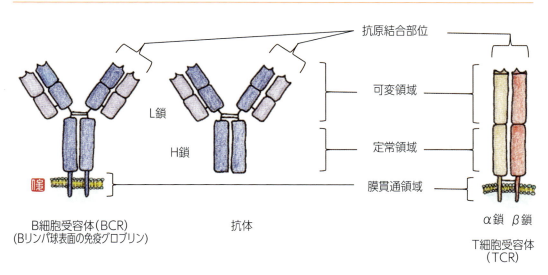

図9-4 Bリンパ球，Tリンパ球表面の受容体と抗体

ら多くとも，そのうちのどれかのBCR，TCRに適合するものが必ず存在する可能性が高くなるようになっています。ただ，種類は多くとも，同じ認識受容体を持つナイーブBリンパ球やナイーブTリンパ球の数は健常状態（非刺激状態）では抑えられていて，数えるほどしか存在しません。全身で100個程度と考えられています。このような状態で，個体の臓器・組織内にこれらの細胞が潜んだり，体液中を循環していて，異物的高分子物質である抗原が侵入してくるのを待ち構えているのです。これらの細胞は特殊な受容体で，それにくっつくいわゆるリガンドとなる抗原しか識別できませんので，その結合は非常に特異的です。このためこれらの細胞による適応（獲得）免疫反応は特異的免疫反応とも称されています。

自然免疫系と適応免疫系の協働

　適応免疫系が適切に作動するためには，自然免疫系からの働きかけが必須です。また，適応免疫系が機能した後，炎症部位を清掃するのに自然免疫系が再びかかわってきます。両者は協働して異物の処理，排除に当たっているのです。

　病原体を始め異物質が個体内に侵入してくると，自然免疫系が発動され，貪食という現象が促進されます。それによって病原体の構成成分，特にタンパク質はペプチドにまで断片化されます。この現象は直接，あるいはマクロファージを介した後にも，樹状細胞でも行われます。樹状細胞では，ペプチドの多くはアミノ酸にまで分解されますが，一部はペプチドとしてMHCクラスⅡという分子と結合し，細胞表面に提示されるようになります（**図**

150 ▌9章　炎症 3　免疫機構からみた炎症

9-5b）。この過程を抗原処理と抗原提示といいます。MHC とは，主要組織適合遺伝子複合体（major histocompatibility complex）というタンパク質群のことで，ヒト白血球抗原複合体（HLA；human leukocyte antigen complex）と同じものです。この MHC 分子には，クラス I とクラス II があります（**表 9-2**）。樹状細胞は，リンパ球と異なり，一つの細胞表面に複数のそして無数の提示分子の複合体を有しています。細胞形態が樹状となるのは無数の提示分子複合体を表示するために細胞の表面積を増大させる一つの手段かも知れません。実は，樹状細胞には通常型樹状細胞と形質細胞様樹状細胞，それに濾胞樹状細胞があることが知られています。形質細胞様樹状細胞はウイルス感染の防御に係るとされ，濾胞樹状細胞は後述するように B リンパ球が産生する抗体の親和性成熟に関係しています。

　樹状細胞やナイーブヘルパー T リンパ球などの免疫細胞の多くは，たえず体内を循環しています。ここでいう循環とは，血管系，リンパ管系，間質循環系の循環を指すことを強調しておきます。一巡するのに 10 ～ 20 時間かかるとされています。この循環中に樹状細胞が病原体に出会う機会があり，病原体を貪食すると前述のように細胞表面に「MHC クラス II ＋抗原ペプチド」を提示するようになります。二次リンパ装置へ移動した後，この形の抗原としっかり結合できる TCR を持ったナイーブヘルパー T リンパ球と出会います。

　活性化された樹状細胞表面には補助刺激分子 CD80/86 も出現していて，ナイーブヘルパー T リンパ球の CD28 という補助刺激分子としっかり結合します。すると，樹状細胞からサイトカインが放出されナイーブヘルパー T リンパ球が活性化されます。活性化されたヘルパー T リンパ球は増殖を始め，その数は千倍，一万倍にも増加します。この中には，実際に作用するエフェクター T リンパ球と次の抗原曝露に対して迅速に反応，増殖するメモリー（記憶）T リンパ球に分化して機能するようになります。そして，サイトカインを放出してマクロファージを活性化し，貪食作用を強化します。一方，活性化した樹状細胞は役目が終わると死への道をたどります。

　もう一つ，MHC タンパク質には MHC クラス I 分子があります（**図 9-5a**）。これは，身体中のすべての細胞が持っており，自分のタンパク質が分解されてできたペプチドを結合して，細胞表面に提示しています。これによって，自己の細胞であることの目印としています。しかし，細胞内で分解された非自己の成分もこの MHC クラス I 分子に結合できます。樹状細胞では，クロスプレゼンテーションと称して MHC クラス I 分子に貪食した病原体

表9-2　抗原提示細胞と提示抗原，MHC クラス，反応 T リンパ球の関係

提示細胞	提示される抗原	MHCクラス	Tリンパ球のタイプ	Tリンパ球表面のCDタンパク質
全ての細胞	細胞質内のタンパク質の断片（ペプチド）	クラス I	細胞傷害性Tリンパ球	CD8
マクロファージとBリンパ球	細胞外のタンパク質の断片（ペプチド）	クラス II	ヘルパー Tリンパ球	CD4

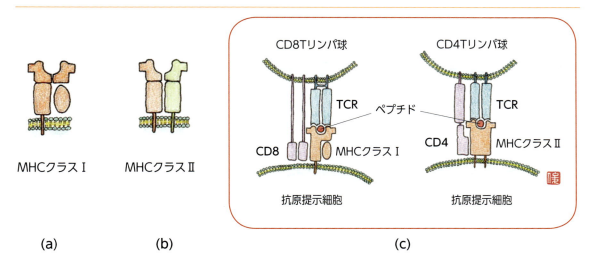

図9-5 主要組織適合遺伝子複合体（MHC）
(a) MHC クラス I (b) MHC クラス II (c) 各 MHC タンパク質とリンパ球の関係

由来のペプチドを載せることもできます。クラス I 分子と結合するためには CD8 が必要ですので，ナイーブ細胞傷害性 T リンパ球が結合します（**図 9-5c**）。そして同時に結合したヘルパー T リンパ球から出るサイトカインによってこの細胞傷害性 T リンパ球が活性化されることになります。活性化された細胞傷害性 T リンパ球はその非自己のペプチドを細胞表面に提示した感染細胞へと向かい，結合することになります。そうすると，特殊なタンパク質が出て感染細胞に孔をあけ，酵素を注入し，感染細胞にアポトーシスを起こさせるか，細胞表面に発現しているアポトーシス誘導分子が相手細胞のアポトーシスのスイッチ分子をオンにしてアポトーシスを誘導することになります。

　非自己抗原を認識すると，樹状細胞は適切なリンパ球細胞にその情報を与え，変身させます。ナイーブ CD8+T リンパ球が IL2 で刺激されると細胞傷害性 T リンパ球となります。ナイーブ CD4+T リンパ球では IL12 によって活性化されると 1 型ヘルパー T リンパ球（以下 Th1）に，IL4 で 2 型ヘルパー T リンパ球（以下 Th2）に，IL6 や TGFβ によって 17 型ヘルパー T リンパ球（以下 Th17）ができてくることが知られています。Th1 はマクロファージの活性化，Th2 は寄生虫に対する免疫応答の活性化，Th17 は，炎症性ヘルパー T リンパ球とも呼ばれ，好中球応答の亢進に関与しています。また，Th1 と Th2 のリンパ球がつくるサイトカインは，それぞれによる免疫反応を促進するとともに，他のものによる免疫反応を互いに抑制しあい，この過程に Treg も関係するのではないかといわれています。Th1 にはインターフェロン γ とともにウイルスを攻撃するインターフェロン α をたくさん分泌する細胞と少量のインターフェロン γ を分泌する以外に好中球を活性化する IF17 を分泌する細胞があります。Th1 は対ウイルス担当の免疫司令官で，Th17 は細菌担当の免疫司令官ともいえるようです。いずれにしても，このようにして自然免疫系の情報は適

152 9章 炎症 3 免疫機構からみた炎症

応免疫系へと伝えられていくようになるのです。

液性免疫系と細胞性免疫系，自然免疫系との協働

　侵入した細菌やウイルス，ないしその残骸物質などの抗原がリンパの流れに乗ってやってきて，それがナイーブBリンパ球表面のBCRに結合できるものであるとそれらが互いに結合し，ナイーブBリンパ球はそれを貪食します。貪食された抗原はペプチドまで分解され，Bリンパ球の持つMHCクラスIIに乗せ細胞表面に露出して，同時に抗原特異的に活性化されているヘルパーT細胞に提示します。この時にはBリンパ球にはCD80/86が同時に発現しているため活性化ヘルパーTリンパ球のCD28に結合してTリンパ球を刺激します。すると，今度は活性化ヘルパーT細胞はCD40Lを発現し，Bリンパ球のCD40に結合します。同時にサイトカインを放出してBリンパ球を刺激します。これにより，Bリンパ球は抗原特異的に分化し，増殖することになります。このように，Bリンパ球の活性化には活性化ヘルパーTリンパ球の協力が必須です。また，注目すべきは，Bリンパ球とヘルパーTリンパ球のダブルチェック体制で確認し，免疫活性化が進行していくことです。このように，Bリンパ球の活性化のためにはTリンパ球の協力と二重チェックの体制が組まれているのです。リンパ節を免疫染色で染めてみるとBリンパ球領域に多くのTリンパ球が介在している理由の一つがこれです。

　活性化されたナイーブBリンパ球はエフェクターBリンパ球となり，やがて成熟して形質細胞となって抗体を産生し，分泌するようになりますが，この抗体というのはBCRと全く同じものです。また，もう一方では，メモリー（記憶）Bリンパ球となり，次の同じ抗原曝露時に迅速に反応し増殖できるように，残存することになります（p.110, 図7-2）。

　ところが，活性化されたエフェクターBリンパ球が最終的に形質細胞となって抗体を大量に産生・分泌するようになるまでには，さらに親和性成熟とクラススイッチという過程を経なければなりません。抗原に結合するその強度を判定し強いものだけを増やすようにします。この場所がリンパ濾胞です。この領域には濾胞樹状細胞 follicular dendritic cell（FDC）が存在しています。FDCはその細胞表面にいろいろな抗原を付着しています。この領域で分裂増殖したBリンパ球は，後述のAIDという酵素を使って分裂増殖時に抗原結合部位に相当する遺伝子に突然変異を起こし，その構造を変化させます。その変化した抗体がFDC上の抗原に接し強く結合するものだけが形質細胞になり得，他のものは死滅していくという選択を受けます。この一連の過程が親和性成熟というものです。「量はやがて質に転化していく」といいますが，まさに生命体の中でこのようなことが行われるのです。こういう現象があるため，胚中心ではアポトーシスで死滅した細胞の核を含んだマクロファージ（tingible body macrophage）をたくさん見ることになります。選択され残ったBリンパ球がさらに増殖するので，細胞表面のBCRは一種類で皆同じものとなっています。

液性免疫系と細胞性免疫系，自然免疫系との協働 **153**

　少し話が飛びますが，ここで抗体の構造について説明しておきます。BCR や分泌される抗体は，グロブリンというタンパク質からなっていますので，免疫グロブリンとも呼ばれます。この免疫グロブリンは四つのポリペプチド鎖，つまり 2 本の重鎖（H 鎖）と 2 本の軽鎖（L 鎖）から構成され，Y の字のような形を成しています（**図 9-4**，中央）。Y の字の上の方は H 鎖と L 鎖の二つでつくられていますが，この尖端側は抗原結合部位で可変領域（V 領域）と呼ばれ，これより中央寄りの部分は定常領域（C 領域）と呼ばれます。V 領域が抗原と実際に結合する部分ですので，併せて抗原結合性フラグメント（Fab, fragment antigen binding）になっています。H 鎖には L 鎖と結合していない Y の字の下の部分があり，同じく定常領域となっていますが，この領域が抗原と抗体が結合した後での機能に関係する部分で結晶性フラグメント（Fc, fragment crystallizable）と呼ばれています。

　ナイーブ B リンパ球の BCR は IgM と IgD が細胞表面に現れており，抗体産生初期の段階では IgM 型の形質細胞で，分泌される抗体は IgM です。やがて，外敵の種類やその侵入部位に応じて，他の抗体に変化させていきます。機能性が低く短命な IgM からより機能性の高い IgG，IgA，IgE へと変化させていくのです。本来無数の種類の抗体を産生しなければならないにも関わらず，数限られた抗体遺伝子しか用意されていません。そのため，B リンパ球が骨髄内で成熟する間に，抗原と結合する抗体の先端部分（H 鎖の可変部；V，D，J の各領域と L 鎖の可変部；V，J 領域）を形成する遺伝子の領域を RAG という酵素が関わる抗体遺伝子の再構成という仕組みで無数の新たな遺伝情報をつくり上げるとともに，H 鎖と L 鎖の二つの部分を組み合わせるという方式で多様性を大きくするようにしていました。そして，その後侵入してきた抗原と結びつきがより強いもののみを選択するという親和性成熟を AID による突然変異という現象を利用して行いました。もう一つ，抗原抗体反応が起こった後の異物質処理過程に多様性を持たせようという仕組みがあります。この過程は，抗体の定常部（C 領域）を定常領域遺伝子の再構成により変化させようとするものです。これがクラススイッチと呼ばれる過程です。ちなみに，この過程を司っている酵素も AID（activation-induced cytidine deaminase）で，ヘルパー T リンパ球の刺激によって誘導されます。定常部が変化することによってクラスが変わるとその部の機能が変わってきます。IgM の分子が五量体となったり，IgA に secretory component という接合物質がつき二量体となったり，IgE として好酸球や肥満細胞に結合できるようになったり，補体系などを活性化したりすることなどができるようになるのです。これらにより，IgM, G, A, E, D の 5 クラスができあがります（**表 9-3**）。

　産生された抗体は組織間質に分泌され，また血液や組織液を介して抗原の存在部位に達し，反応（抗原抗体反応）を起こします。抗体は，いわば大砲や鉄砲の弾です。B リンパ球自体は二次リンパ装置に居残って，大砲や鉄砲を撃ちつづけているようなものです。抗原のある現場に飛んできた弾としての抗体が抗原を見つけると結合し，いろいろな反応を誘発します。

表9-3　抗体のクラスとその構造，存在部位および機能

クラス	四次構造	存在部位	機能
IgG	単量体	血漿中に遊離して浮遊 血中抗体の80％を占める	・一次および二次免疫応答の主体
IgM	五量体	Bリンパ球表面に存在するものと血漿中に浮遊するものあり	・Bリンパ球の抗原受容体 ・一次免疫応答で最初に分泌され，反応する
IgD	単量体	Bリンパ球表面	・成熟Bリンパ球表面の受容体活性化に重要
IgA	二量体	唾液，乳汁分泌，涙などの外分泌液	・外分泌免疫系の主体 ・粘膜の防御 ・上皮細胞への病原体の結合を防ぐ
IgE	単量体	消化管や気道 肥満細胞や好塩基球に結合	・アレルギー反応を誘発するヒスタミンなどの分泌を促す

液性免疫系と補体系

　生体の中には，生体（主に肝臓）でつくられて血清中に存在し，炎症時に免疫機構に関与する血清タンパク質類が存在します。これを補体系といいます。補体には9つの成分が知られており，補体第1成分から第9成分（C1 ～ C9）と表現されています。それぞれの補体は，通常不活性の状態で存在していますが，C1が活性化されると連鎖的に他の成分が活性化されていきます。補体の活性化経路には，抗原抗体反応によりC1から順に活性化される古典的経路と，細菌の膜成分などによりC3以降が活性化される第二経路（プロペルジン経路；alternate pathway），微生物特有糖鎖を認識しC4から活性化するレクチン経路があります（**図9-6**）。これらの活性化の結果，血管拡張，血管透過性亢進，貪食細胞の動員，オプソニン化，膜傷害複合体による溶菌や細胞傷害を起こし，炎症の促進や病原体の排除など防御反応の過程で大きな役割を果たします。

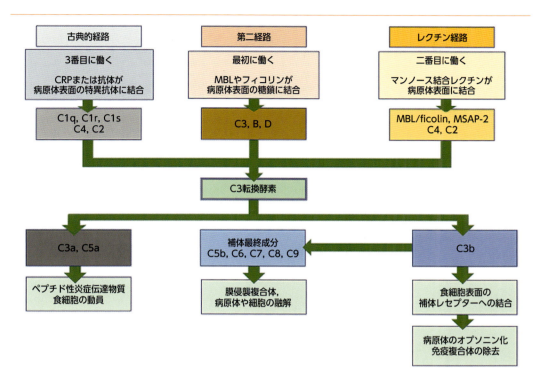

図9-6　補体系の主成分とエフェクター機能
MBL: Mannose-binding lectin, MASP: Mannose-binding-lectin-associated serine protease

　液性免疫が発動されると，抗原抗体反応が起こるので，中和，オプソニン化，抗体依存性細胞傷害（ADCC; antibody-dependent cell-mediated cytotoxicity），補体依存性細胞傷害（CDC; complement-dependent cytotoxicity）や抗体を介した機能不全（機能亢進，機能低下）などの変化が起こってきます（**図 9-7**）。病原体から放出された毒素に抗体が引っついて，その毒性を消去したり弱毒化したり，あるいはウイルスに抗体が取りつくことによって細胞内への侵入を防いだりする機能が中和です。オプソニンとは貪食作用への感受性を高める物質をいい，オプソニン化とは，抗体のFc領域に貪食細胞が持っているFc受容体が結合することによって貪食能が亢進されたり，抗体に補体が結合し活性化経路でC3bが形成され，それが貪食細胞のC3b受容体に捕捉されて貪食を亢進する現象をいいます。ADCCは，抗体が標的細胞に結合すると，Fc受容体を介してマクロファージやNK細胞などが標的細胞を破壊していく現象です。CDCとは，病原微生物などの標的細胞の表面に抗体が結合すると，補体が連鎖的に活性化され，細胞が融解される現象をいいます。時に，細胞機能に関連した受容体が標的となる自己抗体がつくられると細胞傷害ではなく機能障害を引き起こすことがあります。

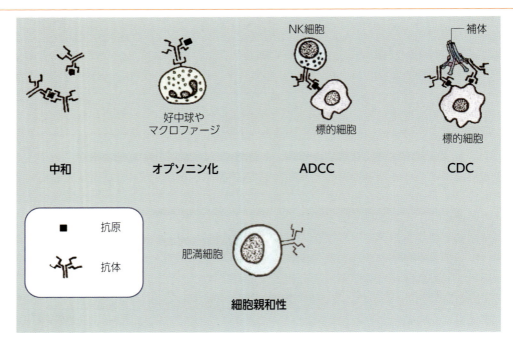

図9-7 抗体のエフェクター機能

免疫チェックポイント

　免疫細胞には，守らねばならない鉄則として「決して自分（自己）を間違って攻撃してはならない」というものがあります。攻撃しても構わないのは自分でないもの，つまり非自己のみです。従って，生体内では，免疫細胞は常に自分が反応しようとしているものが自己か非自己かを現場で確認した上で攻撃します。いいかえると，反応直前に一点の曇りもなく非自己であるかを調べ，疑いが晴れれば攻撃を認める検問所，つまりチェックポイントの機能が備わっているということです。そのようなものにCTLA-4（cytotoxic T-lymphocyte-associated antigen 4; 細胞傷害性Tリンパ球抗原4）やPD-1という点検・照合の分子があります。これらを免疫チェックポイント分子と呼んでいます。

　Tリンパ球の表面には通常，CD28という副刺激分子が出ていて，樹状細胞から抗原提示を受ける時に樹状細胞表面のB7分子（CD80分子やCD86分子）と結びつきます。これによって細胞傷害性Tリンパ球は攻撃態勢に入っていきます。しかし，Tリンパ球の表面に同じB7分子を認識するCTLA-4分子が現れると細胞傷害性Tリンパ球は攻撃態勢に入れなくなります。どうも，このチェックポイント分子は，制御性Tリンパ球の表面には大量に存在するのですが，他の種類のTリンパ球では少ないようです。PD-1分子もCTLA-4分子と同様，免疫細胞が過度に相手を攻撃しないように撃ち方止めの信号をTリ

ンパ球内部に伝えます。しかし，PD-1が発現しただけでは，細胞傷害性Tリンパ球を抑制することはできません。PD-1に対してはリガンドにあたるPD-L1という分子が結びつく必要があります。結合によって，免疫細胞に抑制のシグナルが伝達されます。生体細胞の表面にPD-L1が現れていれば，PD-1は相手は自己であると認識し，攻撃を控えるようになります。もし，PD-L1がなければ，自己ではないからとして攻撃シグナルが出されるというのです。CTLA-4は常時制御性Tリンパ球の表面に出現していますが，PD-1は細胞傷害性Tリンパ球が活性化した時にだけ現れるらしく，両者には差があるようです。

免疫系の記憶

いったん刺激を受けて増殖したリンパ球には，Tリンパ球であれBリンパ球であれ，最終的に記憶細胞として残るものがあります。このような細胞が残っているため，次に同様の病原体などの抗原が侵入した時には反応が速く現れ，その感染性，病原性が抑え込まれることになり，感染が成立しないことにもなります。これが本来の意味での「二度なし」の理由です。

サイトカインとケモカイン

第1章で多細胞生物が生きていくためには，細胞や器官という構成成分が互いに情報交換しあいながら外部とのあるいは内部での環境の変化に即応していかなければならないこと，そのために神経系，ホルモン系やサイトカイン類が必要であることを話しました。免疫担当細胞同士の間，免疫担当細胞と周囲組織の細胞や遠隔地の神経系細胞との間にも細胞同士直接ではなく，伝達物質の分泌とその受容体による結合と認識という伝達手段があります。これらの伝達物質は，サイトカインとかケモカインと呼ばれています（**表9-4**）。これらの言葉の定義には曖昧なところもありますが，サイトカインはさまざまな刺激によって白血球などの免疫担当細胞から産生，分泌される可溶性のタンパク分子で免疫担当細胞同士や免疫担当細胞と周辺細胞の情報伝達を担うものと定義されています。その中で，白血球に対して遊走性を発揮させるものをケモカインとし，サイトカインを総称名，ケモカインとケモカイン以外のサイトカインを炎症性サイトカインと呼ぶ傾向があります。また，白血球が産生するものをインターロイキン，その中でリンパ球が産生するものをリンホカイン，マクロファージがつくるものをモノカインと呼ぶこともあります。炎症性サイトカインの中には，炎症の発生に係るものと，逆に炎症の抑制に係るものがあり，炎症発生（狭義の炎症性）サイトカイン，炎症抑制（抗炎症性）サイトカインとに分類されることがあります。いずれにしても，免疫反応が起こるとこれらの因子が動員され，情報交換の下に防御の起点が制御され進行していきます。このようなことが炎症組織の中で目に見えない

158 | 9章　炎症 3　免疫機構からみた炎症

表9-4　サイトカインの種類

サイトカイン名	機能	種類
インターロイキン (interleukin; IL)	白血球が分泌し免疫系の調節に関与 リンパ球が分泌 単球，マクロファージが分泌	・30 種類以上存在 ・リンフォカイン ・モノカイン
ケモカイン	白血球の遊走を誘導	・40 種以上存在
インターフェロン (interferon; IFN)	ウイルス増殖阻止，細胞増殖の抑制	・INF-α ・INF-β ・INF-γ
造血因子	血球の分化や増殖を促進	・コロニー刺激因子 (CSF) ・顆粒球コロニー刺激因子 (G-CSF) ・エリスロポイエチン (erythropoietin; EPO)
細胞増殖因子	特定の細胞の増殖を促進	・上皮成長因子 (epidermal growth factor; EGF) ・線維芽細胞成長因子 (fibroblast growth factor; FGF) ・肝細胞成長因子 (hepatocyte growth factor; HGF) ・トランスフォーミング成長因子 (transforming growth factor; TGF)
細胞傷害因子	細胞にアポトーシスを誘導	・腫瘍壊死因子 (Tumor necrosis factor α ; TNF-α) ・リンフォトキシン (lymphotoxin; TNF-β)
アディポカイン	脂肪細胞から出される 食欲や脂質代謝の調節に関係	・レプチン ・腫瘍壊死因子α; TNF-α
神経栄養因子	神経細胞の成長を促進	・神経成長因子 (nerve growth factor; NGF)

形で行われているのです。主なサイトカインの機能を産生細胞との関係からまとめた表を示しておきます（**表 9-5**）。

サイトカインとケモカイン **159**

表9-5 産生細胞から見たサイトカインとその機能

主な産生細胞	サイトカイン名	主な機能
マクロファージ	IL-1	・炎症反応誘発，発熱（内因性発熱物質として作用） ・リンパ球，好中球の活性化
	IL-6	・急性相反応物質（CRPなど）の産生促進 ・Bリンパ球の分化，抗体産生の増強
	IL-8	・好中球の遊走，活性化（ケモカインとしての働き）
	IL-12	・Th1リンパ球への分化誘導 ・NK細胞の活性化
	INF-α	・抗ウイルス活性 ・MHCクラスⅠ分子発現の増強
	TNF-α	・炎症反応の誘発，全身反応 ・アポトーシス誘導
Th1リンパ球	IL-2	・Tリンパ球の活性化，増殖，分化 ・細胞傷害性Tリンパ球への分化誘導
	INF-γ	・マクロファージ，NK細胞の活性化 ・抗ウイルス活性
細胞傷害性Tリンパ球	TNF-β （リンフォトキシン）	・アポトーシス誘導
Th2リンパ球	IL-4	・Th2リンパ球への分化誘導 ・Bリンパ球の増殖と分化 　IgG，IgE産生促進（クラススイッチ）
	IL-5	・Bリンパ球の増殖と分化 　IgAなどの産生促進（クラススイッチ） ・好酸球の増殖と活性
	IL-10	・Thリンパ球，マクロファージからのサイトカイン産生を抑制 ・Th1リンパ球の抑制 ・Bリンパ球の増殖誘導
	IL-13	・Bリンパ球の増殖，分化， 　IgE産生促進（クラススイッチ）
線維芽細胞	IFN-β	・抗ウイルス活性 ・MHCクラスⅠ分子の発現増強
ほとんどの細胞	TGF-β	・リンパ球，マクロファージの機能抑制 ・線維芽細胞の増殖，組織修復
マクロファージ，線維芽細胞，血管内皮細胞など	G-CSF GM-CSF M-CSF	・好中球，マクロファージなどの増殖や分化を刺激

外部環境との接点における免疫系

　いままで本章の中で話してきた現象は，個体内に入り込んできた異物質に対してどう生体が反応しているのかという観点からのものでした。以前に述べたように，防御の要は敵が侵入して来ないように身を守ることであるともいえます。従って，逃避と防壁形成がまず重要です。免疫系を別の観点で見ると，被蓋上皮（皮膚や口腔，消化管，気道，尿路系など）の部分，つまり身体の内と外を分ける接点の部分での防御に関与する免疫系と組織内に侵入してきた免疫刺激物質に応じて反応する免疫系に分けることもできます。前者を外分泌免疫系 external secretory immune system，後者を内分泌免疫系 internal secretory immune system と呼び分ける学者がいます。両者では，使われる担当免疫細胞や分泌される物質が少し異なっています。例えば，外分泌免疫系で使用される抗体の多くは IgA 抗体で，しかも上皮細胞から分泌される secretory component によって抗体分子が結合し二量体となった分泌型 IgA（secretory IgA）で，これは内分泌免疫系で使用される一量体の IgA とは異なっています。

　このように，今まで述べてきた免疫反応は内分泌免疫系についてでした。外分泌免疫系が反応してくると，その場に密かに存在していた外分泌免疫系の装置が大きく明瞭になってきます。揺さぶりのかかった状態（p.72 参照）で，本来内在している構造が強調され見えてくることになるのです。例えば，ヘリコバクターの胃への感染によって胃粘膜に獲得

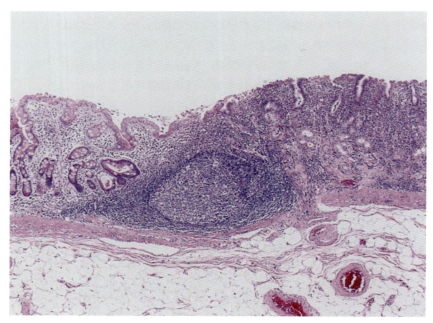

図9-8　胃に形成された三次リンパ装置：獲得性粘膜関連リンパ組織

性粘膜関連リンパ組織 acquired mucosa-associated lymphoid tissue (MALT) ができてきますが，このようなリンパ装置が三次リンパ装置に当たると考えられます。これは外分泌免疫系の反応ですので，Bリンパ球が主に関与し，そのため組織学的にはリンパ濾胞の形成を認めるものです（**図 9-8**）。皮膚でも，外分泌免疫系の装置があるようで，IgA などが汗腺や毛包の開口部から皮膚表面に放出されているようです。ただ，皮膚では，もう少し違った仕組みが存在しています。皮膚には角質層を始めとする物理的なバリアが存在します。前述したように，角質層の外には汗や皮脂，分泌された抗体その他の因子を含んだ薄い液層があり，微生物が生育しにくい環境をつくり上げています。角質層は硬く密でありながらしなやかで柔軟性に富んでいて物理的な圧力に強い構造をつくっています。また，分子量の大きな物質を透過することもできないようになっています。しかし，例えばハプテンのような低分子のものでは角質層を通過し得ます。そのため，皮膚には特殊な免疫機構が存在しこれらに対応できるようにしているのです。これが獲得性皮膚関連リンパ組織 acquired skin-associated lymphoid tissue (SALT) です。構成するのは表皮内に定

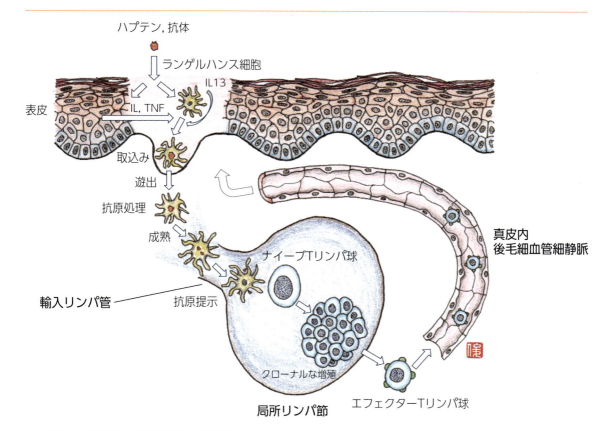

図9-9　獲得性皮膚関連リンパ組織
表皮内のランゲルハンス細胞，Tリンパ球，その他が関与している。表皮→真皮→リンパ節→血管→表皮の帰属性がある。

162 9 章 炎症 3 免疫機構からみた炎症

住する樹状細胞（ランゲルハンス細胞）です。これがハプテンとしての抗原を捕捉し，真皮へ移動し，今度はリンパ管から所属リンパ節へと移動します。そこで，その情報を T リンパ球に伝え，それに反応できるようになった T リンパ球が今度は表皮内へ戻り，免疫反応を起こすといった系です（**図 9-9**）。この系が発動されると，炎症が表皮内で起こりますので，まず滲出現象としての浮腫が起こります。表皮細胞間の浮腫です。この状態を海綿化 spongiosis ということは第 7 章（p.114）で話しました。これに代表される変化が湿疹反応です。また，真皮には CD4 陽性のヘルパー T リンパ球と CD8 陽性の細胞傷害性 T リンパ球が常在しており，これらの T 細胞のなかには皮膚リンパ球抗原のような特殊化した受容体があるために，選択的に皮膚に戻ってくるものがあります。その他，メモリー T リンパ球，制御性 T リンパ球（Treg）やわずかに B 細胞も存在しています。さらに，表皮には，γ/δ T リンパ球を含め上皮内リンパ球が存在しますし，真皮には血管周囲性に肥満細胞や散在するマクロファージといった自然免疫系の構成成分も常駐しています。例えば，表皮が傷害され病原菌などが真皮内へ侵入してくる場合があります。その際は，他の臓器と同じような内分泌免疫系が発動され，皮膚真皮内にある前哨基地，三次リンパ装置としての血管周囲に，T リンパ球や B リンパ球が集まってきます。B リンパ球が集簇し胚中心を形成することもあります。ボレリアの感染に伴って偽リンパ腫様の変化がこれに当たります。さらには，汗腺や毛包を介しての外分泌免疫系も存在しているようです。

　リンパ球による免疫系のみが，他生命体の侵入を阻んでいる訳ではありません。上皮細胞が産生するリゾチームやラクトフェリン，ウイルスでいえばインターフェロンなどが他生命体が増殖したり，細胞に取りつくことを妨げていますし，いろいろな脂質類などが，他生命体の生長し難い環境をつくったり，適度に生長し共生できるような環境をつくっています。そして，今度は共生する他生命体が互いに牽制しあって，ヒトの身体を守るものだけが残り得るような共生環境や三者ともが生き残れるような環境をつくり上げています。このような環境づくりによって，ある種の生命体，特に病原微生物が，ある特定のヒトの内部環境の中であまり対立なく共存していくことができますが，いったんヒトの真の内部環境（第 1 章で述べたように間質組織と脳組織がこれに当たります）に侵入するとより強い免疫系（内分泌免疫系ともいえる）によって捕捉され排除されるようになります。

10章 炎症 4 免疫寛容と免疫反応の異常

　前章では，病原微生物や異物が生体内に侵入してきたときに，どのようにしてそれを非自己と認識して，自然免疫と適応免疫が協働して排除するとともに，適応免疫ではその記憶を残すかという過程をみてきました。それでは，今度は，まず自己の認識はどのように行い，どうして自己に対して同じような反応が起こらないのかをみていきましょう。その後で，免疫機構が破綻した場合として，免疫不全と過剰反応を起こした状態について述べることにします。

免疫寛容

　免疫寛容 immunological tolerance とは，免疫系がある抗原に対して免疫反応が起こらない，言葉をかえると応答しない現象をいいます。自己の抗原に対して不応答の状態にあることを自己寛容 self tolerance と呼んでいます。つまり，免疫系には自己抗原に対する免疫応答が起こらないようにする抑制機構が存在しているということです。

　生命体の最重要事項は個体を維持することです。そのためには「自分の身を守る」ことが必要です。今まで見てきたように，身を守るためにはありとあらゆる手段を二重，三重にも張り巡らしていました。自己寛容という現象も二重，三重の仕組みをつくり，免疫系が自らを傷害し生命の維持ができないようなことが起こらないようにしています。これも一種の危機管理，リスクマネジメントですね。

　自己寛容には，中枢性寛容と末梢性寛容があるとされています（**図 10-1**）。Ｔリンパ球もＢリンパ球も中枢性寛容を起こさせる場は一次リンパ組織で，末梢性寛容は二次リンパ組織やその他の組織で起こります。自己寛容は中枢と末梢で二重に行い，しかも末梢ではＴリンパ球の起動相と効果相の２ヵ所で行うようになっています。起動相 priming phase とは，

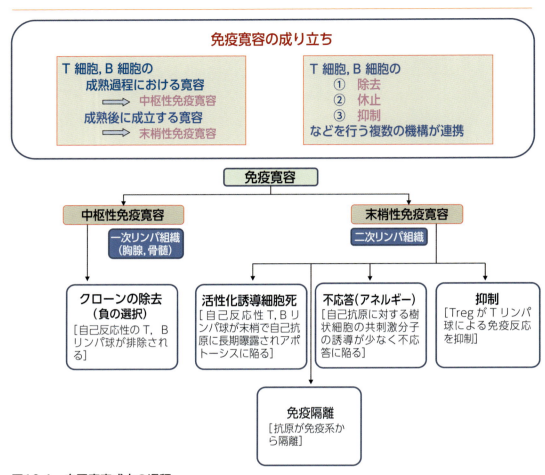

図10-1 自己寛容成立の過程

抗原提示細胞が抗原を補足してTリンパ球に提示するまでの過程，効果相 effector phase とは抗原を認識したリンパ球がそれぞれ活性化され機能していくようになる過程をいいます。この効果相の中で最後にもう一度チェックする機構がつくられていますが，これが免疫チェックポイント分子によるものです。

中枢性寛容

前章で述べたように，リンパ球の成熟過程で胸腺や骨髄で提示される自己抗原に対して強く反応するリンパ球が除去される負の選択という現象があります。胸腺に移動した前駆Tリンパ球（CD4-CD8-）は胸腺の皮質の最外層で増殖し，遺伝子再構成を起こして，1000億種類以上ものTCRをそれぞれ一種類持つだけのTリンパ球が無数できてくるようになります。皮質の深部へ行くにつれ成熟し，CD4とCD8の両方を

発現し，MHC・ペプチド複合体と反応できるようになります。その中には自己抗原に対するTCRを有するTリンパ球も含まれています。胸腺内にある胸腺上皮細胞の表面にはMHCクラスI分子に自己ペプチドが乗ったものやMHCクラスII分子に自己ペプチドが乗ったものがたくさん提示されています。Tリンパ球の中でこれらの上皮細胞の提示分子の複合物に強く結合するものはアポトーシスで死んでしまいます。これが負の選択というものです。これによって自己を認識できるTリンパ球の多くが間引かれることになります。これによって得られる免疫寛容を一次リンパ組織で行われるために中枢性寛容と呼んでいるのです。一方，全く結合できないものも同様にアポトーシスで死んでしまうとされています。これを無視による死と呼んでいます。適度に結合できるものは生き残り，増殖します。これを正の選択といいますが，この段階までに発現していたCD4とCD8の分子がMHCクラスIについた自己ペプチドに適度の結合すると表面のCD4分子が消えてCD8分子が，MHCクラスIIについた方では表面のCD8の分子が消えてCD4分子が残り，細胞傷害性Tリンパ球とヘルパーTリンパ球ができることになります。胸腺皮質で増殖してくる細胞の約95％は成熟することなく死滅するといわれています。胸腺髄質でTリンパ球の成熟が完成し，機能性のTリンパ球は皮質髄質境界部にある後毛細管細静脈から血中へと流れだし，二次リンパ組織へといくことになります。

　Bリンパ球は骨髄で成熟します。前駆Bリンパ球から，同じく1000億種類以上のBCRをそれぞれ一種類のみ持つ無数のBリンパ球ができてきます。BCRは抗体と同じですので，周囲の細胞に出ている分子や体液を流れる分子を自己抗原として選別します。自己抗原に強く結合すると，負の選択がかかり，アポトーシスが誘導され死ぬか，組み換え活性化遺伝子RAGによって自己反応性受容体を除去し，他の新しい受容体へ編集し直されます。この過程を受容体編集receptor editingと呼んでいます。また，未熟なBリンパ球受容体と自己抗原の結合力が弱いと活性化されず，Bリンパ球は不応答（アナジー）の状態で末梢血中を流れます。これらが，Bリンパ球の中枢性免疫寛容です。

末梢性寛容

　Tリンパ球に関係した末梢性寛容には，活性化誘導細胞死，不応答，制御性Tリンパ球による寛容などのメカニズムがあるとされています。勿論，抗原が免疫系から隔離された状態では免疫反応は起こり得ようもありません。脳，角膜，精巣，胎児にはこの免疫隔離があるとされています。また，赤血球はMHC分子を発現していないためTリンパ球からは認識されないとされています。

　活性化誘導細胞死は，自己反応性Tリンパ球が末梢で自己抗原に頻繁に，あるいは長期に渡り曝露されると，FasやそのリガンドであるFasLなどのアポトーシス関連分子を発現するようになり，Fas-FasLシステムによるアポトーシスが誘導され死滅する

現象をいいます。不応答は，自己抗原に対する樹状細胞の共刺激分子の誘導が少ないためにTリンパ球が不応答に陥る現象です。

この末梢性寛容に大きな役割を果たしているとされるのが，制御性Tリンパ球(Treg)です。制御性Tリンパ球は，免疫応答を抑制的に制御することによって自己反応性リンパ球の活性化を防止します。実際には（1）免疫チェックポイント分子CTLA-4を発現することによって樹状細胞のB7と結合し，Tリンパ球のCD28がB7と結合しないようにさせ不応答に導いたり，（2）CD25（IL-2Rα）とともに高親和性IL-2受容体を発現し周囲のIL-2を吸着することによって，ナイーブTリンパ球の活性化を阻止したり，（3）抑制性サイトカインであるTGF-β，IL-10，IL-35などを分泌することによって，免疫抑制作用を起こすと考えられています。

Bリンパ球の末梢性寛容は中枢性のものとほぼ同様です。BCRに自己抗原が強く結合すると，Bリンパ球はアポトーシスに陥るといわれています。

このような複数の機構による複雑なメカニズムが働いて，自己免疫寛容が行われているのです。しかし，これから述べるように，免疫反応に巻き込まれて自己の細胞が傷害を受けたり，自己の細胞にも変化が起こり非自己の成分を発現することによって傷害を受けてしまうことがあります。次項では，病気からの回復，組織の修復をもたらすべき免疫機構が破綻し，組織傷害を起こす過程をみていってみましょう。

免疫機構の破綻

免疫機構に異常が起こった場合，その機能が低下すると感染症や腫瘍に罹りやすくなりますし，逆に過剰になると強い組織傷害が惹起されます。免疫機構が破綻した状態として，免疫不全，自己炎症（自然炎症）疾患，アレルギー，自己免疫疾患といった概念が知られています。ここでは，これらの状態を紹介するとともに，治療により無理矢理免疫機構を破綻させる状態としての臓器移植にみる免疫反応についてまとめていってみたいと思います。

免疫不全

免疫機能が著しく低下した状態を免疫不全 immunodeficiency といいます。免疫不全には，免疫機構の発育が障害されて起こる先天性免疫不全といったん確立された免疫系が何らかの原因によってその機能が障害されて起こる後天性免疫不全とがあります。いずれも感染防御能の低下による易感染性，感染症の重篤化，日和見感染を起こしてきます。また，免疫現象による腫瘍発生に関する監視機構 surveillance が低下し，

免疫機構の破綻　167

腫瘍が起こりやすくなることもあります。

先天性免疫不全症

　自然免疫系の細胞の機能異常によるものが知られています。マクロファージや好中球などの貪食細胞の機能異常によるものに，慢性肉芽腫症 chronic granulomatous disease，白血球粘着不全症，ミエロペルオキシダーゼ欠損症があります。また，補体因子の欠損や機能異常によるものに，原発性補体異常症，チェディアック・東症候群や慢性皮膚粘膜カンジダ症などが知られています。
　リンパ球を中心とした適応免疫系に関するものには，ブルトン病（伴性無ガンマグロブリン血症），高 IgM 症候群，選択的 IgA 欠損症，分類不能型免疫不全症，ディジョージ症候群，重症複合免疫不全症，ウイスコット・オルドリッチ症候群，MHC クラス II 欠損症があります。

後天性免疫不全症

　後天性あるいは続発性免疫不全を引き起こしえる状態には，加齢，栄養不良，感染症，リンパ系腫瘍やがんの末期，自己免疫疾患，糖尿病などの代謝性疾患，ステロイド治療や化学療法などの薬物療法や放射線治療による医原性免疫不全，脾臓摘出後の状態などがあります。感染によるものでは，ヒト免疫不全ウイルス（human immunodeficiency virus: HIV）によるものが有名です。HIV が体内に入ると，HIV に親和性を持つ CD4 分子に結合しますので，CD4T リンパ球を始め，マクロファージ，樹状細胞，脳のグリア細胞に入り込みます。そして，これらの細胞を破壊しますので，免疫応答中枢の多くの個所が障害されることになり，免疫不全を起こすようになります。

過剰免疫反応

　感染性，非感染性の免疫刺激が加わって適切な免疫反応が起こると，やがて炎症反応は自己の成分を傷害することなく治まり，健全な状態へと復帰することができます。炎症を惹起する因子とそれを収束させる因子は微妙なバランスの上に成り立っているともいえます。しかし，感染に対する炎症反応や免疫応答が行われている間にその制御機構が破綻し，逆に，過剰な免疫反応が惹起される場合があります。

168 10章　炎症 4　免疫寛容と免疫反応の異常

自然免疫にみる過剰免疫反応： 自己炎症性疾患

　最近になって，ある種の病気では炎症細胞の生死や活性化に関わる分子の遺伝子に突然変異があり，それによって炎症反応が進行し，自己組織を傷害する病態があることが分かってきました。そのうちで，自然免疫機構，特にインフラマソームの異常によって全身性の炎症が起こる病態を自己炎症性疾患，あるいは自然炎症性疾患と呼んでいます。この概念は，1999 年にマクダーモット McDermott らによって提唱されたもので，反復性発熱と，蕁麻疹様発赤，関節痛など全身あるいは個別臓器に炎症を繰り返すが，治療の有無に関わらず自然に治癒するのが特徴とされています。2008 年にケストナー Kastner らが，臨床的に ① 誘因が明らかでない炎症

表10-1　自然免疫機構（特にインフラマソーム）の異常によって起こる疾患
**　　　　　自己炎症性疾患（autoinflammatory disease; syndrome）**

分類	疾患名	関与する分子
内因性（インフラマソーム構成分子の異常）	CAPS(FCAS, MWS, CINCA/NOMID)	NLRP3/cryopyrin
内因性（インフラマソーム修飾分子の異常）	FMF PAPA CRMO Majeed症候群 HIDS 反復性胞状奇胎 DIRA	MEFV/pyrin PSTPIP1/CD2BP1 複合的 LPIN2 MVK NLRP7 IL-1RN(IL-1Ra)
複雑型／後天性	痛風 偽痛風 Fibrosing disorders Ⅱ型糖尿病 Schnitzler症候群	複合的 複合的 複合的 複合的 不明

CAPS: Cryopyrin-Associated Periodic Syndrome
FCAS: Familial Cold Autoinflammatory Syndrome
MWS: Muckle-Wells syndrome
CINCA/NOMID: Chronic Infantile Neurological Cutaneous Articular Syndrome / Neonatal-Onset Multisystem
　　　Inflammatory disease
FMF: Familial Mediterranean Fever
PAPA: Pyogenic Arthritis, Pyoderma gangrenosum, and Acne
CRMO: Chronic Recurrent Multifocal Osteomyelitis
HIDS: Hyper IgD Syndrome
DIRA: Deficiency of the Interleukin-1-Receptor Antagonist

疾患で，② 高力価の自己抗体や自己反応性 T リンパ球が存在しない，③ 先天的な自然免疫の異常がある疾患と定義しました。現在，自己炎症性疾患としてまとめられている疾患には**表 10-1** のようなものがあります。臨床症状，遺伝形式，変異遺伝子，原因タンパクが記載されていますので，参照ください。

適応免疫にみる過剰免疫反応： アレルギー

　生体を守るための免疫反応（適応免疫）が病的に機能して，生体にとって不利に働き組織を傷害することがあります。これをアレルギーまたは過敏症と呼んでいます。このような状態を引き起こす原因となる物質，つまり抗原をアレルゲンといいます。アレルギーは，それを引き起こす機序によって，四つあるいは五つの型に分類されていますが，実際的には各型が複合的に絡んでいることが多いようです。ⅠからⅢ型のアレルギーは B リンパ球による液性免疫によるもの，Ⅳ型アレルギーは T リンパ球による細胞性免疫に起因するものといえます。

Ⅰ型アレルギー（即時型過敏反応； アナフィラキシー）
　抗原（アレルゲン）が初めて個体内に入ると，今まで述べてきたような過程を経て，抗体を産生してきます。侵入したアレルゲンは樹状細胞によってヘルパー T リンパ球に提示され，活性化されたヘルパー T リンパ球が B リンパ球に作用し，特異的な IgE 抗体を産生させます。そして，この抗体は IgE に特異的な Fc レセプターを持つ肥満細胞や好塩基球の細胞表面に選択的に付着します。このため，この抗体を細胞親和性抗体 cytophilic antibody と呼んでいます。このような状態になっていることを感作状態といいます。感作後，再び同じ特異的抗原（アレルゲン）が侵入してくると，これらの細胞に付着した IgE 抗体に結合し，肥満細胞や好塩基球から血管作動性アミンや他の炎症仲介物質を放出させるため，血管の透過性が亢進し，炎症細胞が局所へ遊走したり，平滑筋細胞の収縮などが誘発されてきます（**図 10-2**）。この過程が，Ⅰ型アレルギーと呼ばれるもので，皮膚ではじんま疹，肺では気管支喘息，鼻ではアレルギー性鼻炎などの病気を引き起こします。重篤なものにはアナフィラキシーショックがあります。
　Ⅰ型アレルギー反応そのものは，元来正常というか，生理的現象として備えられたものということができます。細菌感染やウイルス感染の場合は，細菌やウイルスの核酸や脂肪成分を認識する TLR を介して樹状細胞は IL12 を分泌し，樹状細胞と接しているナイーブ T リンパ球を刺激し，Th1 となりインターフェロンγを分泌し，増殖を始めます。アレルゲンと遭遇した場合，IL12 を分泌しなくなり，樹状細胞と接触するナイーブ T 細胞は IL12 ではなく IL4 を分泌するようになります。これが Th2 です。抗原の種類によって Th1 になるか Th2 になるかが決まります。増殖したヘルパー T リンパ球は，近くにいる B リンパ球の中からその抗原に反応する B リ

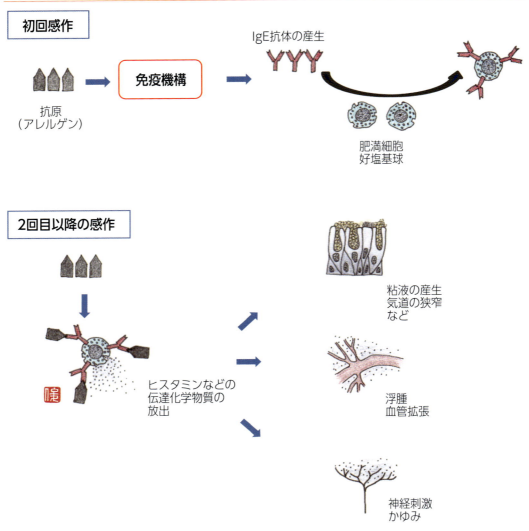

図10-2　Ⅰ型アレルギーの病理発生

ンパ球を選び出します。そして，ヘルパーTリンパ球が分泌するサイトカインがIFγであればIgG抗体をつくるBリンパ球が増殖し，分泌するサイトカインがIL4であればIgE抗体をつくるBリンパ球が増殖します。このような機構が存在しています。

　生理的現象には，必ず，その作用行動に対しては，拮抗する反作用の仕組み，つまりその反応を抑える機構が構築されています。アレルゲンの情報が制御性Tリンパ球に伝えられ，IL10が分泌されるとBリンパ球はIgE抗体をつくらなくなり，その代わりにIgG4抗体をつくります。IgG4抗体のFab部分はアレルゲンと結合

し，Fc部分が肥満細胞や樹状細胞と結合することによって，IgEのこれらの細胞への結合を阻止し，炎症を抑えるようになります。このためIgG4抗体は遮断抗体とも呼ばれています。この抗体単独で炎症を起こすことはほとんどないといわれています。従って，このTh1やTh2による，そしてIgEとIgG4による，作用・反作用のバランスが崩れた時にⅠ型アレルギーが発症するといえます。前章で述べたヘルパーTリンパ球のTh1，Th2，Th17やTregが，幼少時にどのような抗原刺激を受けたかによって，その反応すべき免疫系の様相が異なっていると考えられています。Ⅰ型アレルギー反応は，このバランスが崩れた状態でアレルゲンの曝露を受け，感作が成立し，さらに多量のアレルゲンに接すると強い反応が惹起される病理的現象といえそうです。

Ⅱ型アレルギー（細胞傷害型アレルギー反応；自己免疫反応）

Ⅱ型アレルギーは，組織や細胞に対するIgG抗体やIgM抗体によって引き起こされる反応ですが，実際にはこの後につづく補体系の活性化や細胞貪食によって組織が障害される現象です。この中には，補体依存性細胞傷害と抗体依存性細胞媒介性細胞傷害，抗体を介した細胞機能障害の三つの機序があります（**図10-3**）。三つ目の過程はⅤ型アレルギーと呼ばれることもあります。

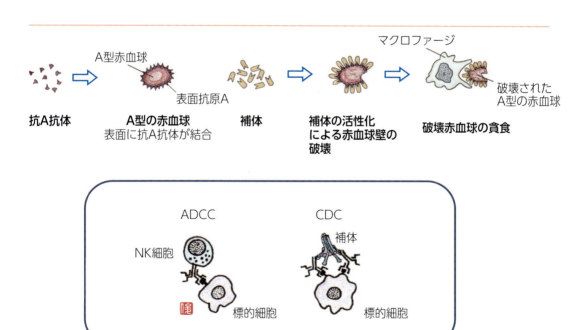

図10-3　Ⅱ型アレルギーの病理発生
上の図は血液型不適合を例として描いてあります。抗原抗体反応，補体活性によって赤血球は破壊されます。Ⅱ型アレルギーではこの他ADCCやCDCのメカニズムで細胞傷害が起こります。

① 補体依存性細胞傷害 (complement-dependent cytotoxicity: CDC)
　標的細胞の表面に抗体が結合すると，補体が連続的に活性化され，細胞が溶解されます。抗体や補体（C3b）が結合すると，この細胞はマクロファージによる貪食作用を受けることになり，処理されます。オプソニン反応です。
② 抗体依存性細胞媒介性細胞傷害 (antibody-dependent cell-mediated cytotoxicity: ADCC)
　抗体が標的細胞へ結合すると，Fcレセプターを介してマクロファージやNK細胞などが標的細胞を破壊する現象です。
③ 抗体を介した細胞機能障害（V型アレルギー）
　細胞機能に関連したレセプターに対する抗体が産生されると，細胞傷害ではなく機能障害を起こすことがあります。重症筋無力症でのアセチルコリンレセプター抗体がアセチルコリンレセプターに結合し，接合部でのシグナル伝達を妨害したり，グレーブズ（バセドウ）病で，甲状腺刺激ホルモンレセプターに対する抗体（LATS）が結合することによっていつまでも甲状腺濾胞細胞を刺激し甲状腺機能亢進症が起こるのがこの例です。

Ⅲ型アレルギー（免疫複合体病）
　Ⅲ型アレルギーは，抗原・抗体反応の結果結合した抗原と抗体が塊をなすことによってさらに反応が増幅され，引き起こされる組織傷害です（**図10-4**）。IgM，IgGあるいはIgAなどの抗体が，遊離した抗原と結合して免疫（抗原・抗体）複合体

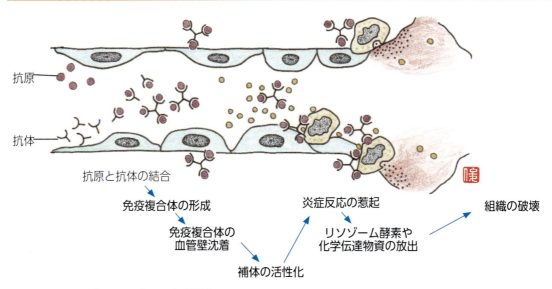

図10-4　Ⅲ型アレルギーの病理発生

immune complex を形成し，その後組織に沈着したり，遊離した抗原が組織に沈着しそれに対して抗体が結合したり，組織に沈着した抗体に遊離した抗原が結合することがあります．抗原の量と抗体の量との関係で，できてくる複合体の大きさや沈着する部位がかわってきます．また，抗体の種類によっても沈着部位はかわるようです．沈着した組織では，免疫複合体が補体を活性化させ，炎症細胞が遊走してきて放出したタンパク分解酵素や活性化酸素などによって，組織が障害されてくるようになります．血清病や全身性エリテマトーデスの一部の機序がこれによって起こります．糸球体腎炎の多くもこの機序によって発生します．

Ⅳ型アレルギー（細胞性免疫型）

Ⅳ型アレルギーは，Tリンパ球が直接主役をなす免疫反応です．CD4＋Tリンパ球による遅延型過敏症とCD8＋Tリンパ球による直接的細胞傷害の二つがあります（図10-5）．

a. 遅延型過敏症

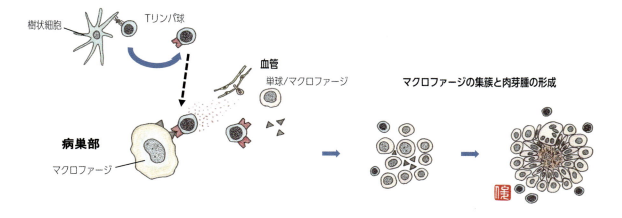

b. 直接的細胞傷害

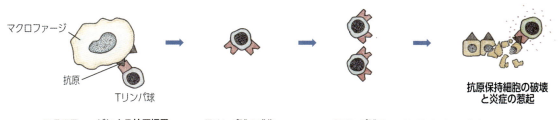

図10-5　Ⅳ型アレルギーの病理発生

① CD4 ＋ T リンパ球による遅延型過敏症

　このタイプのアレルギー（過敏症）では，樹状細胞に抗原ペプチドが発現される
と，抗原を認識できる CD4 ＋ T リンパ球が結合し，活性化されます。さまざまな
炎症性サイトカインが産生され，炎症反応を引き起こします。結核などでは，いわ
ゆる単核球遊走因子 monocyte chemotactic factor (MCF)，マクロファージ遊走
阻止因子 macrophage migration inhibitory factor (MIF)，マクロファージ活性
化因子 macrophage activating factor (MAF) が放出され，血液中の単球を呼び
寄せマクロファージとし，その場に定着させ，活性化します。活性化されるとマク
ロファージでは加水分解酵素やリゾチームを増加させるとともに，細胞膜の動きを
速め，より遊走能力をつけたり，貪食能力を活発にさせます。活性化されたマクロ
ファージは細胞質が豊かで好酸性を帯びるようになり上皮細胞に似て見えるため，
類上皮細胞とも呼ばれます。定着し結節状となったマクロファージの集簇巣が肉芽
腫 granuloma です。細菌を含めた抗原を取り囲み，抗原が拡散することを防いだり，
酸素・栄養不足にして菌を殺そうとします。さらに，集まったマクロファージが周
囲に通常の炎症反応を引き起こすこと（周焦炎）があり，これによって被包化する
ことまで起こし，雁字搦めにした兵糧攻めを行うのです。それでも結核菌は貪食さ
れた類上皮細胞内で密かに生き残ることがあります。生命体と生命体の戦いの場は
本当にすごいですね。

② CD8 ＋ T リンパ球による直接的細胞傷害

　ウイルス感染細胞など標的細胞に提示された異種抗原を CD8 ＋ T リンパ球が認
識し，標的細胞を直接的に傷害するのがこの方法です。いいかえると，自己の細胞
内に感染しほとんど細胞外に出ることなく潜むウイルスや細菌は，感染した細胞ご
と破壊されるのです。ウイルスが感染すると細胞質内にウイルス由来のペプチドも
産生されます。このペプチドも MHC クラス I 分子に乗っかって細胞表面に提示さ
れます。樹状細胞に直接感染したり，壊された自己の細胞内にあるウイルスなどが
マクロファージに貪食され処理された情報として二次的に伝えられても樹状細胞表
面に同一の分子が発現してきます。樹状細胞はウイルス感染によりアポトーシスを
起こした死細胞を取り込む活性が高いようです。以前に述べたように MHC クラス
I 分子に自己細胞由来のペプチドが乗っていれば，自分が正常な細胞であることを
示し，ウイルスや細胞内由来のペプチドが乗っていれば感染した細胞であることを
示します。樹状細胞の提示相手はナイーブ細胞傷害性 T リンパ球です。サイトカイ
ンが放出され，全身の細胞は活性化され，活性化された T リンパ球はケモカインに
誘導されて感染部位にたどり着くようになります。プラズマ細胞様樹状細胞は血中
でウイルスを認識すると強力なインターフェロンを出して全身の細胞に臨戦態勢に
入るように準備させるようです。活性化細胞傷害性 T リンパ球が，感染細胞に接触
すると，パーフォリンというタンパク質を出して感染細胞に孔をあけ，そこから酵
素を注入しアポトーシスを誘導させます。また，相手細胞が細胞表面に出している

アポトーシスのスイッチをオンにしてアポトーシス誘導もします。

自己免疫

　一般的に，自己に対して免疫反応が惹起され，生体の構造や機能が障害される現象を自己免疫 autoimmunity といい，自己免疫によって引き起こされる病気を自己免疫疾患といいます（**表10-2**）。しかし，この定義ですと，前記のように非自己のタンパクやペプチドも自己の細胞表面に提示され，免疫反応が起こってきますので，起こってきた現象からだけでは，自己の成分に対して起こったものか，非自己の成分に対して起こった変化がたまたま自己の細胞や組織を傷害したものかの判定が困難です。そういう困難さがあることを理解した上で，純粋に自己の成分に対しての免疫反応，いい

表10-2　アレルギー反応と自己免疫疾患

基本型	責任因子	抗原	疾患例
Ⅰ型 （即時型過敏反応）	IgE IgG	外来抗原（花粉成分，薬物，異種タンパク質など）	気管支喘息，アレルギー性鼻炎，アトピー性皮膚炎など
Ⅱ型 （細胞傷害，自己免疫反応）		バクテリア，異種細胞，腫瘍細胞，ウイルス感染細胞，赤血球，血小板.基底膜など	自己免疫性溶血貧血，特発性血小板減少性紫斑病，橋本病，グッドパスチャー症候群，天疱瘡，類天疱瘡など
CDC	IgM IgG		
ADCC	IgG		
Ⅲ型 （免疫複合体病）	免疫複合体	外来抗原（細菌成分，異種タンパク質，ウイルスなど），内在性抗原（種々の自己タンパク質，核酸）	血清病，ルーブス腎炎，過敏性肺臓炎，アレルギー性気管支肺アスペルギルス症，糸球体腎炎，シェーンライン・ヘノック病など
Ⅳ型 （細胞性免疫反応）		外来抗原（結核菌，真菌など），ウイルス感染細胞，移植細胞，自己細胞	アレルギー接触皮膚炎，結核，GVHD，ギラン・バレー症候群
遅延型過敏症 　直接的細胞傷害	Th Tc NK細胞活性化 　マクロファージ		
Ⅴ型 （細胞機能障害反応）	IgG	ホルモンレセプター	バセドウ病

方をかえると自己寛容が破綻した状態としての自己免疫についてみてみましょう。

① 隔絶抗原の放出

　発生の段階から自己の抗原にリンパ球がほとんど接触する機会が得られないと，自己寛容の機序が成立されていないため，出生後，あるいは胎生期でも，外傷や炎症などで免疫系に曝露された時には自己免疫応答が誘導されます。

② 多クローン性リンパ球活性化

　ある種の微生物はBリンパ球を多クローン性に活性化することができます。そのために自己抗体が産生されることがあるようです。

③ 分子擬態

　自己抗原と類似する抗原を有する微生物に感染すると，微生物への免疫応答が自己組織へのTリンパ球反応を引き起こすことが起こり得ます。A群溶血性連鎖球菌感染後に起こるリウマチ性心疾患では，連鎖球菌に対する抗体が心臓内組織の糖タンパク質と交差反応を起こすために発生するとされています。

臓器移植にみる免疫反応

　移植という操作には，与える者と受け取る者があります。前者を供与者（ドナーdonor），後者を宿主hostまたはレシピエントrecipientといい，実際に授受されるものを移植片（グラフトgraft）といいます。供与者と宿主が同一個体である場合を自家移植，一卵性双生児間での移植が同系移植，同種ながら異なる個体間での移植を同種移植，異種動物間の移植を異種移植と呼び分けます。一卵性双生児を除いては，いずれも抗原性が異なるため，前記のように互いに非自己同士として認識されます。同種・異系の移植では，MHC（ヒトではHLA）の一致，不一致が移植の正否，つまり生着するか拒絶されるかを決定することになります。起こってくる反応の面からみると，宿主が移植された移植片を攻撃する宿主対移植片反応 host versus graft reaction (HVGR)，別名拒絶反応と，移植片対宿主反応 graft versus host reaction（GVHR）があります。

① 宿主対移植片反応（拒絶反応）

　宿主対移植片反応は，臨床的に見て移植後数分から数時間内に起こる超急性拒絶反応，移植後数日から数週間で起こる急性拒絶反応，と移植後数カ月から数年で見られる慢性拒絶反応があります。超急性というのは移植前から移植片に対する抗体がすでに存在している場合に起こります。急性反応は細胞性免疫と液性免疫の両方が関係します。慢性の変化は，炎症反応そのものよりも線維化など移植片の器質化が進んだ状態をいいます。

② 移植片対宿主反応

　移植片側が宿主を攻撃する変化は，宿主の免疫系が極度に抑制されている場合に起こります。移植片内にあるドナー側の免疫細胞が重要な働きをします。骨髄移植でよ

く見られる反応で，供与者の骨髄内の T リンパ球が宿主の組織を異物として認識し反応してきます。従って，骨髄移植の場合には HVGR と GVHR の両方が起こり得ます。GVHR にも移植後数日から数週間して発生する急性のものと，数カ月以降に発生する慢性のものがあります。GVHR は移植片対宿主病 GVHD として皮膚に発生することが多くあります。

皮膚炎にみる免疫反応： 境界部(界面)皮膚炎を例として

この章を終えるにあたって，皮膚炎の代表である境界部皮膚炎の発生メカニズムを考えていってみたいと思います。

皮膚病理組織標本をみた時に，表皮と真皮の境界部 interface を中心に炎症細胞の浸潤や浮腫などの炎症に伴う所見がみられる場合があります（**図 10-6**）。この状態を，病理組織学的に境界部皮膚炎とか界面皮膚炎，英語では interface dermatitis と総称的に呼ぶことができます。この皮膚炎は，浸潤してきている炎症細胞の種類によって，さらに好中球性，好酸球性とリンパ球性あるいはリンパ・組織球性に呼び分けることができます。浸潤細胞が好中球や好酸球であれば，自然免疫反応か，適応免疫反応では抗原抗体反応，補体の活性化があったのではと推測できます。これらの組織変化を，好中球性境界部皮膚炎 neutrophilic interface dermatitis，好酸球性境界部皮膚炎

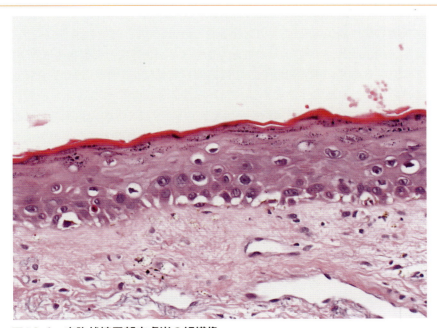

図10-6　空胞状境界部皮膚炎の組織像
基底細胞層の空胞化，少数の異角化細胞の存在，基底膜下の小空胞，真皮上層へのメラニン色素の逸脱がみられる。

eosinophilic interface dermatitis と独立させて呼ぶことができます。浸潤細胞の数が多く，膿瘍のようにもなるため，一般に表皮下膿疱性皮膚炎として捉えられてもいます。疱疹状皮膚炎や線状 IgA 皮膚症，水疱性類天疱瘡がこれらに当たる疾患です。一方，多かれ少なかれリンパ球浸潤を伴ったものをリンパ球性境界部皮膚炎 lymphocytic interface dermatitis といいます。一般に，境界部皮膚炎と病理組織学的にいわれるものは，このリンパ球浸潤を伴うものを指します。浸潤細胞の量（数）によって，リンパ球浸潤に乏しい寡細胞性境界部皮膚炎 cell-poor interface dermatitis と少なくとも限局性であれ，真皮乳頭層から表皮基底角化細胞層へと明瞭にリンパ球浸潤がある富細胞性境界部皮膚炎 cell-rich interface dermatitis に分けることもできます。両者ともほぼ同じ機序で起こると考えられており，組織学的に共通してみられる変化は，基底膜上部や基底膜下部に，空胞化と呼ばれる小水疱化現象つまり間質浮腫が存在したり，少数のリンパ球浸潤とアポトーシスに陥った角化細胞（dyskeratotic cell, Civatte body などと呼ばれている）などがみられる状態が起こったり，リンパ球浸潤が帯状に広がり真皮・表皮境界部を不明瞭にするほどに強いもの（これを苔癬状細胞浸潤 lichenoid infiltration という）があることです。つまり，これらの変化は基底層部角化細胞がリンパ球によって傷害される反応，いいかえると細胞毒性ないしは細胞傷害性反応 cytotoxicity が起こっていると考えられるのです。その中に，急激に起こるものの組織障害変化は余り持続しないものやじわじわと慢性的に経過する反応様式があるようで，一つの疾患でもいろいろな組織変化を示すことがあることが知られています。組織変化の幅（スペクトル）が広いので，それぞれの極側にあるものを空胞状境界部皮膚炎 vacuolar interface dermatitis と苔癬状境界部皮膚炎 lichenoid interface dermatitis と呼び分けることもあります。空胞状と苔癬状の境界部皮膚炎は，それぞれ急性と慢性の細胞毒性ないしは細胞傷害性反応 cytotoxicity を表しているのではないかと捉えられています。

　境界部皮膚炎にみる細胞傷害性反応はさまざまで，（1）表皮角化細胞の自己抗原が変化しそれに対する自己免疫反応が起こったか，（2）認識する宿主の免疫監視機構が変化したため攻撃が始まったか，（3）感染因子や摂取薬剤によって表皮抗原の変化や修飾が加わると，免疫細胞がこの抗原を認識し攻撃したため角化細胞，特に基底細胞も攻撃され傷害されたか，などの場合で起こります。つまり，現在知られている細胞傷害性反応の病理発生メカニズムとしては，適応免疫の過剰反応，アレルギーであり，過剰免疫反応のいくつかの様式が関与しているようです。その中には，① 抗体依存性細胞傷害（ADCC），すなわち細胞表面の抗原に対する抗体で標識された細胞が細胞傷害性 T リンパ球に攻撃される現象，② リンパ球依存性細胞傷害，すなわち異常細胞（抗体は必要ない）がナチュラルキラー細胞に攻撃される様式，③ 補体依存性細胞傷害によるもの，④ 細胞傷害性サイトカイン（TNF，リンホトキシンなど）によるアポトーシスの誘導などが挙げられています。いずれにしても，この病態は，基底角化細胞の変化とそれに対する T リンパ球や NK 細胞の認識による破壊行為に基づく炎症反応，

あるいは角化細胞に対する自己寛容を持ち合わせていないＴリンパ球による角化細胞への攻撃に基づく炎症反応と考えられます。実際の原因（病因）として，例えばウイルス感染や薬剤などの使用によってそれら抗原がMHC Ⅰに捕捉され角化細胞表面に提示されることによる，抗体依存性細胞傷害（ADCC），リンパ球依存性細胞傷害，補体依存性細胞傷害，TNFやリンフォトキシンなどのサイトカインを介した細胞傷害が関与して角化細胞がアポトーシスに陥らされるものがあります。GVHDでは，移植された同種・異系のリンパ球が宿主の角化細胞を攻撃して起こり，ムーカ・ハーバーマン病 Mucha-Habermann disease（pityriasis lichenoides et varioliformis acuta）などでは自己のＴリンパ球に遺伝子変異が起こり自己の角化細胞を攻撃できるリンパ球が形成されるため起こってくると考えられています。いいかえると，境界部皮膚炎は組織変化のパターンであり，いくつかの違ったメカニズムから発生する疾患群あるいは症候群と捉えることができます。病気の起こりや免疫反応は実に複雑でいろいろあり，しかも最終的に傷害されるものが同じであれば，現れてくる組織変化が類似してくることもあるのですね。

　実際，免疫組織学的に同定される出現リンパ球の種類をみても複雑です。それは，「作用あれば反作用あり」の原則に従って，傷害因子が加わると，次いで修復因子が加わってくるからと思われます。傷害性の強いCD8＋Ｔリンパ球，炎症反応の抑制に関与するCD4＋Ｔリンパ球が関与するのですが，炎症反応の強さは，傷害因子（つまり角化細胞表面に提示される抗原）の種類と程度，内因子（つまりリンパ球を中心とした免疫反応）の反応様式の種類とその数，傷害因子曝露の期間の長短や繰り返し性の有無によって変化すると考えられるからです。従って，空胞状変化から苔癬様変化への移行の間に，抗原の出現の時期や程度にもよりますが，CD8+Ｔリンパ球，γδＴリンパ球，Tregを含めたCD4＋Ｔリンパ球が入れ替わり立ち代わり出てくるようで，原理原則的，そして経時的に［「CD8＋Ｔリンパ球」→「γδＴリンパ球」→「CD4＋Ｔリンパ球」］という流れ通りとはならないようです。

11章 腫瘍（新生物）1

いままで，生体がどのように構成されているか，外界とどのように隔離しているか，その生体活動，いいかえると代謝を維持するためにどのようなことが行われているか，生体の活動に異常が起こった場合にどのような変化がありそれをどのような言葉で呼んでいるか，生体の中で異常状態，つまり病的状態が起こった場合には，大きく四つの群に分け，それを奇形，代謝障害，循環障害，炎症，腫瘍と呼び分けていることを話し，前数章を使って身を守るための機序（免疫機構）とその異常について話してきました。今回からは腫瘍についてみていきたいと思います。

腫瘍とは

まず，**図 11-1** の写真を見て頂きましょう。これは人の頭を後ろから見たものです。この後頭部は異常ですね。凸凹として盛り上がって塊をなしているように見えます。これを腫瘤といいます。では，どんな病態だと思いますか。普通の人であれば，これを腫瘍だとか腫瘍性の病変といいます。今度は肺の割面の写真を見て頂きます（**図 11-2a**）。胸膜直下に白色の領域が存在します。ここが異常な領域，つまり病変ですね。この病変の胸膜表面はやや陥凹しているようですね。黒い炭分の沈着と思われる点状のものが白い領域内に存在しています。周囲，ここでは褐色に見えるところが肺組織ですが，白色領域と肺組織との境界は比較的明瞭で，白色領域が塊をなしているのが分かります。これも，組織の塊，つまり腫瘤ですね。病変の本体はといえば，腫瘍と答えられるでしょう。この病変の組織像を見てみると**図 11-2b** のようなものでした。今はこれを腺癌というのだと覚えておいてください。因みに，**図 11-3a** は肺の割面の肉眼写真ですが，不明瞭なやや白みを帯びた領域

182 | 11章 腫瘍（新生物）1

がいくつか存在しているのがなんとなく分かります。色が濃かったりやや薄かったり，気管支や血管，ハチの巣のような小さい穴がほとんど均等に内部に存在しているように見えます。これを組織学的に見ると，**図11-3b**のような所見で，我々はこれを器質化肺炎と呼んでいます。つまり，境界不明瞭で本来の組織構造を破壊せずに何らかの変化が広がって

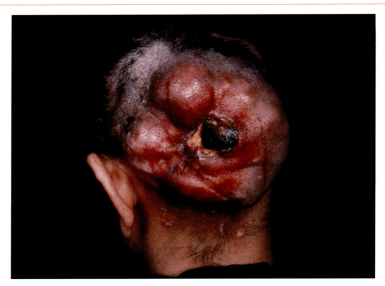

図11-1 後頭部にある病変（肉眼臨床写真）

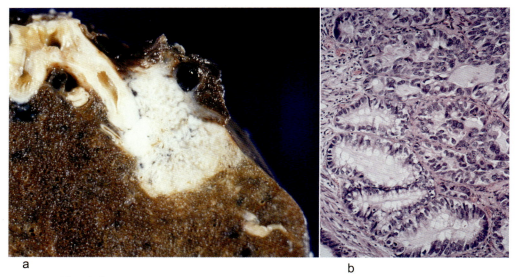

a　　　　　　　　　　　　　　　　　　　　　　　b
図11-2 肺の病変
a．肺の割面肉眼写真。胸膜直下に白色領域が存在する。b．その組織像。腺癌の所見がみえる。

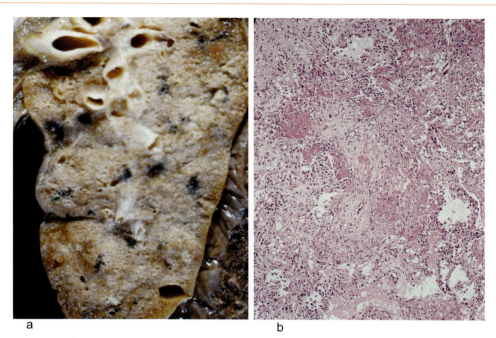

図11-3 肺の病変
a. 肺の割面の肉眼写真。不明瞭なやや白みを帯びた領域が散在している。b. その組織像。肺胞腔内に線維組織の塊とそれを囲むフィブリン層がみられる。

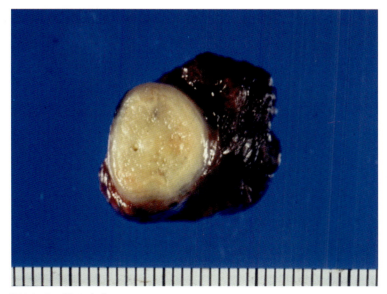

図11-4 肺の病変
割面に円形で境界明瞭な領域がみられる。

腫瘤を形成していない状態は腫瘍ではない可能性が高いということになります。**図11-4**を見て下さい。今度はどうでしょう。これも肺の割面の肉眼写真です。黄白色，円形の塊がみえます。辺縁部は白色の帯状のものが取り囲んでいるように見えます。これは腫瘤ですね。病変からいえば腫瘍でしょうか。実は，これは犬糸状虫症と呼ばれる病変で，蚊が犬を刺し感染していた糸状虫のミクロフィラリアがいる血液を吸い込み，次に人を刺し血を吸うときに逆流して人体内にミクロフィラリアが入り込みそれが肺に達して血管に詰まり，また死んだミクロフィラリアからも毒素が出て梗塞性の病変ができてきたと考えられています（**図11-5**）。つまりは，腫瘤を形成するものすべてが腫瘍ではないということです。炎症性の疾患でありながら腫瘤を形成して一見腫瘍のように見える病態を偽腫瘍と呼ぶこともあります。

　実は，腫瘍 tumor という言葉はあいまいな言葉で，言語的には腫瘤とか腫脹という意味です。それでは，皆さんが考える腫瘍はどう呼べばはっきりするのでしょうか。正確には新生物 neoplasm がこれに当たります。いいかえると，"腫瘍"という概念の中には，狭義の意味での腫瘍つまり新生物と過形成，奇形や炎症性結節性病変などで組織が塊をなした状態が含まれています。そういう言葉なのです。しかし，臨床的には使い勝手の良い言葉でもあります。なぜなら，腫瘍といっておけば，後でそれが炎症性疾患であっても，良性の腫瘍であっても悪性の腫瘍であっても，腫瘤を形成していた原因はこれでしたと申し開きができるすべてを含めた言葉だからです。これから先，腫瘍という言葉と新生物という言葉が併用されて出てきますが，ほぼ同義語で，腫瘍を新生物という意味合いで使っているとご理解下さい。

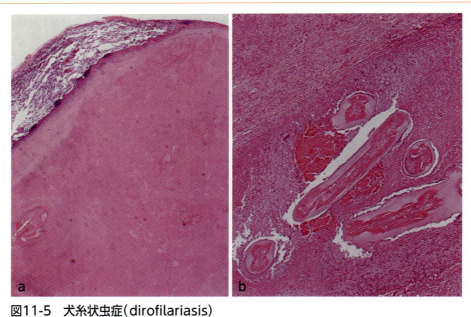

図11-5　犬糸状虫症(dirofilariasis)
a. 病変の辺縁は境界明瞭で，線維性被膜に囲まれている。b. 血管内に円形，円柱形の寄生虫体の断面が認められる。

腫瘍（新生物）の構成成分

　生命，生命体には三つの特性があると話しました（p.4）。つまり，第一は環境と分離する境界があることです。細胞では膜がこれをなし，例えば人という個体では，外胚葉の一部である皮膚や内胚葉である気道系，消化器系，尿路系などの上皮細胞層がこれに当たります。第二は代謝を行い個体を維持することができることです。細胞内では生化学的な代謝が行われ，エネルギーを産生し構成分子の形態を保ち，代謝そのものや細胞の形態や機能を保たせています。例えば人では，それぞれの臓器に特有の代謝機能を行わせ，全体として調和させています。第三は自己複製の能力があることでした。つまり，細胞は分裂し自分と同じような細胞を増やし，増殖することができるのです。例えば人では，生殖能力によって，同一ではないものの人としての新たな個体をつくる複製能力を持っています。多細胞生物は一つの細胞だけでは生きていけませんので，他細胞との間で連絡を取り合い，ある時は他の細胞をも増やし，自らのつくるべき臓器組織に類似した構造を形成しますし，酸素や栄養を運ばせてくる組織を形成させます。自らが自己を組織化していくという特性を持っています。

　腫瘍を顕微鏡下で見ると，同じような細胞，あるいは同じ系列の細胞が群がり集まった領域とそれらとは異なった生理的状態でもみられるような組織からなっているのが分かります。ウイルヒョウ（第1章 p.2参照）以来，前者が腫瘍の本体であると考えられました。そのため，これを腫瘍の実質といい，構成細胞を腫瘍細胞と呼んできました。一方，腫瘍細胞間を埋める組織もあります。これを腫瘍間質と呼びました。この間質が腫瘍細胞の持つ機能を起こさせるに都合の良い構築や環境を形成し，一方では酸素や栄養を運ぶ血管の通路ともなるものと考えられました。

新形成と新生物

　第2章で，細胞の「数の上での恒常性」について学びました（p.24, 図2-4参照）。その時に過形成という現象について話しました。細胞に傷害が加わるとその組織を構成する細胞の数は減少します。やがて，この恒常性によって細胞は増殖してくるようになります。初めはその数は以前よりも多いものの次第に間引かれ，ほぼ健常とされる程度の数の領域に戻ってくる。この細胞の数が今までの状態よりもかなり多い状態を過形成と呼びますが，やがてこの状態は元の数に近い状態にまで戻る現象であるといいました。ある傷害や刺激が加わって，同様に細胞の数が増えてきたにもかかわらず，その傷害や刺激が取り除かれても細胞の数は元に戻るどころか，さらに増えつづけていく状態があります。元に戻ることなくどんどんと増えていくので，この状態を進行性，不可逆性に増殖する，あるいは恰も自分勝手に増えていくとの印象を与えるので，自律性に増殖すると表現されています。

186 11章　腫瘍（新生物）1

これが過形成に対抗して新形成 neoplasia と呼ばれる現象です。従って，新生物とは，新形成という現象によって腫瘍細胞が増殖し塊をなしてきた状態と定義されます。

腫瘍（新生物）の特性

　腫瘍（新生物）は一つの分裂増殖能を持った細胞（母細胞）に由来します。従って，その母細胞の本来持っている形質（特質）を保持します。別のいい方をすれば，腫瘍細胞は母細胞の持つ機能や形態を模倣します。勿論，稀にその形質を脱落させたり，逆に付加されるということもあります。ここで，腫瘍病理学でよく使われる分化，成熟，母細胞，前駆細胞，由来，表現型といった用語をもう一度説明しておきましょう。繰り返しになるかも知れませんが，我慢して確認して下さい。

　個体の発生は，精子と卵子の融合による受精卵の形成から起こります。この受精卵はすべての細胞になり得る全能性幹細胞 totipotential stem cell です（**図 1-4** 参照）。すべての細胞になる全分化能とは，個体をつくる細胞と胎盤をつくる細胞の両方に成れるということです。ここで現れた個体をつくる細胞とは，身体のすべての細胞になり得る能力を持った多能性幹細胞 pluripotential stem cell です。ちなみに発生初期段階の胚盤胞期の胚の一部である内部細胞塊からつくられる幹細胞株を胚性幹細胞 embryonic stem cell（ES 細胞）といっています。やがて，発生の過程が進むにしたがって，外胚葉系，内胚葉系，中胚葉系の細胞へとなり得る細胞へとなり，それからその系統の中である特定の機能だけを果すことのできる細胞へとなっていきます。つまり，発生の進展に伴って，内在するすべての細胞へなり得る能力を次第に封印しその機能を失活させ，最終的に一つの機能しか起こさない細胞へとなっていきます。この過程が分化 differentiation です。その機能細胞へとなり得る能力は一挙に失われるものではないようで，いくつかのものになり得る段階の多分化能・複能性幹細胞 multipotential stem cell から最終的な単分化能を持つ細胞つまり単能性幹細胞 unipotential stem cell（最終分化幹細胞）へとなるようです。この単能性幹細胞や多分化能・複能性幹細胞あたりの細胞を一般に前駆細胞 progenitor cell と呼んでいました。既に説明したように，本来母細胞という言葉は分裂増殖する前の細胞を分裂後の娘細胞と対比させて使うものですが，「腫瘍の母細胞は」などと腫瘍化を起こした細胞を意図して使う場合もあります。そして，原則的にはこの単能性幹細胞までの段階が分化です。単能性幹細胞はやがてその果たすべき機能が十分に行える細胞へと育っていきます。この過程が成熟 maturation と呼ぶべきものです（**図 11-6**）。一番成熟した細胞を成熟細胞とか最終分化細胞と呼びます。この成熟過程の初期の段階で分裂増殖能は失われてきます。成熟度と増殖能は反比例するということになります。よく高分化とか低分化と表現されることがありますが，多くの場合それは成熟度を表現しており，厳密には高成熟，低成熟と表現すべきものです。

　分化という過程では分裂増殖能は保持されていますが，成熟の段階に入るとその能力は

腫瘍(新生物)の特性　187

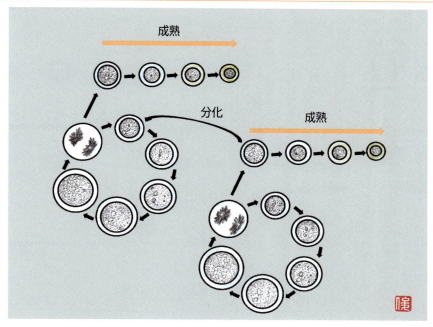

図11-6　分化と成熟

次第に失われていきます。従って，この分化という過程と成熟過程のごく初期で分裂増殖能を保持している時期の細胞からは，どこの段階でも新形成という現象が起こり得ます。逆からいえば，分裂増殖能を失った細胞は原則的に腫瘍細胞や腫瘍の母細胞には成れないということです。

　どの機能を起こす細胞に関係した腫瘍であるかを問うのが由来です。例えば，表皮の角化細胞由来の腫瘍だとか，汗管細胞由来の腫瘍，脂腺細胞由来の腫瘍などと表現されますが，これは本来実際に腫瘍化し分裂する母細胞や前駆細胞を認識してそう表現しているものではありません。その母細胞，前駆細胞の種類を推測するのは，それと認識できる程度にまで成熟した細胞を見て取ることによって初めてできます。つまり，成熟していない母細胞をみてもそれが何者であるか分かりませんが，それらの細胞に混じって成熟細胞が存在すると，この成熟細胞になる前の母細胞あるいは前駆細胞だと考えるということです。例えば，未分化な細胞の中に成熟脂腺細胞だけを認めるのであれば，この未分化な細胞は脂腺細胞の母細胞として分裂増殖できる細胞，つまり脂腺細胞由来の細胞と推定され，そのほかに毛包やアポクリン腺や管の構造を認めれば，もっと低位の関連したいくつかの機能を果たす能力を持った共通の母細胞（前駆細胞，多分化能・複能性幹細胞）に起源を発した腫瘍だと考えていくのです。

　細胞の分化は一側方向だけのものなのでしょうか。いわば，より低位の（より多種の細胞への分化能を持った）母細胞に戻ることも可能であるいうことが分かっています。それを脱分化 dedifferentiation と呼んでいました（**図11-7**）。勿論，いったん脱分化した細胞

11章 腫瘍（新生物）1

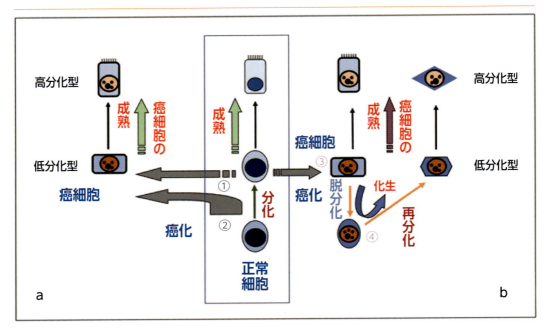

図11-7 癌化の方向性
a. 順行性の分化と成熟。癌化した細胞（①②）はその細胞が本来運命づけられていた方向へと分化し成熟する。成熟の度合いによって癌細胞の分化度（成熟度）が決まる。b. 逆行性の分化（脱分化）と再分化および成熟。癌化した細胞（③）が脱分化し，低位の前駆細胞（④）となり，その後異なる分化方向の細胞へと分化（再分化）していくことがある。勿論，同じ細胞に戻ることもあるので，二つの違った細胞へと分化し，それぞれが成熟することもある。従って，時に異なった分化を示す細胞が一つの腫瘍の中に存在することも起こり得る。それぞれの成分の成熟の度合いによってそれぞれの癌細胞の分化度（成熟度）が決まる。

が，元の分化方向の細胞へと戻ることもあるようですが，他の成熟細胞の方へ分化の方向を変えることがあることも知られており，それを再分化 redifferentiation と呼んでいます。これらの現象が起こり得るため，腫瘍細胞ではその形質（表現型や機能）の脱落や付加が起こると考えられています。

　ここでいう表現型 phenotype とは，腫瘍細胞の形態的特徴（morphological phenotype），あるいは免疫組織学的に描出される種々のタンパク質などの細胞膜抗原，細胞質内抗原や核内抗原などの特徴（immunophenotype），特徴的遺伝子の発現（遺伝子型 genotype）のことを指しています。ただ，形態的表現型も免疫組織学的表現型も，さらには代謝などの機能的表現型もすべて遺伝子の表現産物です。

腫瘍の生物学的態度

　多くの腫瘍（新生物）の症例を集めてみると，大雑把に，（1）限局性に増殖するのみで

周囲組織へ侵入していかず，また遠く離れた臓器へ移動（転移）して行かないものと，（2）周囲組織へ侵入していったり，遠く離れた臓器へ移動し，効果的な治療を行わない限り，再発を繰り返したり，最終的に個体を死に至らしめるものがあることが分かってきました。それらをそれぞれ良性腫瘍と悪性腫瘍と呼んできましたし，現在でも大雑把に二つに分類されています。これら腫瘍の示す態度を腫瘍の生物学的態度 biological behavior といいます。最近では，この生物学的態度はもっと複雑で，その腫瘍細胞の由来，成熟度（分化度），大きさや浸潤の程度（深達度）によって大きく異なることが知られており，形態学的表現型のみならず，免疫組織学的表現型や遺伝子的表現型によっても異なることが明らかにされています。一般に，成熟度と増殖能は反比例するようで，形態的成熟度が低いほど分裂増殖能が高く機能は低い，逆に形態的に成熟度が高いと分裂増殖能は低いが機能は高い傾向があります。

　腫瘍が最初に発生してきたところの病巣を原発巣と呼びます。良性腫瘍と悪性腫瘍の違いは，前記の定義にあるように周囲組織に侵入（これを浸潤といいます）したり転移したりしていくかにありますので，同じ塊を形成しても良性腫瘍では球状の形をつくり，腫瘤境界はスムースで，周囲への不整な入り込みはありません。周囲組織を圧排するように増殖しますので，これを膨張性増殖と表現します（**表11-1**）。一方，悪性腫瘍では所々で浸潤性に増殖しますので，腫瘤の境界は不規則不整ないしは不明瞭で，周囲へ入り込むような増殖の態度を示します。これを浸潤性増殖と表現しています。膨張性増殖も浸潤性増殖も原発巣での広がりですので連続した増殖です。これを連続性増殖といっています。ところが，悪性腫瘍がさらに進展すると，やや離れたところに非連続性に広がることがあります。これは広い意味で転移 metastasis と呼ばれる現象です。同じ臓器で同じ領域ながら少し距離

表11-1　腫瘍の広がりの様式

A. 連続性発育

① 膨張性発育
② 浸潤性発育

B. 非連続性発育（転移）

① リンパ行性転移
② 血行性転移
③ 播種性転移
④ 管内性転移
⑤ 接触移植転移
⑥ 移植転移

C. 再発

① 局所性再発
② 転移性再発

を隔てて明らかに独立した結節として存在するとそれを転移と認識し，衛星転移 satellite metastasis と呼称します。もっと離れた場所や別の臓器に病変をつくるものが遠隔転移 distant metastasis です。浸潤性に広がる場合，腫瘍細胞は通常間質組織を遊走します。浸潤と浸潤性増殖の違いは後で述べますが，原発巣からの移動だけではなく，組織の中にある特殊な構造に入り込み，その通路を伝って急速に広がることがあります。その経路がリンパ管，血管，胸腔・腹腔などの体腔や気道系，消化管系，尿路系などの中腔です。これらを通して転移する転移形式をリンパ行性転移，血行性転移，播種性転移，管内性転移と呼んでいます。播種性転移や管内性転移の中には，腫瘍部と健常部が最外表面で接するために外から健常部位に浸潤転移を起こす接触移植や癌組織を針生検した際の穿刺通路に癌組織が広がる移植転移という現象もあります。

　例えば，いったん手術などで腫瘍が肉眼的に完全に切除，摘出されたと思われても，しばらくして同じ腫瘍細胞からなる腫瘤が同一部位にできてくることや他の臓器に現れてくることがあります。これを再発といいますが，正確にいえば，前者が局所再発，後者が転移性再発です。

　これまで，腫瘍の広がりの面から生物学的態度を見てきました。いわば空間的変化です。もう一つ時間的経過の面から生物学的態度をみていく見方があります。これを一般に悪性度と表現します。進行の速いものを「悪性度が高い」（あるいは「高悪性度の」）腫瘍，進行の緩徐なものを「悪性度が低い」（あるいは「低悪性度の」）腫瘍と呼びます。悪性度と細胞の異型度の関係については後述します。原発巣局所での浸潤性増殖が速いが転移は起こしにくいような場合には「侵攻性 aggressive」とも表現します。

　冒頭の項で，腫瘍（新生物）は自律性，不可逆性，進行性に増殖していくと話しました。何事にも，「例外のない規則はない」ではないですが，この原則にも例外があるようです。明らかに腫瘍で，例えば悪性腫瘍としての形態や生物学的態度をとるものが，ある時に増殖を止め消失していくことがあります。どのくらいの頻度で起こるものか実際には分かりません。こういった現象に対して一過性新形成 transient neoplasia という概念が提唱されています。

腫瘍の分類と命名法

　腫瘍（新生物）は一つの分裂増殖能を持った細胞（母細胞）に由来すると話しました。また，この分裂増殖能をもった細胞（母細胞）に当たるものにはいろいろなレベルのものがあり，全分化能を持った幹細胞から多分化能・複能性，そして分化能の数が少なくなった寡分化能を経て単分化能の幹細胞に至るまで種々さまざまです。胎生期や成長期を除き，成人に達すると分裂増殖する細胞の多くは単能性幹細胞です。従って，腫瘍化する細胞は，最終的には単能性幹細胞から発するものが多くなり，その他のものに由来するものは少なくなります。腫瘍化に関する詳しい話は次章で行います。

上皮系腫瘍と非上皮系腫瘍

　細胞を大きく分けると，外界との接点・境界をなす内胚葉や外胚葉から形成される上皮系細胞と主に中胚葉からなる非上皮系細胞に分類することができます。例えば，皮膚組織でいえば，表皮や毛包を構成する重層扁平上皮，汗管や汗腺，アポクリン管やアポクリン腺を構成する導管，腺管上皮が上皮細胞で，間質を構成する線維芽細胞，神経系細胞，血管系細胞など間葉系組織からなるものが非上皮系細胞です。ただ，腎・尿路系，子宮などの生殖器系の上皮細胞は中胚葉の由来です。

　上皮細胞はそれぞれ大きな特徴を持っています。上皮細胞は外界との接点，バリアを形成しますので，密に連なって存在し，また基底膜と密に接着し内外の物質のやり取りを制限しています。上皮細胞は間質と一線を画して存在し，単層の細胞では間質から離れた細胞領域で機能を果たすため細胞核は基底膜寄りの細胞質に位置することが多く，重層する上皮細胞では離れるにしたがって成熟が進んできます。これが細胞の極性 polarity であり方向性ないし方向定位 orientation です。上皮細胞が腫瘍化してもその特性を保持しますので，間質との間に基底膜（電子顕微鏡的には基底板 basal lamina）をつくり間質から離れるように存在しようとします。複数の細胞が集まるようになると，細胞集塊ができその外側が基底膜で直接境され，周囲は間質で囲まれることになります。単層の細胞は，単層の腫瘍細胞層をつくりますので，どうしても中央が空隙となった腺管構造をつくるようになります（**図 11-8**）。重層する扁平上皮などでは，基底膜から離れるにしたがって，つまり増殖する細胞の塊の中心に向かうにつれ成熟過程が進み，細胞は大きくなりやがて扁平になり角化を示すようになります。これらの細胞の群がりを胞巣 nest と呼んでいます。上皮細胞では多かれ少なかれこの胞巣が形成されます。非上皮系細胞では基底膜のない細胞もありますが，多くの細胞では基底膜（電子顕微鏡的には外板 external lamina）が一つの細胞の全周を不規則ながらも覆いますので，細胞は孤立して存在し接着能力は乏しくつくられています。そのため，腫瘍化した細胞もこの特性を保持するため，孤立して増殖し腫瘍間質に散在することになります。このように，両者のつくる腫瘍形態像は異なりますので，この特徴を利用して腫瘍をまず分類していくという方法が採られています。つまり，上皮系の腫瘍と非上皮系の腫瘍です。しかし，中には上皮系，非上皮系の両方の腫瘍細胞からなる腫瘍が存在することがありますので，それを混合腫瘍としているのが現状です。この中で3胚葉（外胚葉，内胚葉，中胚葉）成分を含むものが奇形腫です。

　これまでのことをまとめてみると，上皮系の腫瘍として，上皮系良性腫瘍と上皮系悪性腫瘍があります。上皮系悪性腫瘍のことを癌腫 carcinoma とも呼びます。非上皮系の腫瘍にも非上皮系良性腫瘍と非上皮系悪性腫瘍があり，非上皮系悪性腫瘍を肉腫 sarcoma と呼んでいます。同様に，上皮系・非上皮系の混合性腫瘍には，混合性良性腫瘍，その中に含まれる奇形腫が良性腫瘍で，癌肉腫 carcinosarcoma と呼ばれる混合性悪

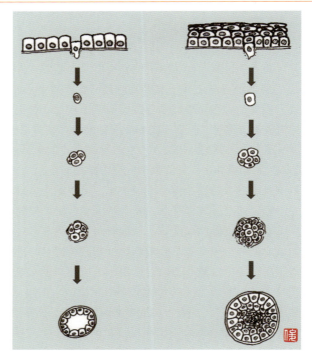

図11-8　腺管，胞巣の形成過程

性腫瘍や悪性奇形腫が悪性の混合腫瘍です。

固形腫瘍と白血病

　非上皮系の細胞の中には，組織に定着せず，血液細胞として血液中を絶えず流れる細胞が存在しています。これらの細胞に由来する腫瘍細胞は，今まで述べたような腫瘤を形成することが余りありません。そのため，腫瘤を形成する腫瘍を固形腫瘍だとか固形癌と称し，それ以外のいつも血液中を流れている腫瘍を白血病 leukemia と呼び分けます。勿論，血液細胞は間質組織にも遊走していきますので，腫瘤を形成することもあるのは想像の通りです。そこで，骨髄球系の細胞で血中にその細胞が流れ出す前に間質組織に腫瘤を形成するものを骨髄性肉腫 myeloid (granulocytic) sarcoma と呼んでいます。また，リンパ球のように，骨髄という一次リンパ装置とリンパ節などの二次リンパ装置に定住するものがあり，また循環系を常に循環するものもありますので，そのものの特性を保持し固形癌の形を採ったり白血病の形を採ったりするものもあり得るのは興味深いことです。骨髄に腫瘍細胞が存在し血中に流出するものをリンパ球系白血病，リンパ節を主な増殖の場とするものをリンパ腫と呼び分けます。同じリンパ球由来でも形質細胞の場合は骨髄を増殖の主座とするものは骨髄腫，末梢

血中に循環するものを形質細胞性白血病，リンパ節やその他の組織に発生するものは形質細胞腫と呼ばれます。非常に複雑ですね。

　経験的に，「固形癌では上皮性のものが圧倒的に多く，高齢者に多い。非上皮性のものは少ないが，若年者か高齢者に多い」といえます。

腫瘍の命名の原則

　腫瘍は，一般に，まず組織や細胞の名前に腫瘍の性格を示す言葉につけて呼び分けます。その上で由来する細胞とその構造名によって細分化します。例えば，良性の腫瘍であればこれらの名称の後に"腫 (-oma)"をつけます。上皮系腫瘍で重層扁平上皮からなるものであれば acanthoma や papilloma などですので，squamous acanthoma や squamous papilloma と命名するといった具合です。腺上皮のものでは adenoma の用語を用い，最近ではあまり使われませんが臓器名をつけて pulmonary adenoma としたり，よく使われるのが由来細胞名，あるいはそれがつくる構造名を付記して apocrine adenoma, tubular adenoma, villous adenoma などとします。時に，発生段階レベルの幼若な細胞が主体となる良性腫瘍があり，それに芽腫 blastoma という言葉を充てることがあります。一般に blastoma といえば悪性腫瘍を意味することが多いのですが，皮膚では良性腫瘍に対して使われます。毛芽に関係した毛芽腫 trichoblastoma がその例です。非上皮系の腫瘍も同様に由来細胞名に"腫"をつけます。線維腫 fibroma は線維芽細胞に関係した腫瘍，平滑筋腫 leiomyoma は平滑筋細胞からなる腫瘍です。

　「がん」や「ガン」，「癌」は悪性腫瘍を総称する言葉として用いられることがありますが，「癌」は上皮性悪性腫瘍，つまり癌腫の意味でつかわれることも多くあります。従って，悪性腫瘍の場合も同様に，由来する細胞や臓器・組織名の後に，上皮性であれば「癌」を，非上皮性であれば「肉腫」をつけます。肝細胞癌 hepatocellular carcinoma がその例です。由来が分かり難いほどの成熟していない腫瘍であれば，小細胞，紡錘形細胞，多形細胞，類上皮細胞などの細胞形態名で呼び，上皮系であることが分かれば「癌」を，非上皮系と分かれば「肉腫」の名称をつけて呼びます。例えば，多形細胞癌 pleomorphic carcinoma とか多形細胞肉腫 pleomorphic sarcoma といった使い方です。全くわからない場合は，非特異的に「悪性腫瘍」の名をつけることもあります。小細胞の場合には，腫瘍細胞では細胞のほとんどが核で構成され細胞質成分がほとんどありませので，腫瘍部はブルーの色合いになりますので，"blue cell tumor"と総称することもあります。以降，本書では，悪性腫瘍の総称名として「がん」と「癌」を同義，互換性のあるものとして使用しますので，悪性腫瘍全体を意味しているのか，上皮性悪性腫瘍を意味しているのかを注意しながら読んでください。癌腫と記載した時は上皮性悪性腫瘍に限って使っています。

　時に，その腫瘍の発見者の名前をつけて呼ぶことがありますが，最近は廃止される

傾向にあります。もっとも，腫瘍名は，それぞれ分野ごとにつけ方が異なることが多く，各論的に知っておく必要があります。

分化度（成熟度）による亜分類とその判定

悪性腫瘍の場合，さらにその腫瘍細胞の分化度あるいは成熟度を付記します。異なる成熟度（分化度）を示す成分が混在することがあります。この場合，上記のような形で腫瘍名を決め，成熟度（分化度）については優勢なるもので代表させ付記することが多いようです。分化度の一番低いものがその腫瘍の生物学的態度を決めるとの考えは最近は余り採用されていません。

混合性腫瘍や奇形腫以外でも，多方向への分化を一つの腫瘍の中に認める場合があります。共通の母細胞から腫瘍が発生することがあるからですが，この存在が腫瘍の分類を複雑にしています。この場合，命名に関しては，少しでも違う成分があれば別腫瘍として分類しようとする細分的分類方法 splitters' approach と，共通項を見つけてなるべく大きく分類しようとする併合的分類方法 lumpers' approach の考え方があります。その手段は，時代によっても異なりますが，臨床病理学的特徴や生物学的態度によってどちらの方法で分類するか決める必要があると考えています。一般に優勢を占める細胞で代表させて表現したり，共通の起源をもつ前駆細胞（母細胞）が想定できる場合には，発生段階でより発生初期に出現する起源細胞（前駆細胞）名で代表させることが多いようです。病理学の歴史は長いので，同じような腫瘍にいろいろな名称が充てられていることがあり，既存の腫瘍の名称と概念を理解した上でどの名称を採用するかを決める必要もあります。

腫瘍類似病変

腫瘤を形成するけれども実際には新生物ではないものが存在します。炎症性疾患で腫瘤を形成するものは，総称して偽腫瘍 pseudotumor とか炎症性偽腫瘍 postinflammatory pseudotumor と呼ばれています。この中で，リンパ球の浸潤が強く，リンパ腫との鑑別に苦慮する病変が偽リンパ腫 pseudolymphoma です。組織奇形として腫瘤を形成するものの中に，構成成分がその場所に元々存在する過誤腫 hamartoma と本来そこに存在しない異所性成分からなる分離腫 choristoma があります。

腫瘍の組織像：良悪性の判定の尺度

　腫瘍を組織学的に観察すると，健常な組織とは違う領域があることが見て取れます。その領域は，同じような細胞あるいは同じ系統と認識できる細胞が異常に増えて塊をなしています。それは一つの腫瘍母細胞が異常に増殖し塊をなすのが腫瘍だからです。炎症性の病変では，多種類の細胞が現れます。この状態を多細胞性あるいは多型性 polymorphism といいます。この腫瘍が良性腫瘍なのか悪性腫瘍なのかをどのように判定するのでしょうか。

　腫瘍の良性，悪性を判定するのに役立つ尺度がいくつかあります。肉眼的尺度でもある，膨張性増殖と浸潤性増殖は，組織学的観察時にも重要な良悪の判断基準です。ここでは，その他の組織学的にみて重要な二つの尺度とその他の参考となる尺度を紹介します。

　その重要な尺度とは，異型性と浸潤という状態です。両者ともかなり曖昧に定義されています。異型性 atypism, atypia とは，あるものに関してそれが示す一般的な形態（正常時の形態）とは異なる形態を示すこととされています（**図 11-9**）。

構造異型と細胞異型，極性の消失

　実はこの中には，腫瘍細胞がつくる組織構築（構造）がどのくらい正常から偏っているかという「構造異型 structural atypism」と腫瘍細胞の細胞全体の大きさや形態，その核の大きさ，形，染色性などが正常からどのくらい隔たっているかを表す「細胞異型 cellular atypism」，そして「極性，方向性の消失の度合い」の三つがあります。つまり，健常時では，ある組織は特定の整った構造を示していますが，悪性腫瘍になると腫瘍細胞のつくる構造には不整さが見られます。例えば腺管構造ですと，健常時には丸いスムースなアウトラインをした腺構造を示しますが，腫瘍時には歪な，時にはとがった形態の腺構造が見られたり，不規則・不整に融合した形をつくります。また，時には，腺構造でありながら，腺腔の形成がなく，腫瘍細胞の充実性の集簇を認めることもあります。健常時の状態から違えば違うほどその構造には異型性があり，異型性が強くなると表現します。細胞異型も同様です。ある細胞形態は，知っていれば誰もがすぐに認識できるもので,その細胞形態は整っていてすぐに同定できます。同様に，腫瘍時には腫瘍細胞の形態は正常時のものとはいろいろな点で外れてきます。こういった時に役に立つ指標が極性だとか方向性であるともいえます。例えば，腺細胞ですと核は基底膜寄りに局在し，腺腔側の細胞質は機能の場として豊富に存在していますが，この極性がなくなるのも細胞異型です。逆に，重層扁平上皮では，間質側から離れるにつれ扁平な成熟細胞や角化した細胞へとなっていきますが，その方向性が失われ核分裂像や基底細胞に当たる細胞が重層扁平上皮層の上部にあることは一種の構造異型ともいえます。正常状態では，構成細胞はいずれも大体大きさや形態が均一です

a. 構造異型

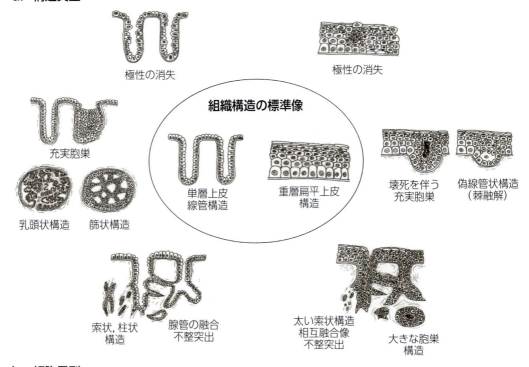

b. 細胞異型

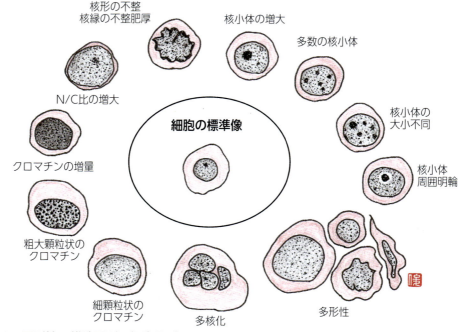

図11-9 異型性：構造異型と細胞異型

が，悪性腫瘍になるとそれが失われ，いろいろな形態の細胞が現れることがあります。これを多形性 pleomorphism といいます。悪性腫瘍では成熟しない状態の腫瘍細胞が多くみられることもありますが，そのような細胞からなるものを退形成 anaplasia と呼んでいます。このように異型性が進行してくると，どの細胞由来であるかが分からなくなってしまいます。そうすると，異型性の判定ができなくなってきます。そこで，定義とは異なるものの，なんにでも当てはまる細胞異型の判定基準というものが欲しくなってきます。そこで利用されるのが，核細胞比 (nuclear/cytoplasmic ratio; N/C 比)，核型の不整，大きな核小体，異常に多い核小体の存在，核の大小不同，細胞の大小不同，多角化，核クロマチンの細顆粒状化や粗顆粒状化，クロマチンの増量，核縁の肥厚と不整さなどです（**図11-9b**）。

尺度としての浸潤：浸潤性増殖

さて，浸潤とは，上皮細胞であれば，上皮性腫瘍細胞が基底膜を破り間質へ進展・移動していく現象をいいます（**図11-10a**）。腫瘍発生，悪性腫瘍化にとっては重要な現象ですが，これは生理的現象として妊娠時の乳腺小葉の形成時や炎症に伴う組織の再生時などいろいろな時にみられる現象です。上皮細胞が基底膜を破り間質に侵入し，増殖して数が増え，基底膜を形成し，細胞や組織の方向性が決まり，健常時に類似した構造がつくられるといった過程が進行しますので，ここで描写したような浸潤という現象は病理組織診断における良性・悪性の判定時にはあまり役に立たない定義であり概念です。病理診断学的にいう浸潤とは，腫瘍本体から不規則不整に周囲組織を破

a. 基底膜を破って，上皮細胞が間質へ進展する

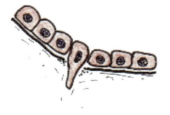

b. 癌では，基底膜を破り間質へ進展し，さらに周囲組織へ侵入が続く

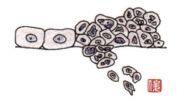

図11-10　浸潤と浸潤性増殖

198 ■ 11章　腫瘍（新生物）1

壊しながら進展していく状態をいいます（**図11-10b**）。この状態は浸潤と呼ばずに浸潤
性増殖といった方がより正確と思います。

　そのほか，血管内やリンパ管内に腫瘍細胞が存在する血管・リンパ管浸潤（侵襲）
や核分裂像，特に異常核分裂像があること，壊死像があることなどが良悪判定時の役
に立つ所見です。

核分裂像と異常核分裂像

　新生物（腫瘍）は一つの分裂増殖能を持った細胞に由来するということですので，新生
物では細胞分裂が盛んであるはずです。一般に，細胞分裂つまり細胞の増殖を組織学的に
認識していくには，結果である細胞増殖巣をみることの他に，核分裂の組織像をみること
によってなされます。特に核分裂像の多さは，細胞分裂が盛んになされているという指標
になると考えられます。ただ，次章で述べるように，核分裂の期間は短く，組織検査を行
う前の固定という段階には少し時間がかかりますので，核分裂期に入っている細胞は，固
定終了までには核分裂期を終了していることが多く，完全に分裂増殖能を反映していると
はいえませんが，大雑把に細胞増殖速度と核分裂像の個数は相関すると考えてよいかもし
れません。つまり，核分裂像が多いと新生物の増殖速度は速いということです。そして，
悪性新生物ではより増殖速度は速く，そのため核分裂像をみることが多いといえます。各
論的に10視野中の核分裂数を悪性腫瘍の診断基準に入れられているのが好例です。しかし，
核分裂像が多いということ自体は新生物であるということを意味しませんし，新生物であっ
たとしてもそれが悪性であることを確約しません。再生組織や，良性腫瘍に傷害が加わっ
たと思われる場所では核分裂像は多く見られます。核分裂像に富む良性腫瘍という概念が
あるほどです。逆に，悪性新生物でも核分裂像がほとんど見られないものもあります。そ
れは新形成が細胞の分裂増殖の亢進にのみによっているのではなく，死なずに（不死化し）
長生きすることによって数が増えるためかも知れません。核分裂像は，正常核の接線切れ
や核濃縮，アポトーシスの核所見と見間違えることもありますので，核分裂数の測定に際
しては明らかに核分裂像と判断されるものだけをカウントすることが大切です。

　上皮性の組織幹細胞は基底膜直上に定住しています。例えば，重層扁平上皮のように重
層する細胞では，いわゆる母細胞は細胞分裂時には周囲の細胞からの接着性を失い，この
基底膜から上の1，2層に遊離し，分裂します。これより上の細胞（娘細胞）には分裂能の
ない成熟細胞です。これが，極性だとか方向性であると説明しました。ところが，癌細胞
は分裂増殖能を維持したものが多いですので，基底膜から遠く離れた表層近くや腫瘍胞巣
の中央部でも分裂増殖能を維持した癌が存在しますし，分裂能を保持しながら機能をも有
している細胞も存在し得ます。このため，がん病巣においては上皮層上部や胞巣中央部で
も核分裂像をみることがあります。この所見は，極性や方向性を失っているという証拠で，
癌化していることを強く示唆する所見になります。核分裂の極性の喪失という現象です。

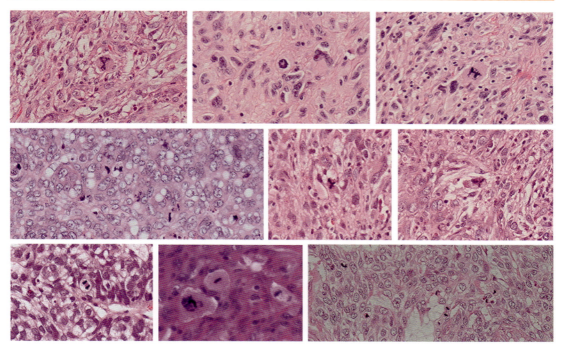

図11-11　核分裂像のいろいろ

　悪性腫瘍にみる核分裂像の中に，異常核分裂像というのがあります。次章で述べますが，悪性腫瘍細胞では遺伝子数の異常が起こります。染色体数が増え，それも3倍あるいは4倍といった異数倍体（異数性）aneuploidyの状態が一般的に多くなってきます。それを反映してか，クロモソームが太く長かったり，逆に短かったり，不整な個数や形態のものがみられたりします。時には三極性や四極性のものもみられます。これらを異常核分裂像といいます。異常核分裂像は，稀に健常と思われる組織や良性腫瘍でも見られることがありますが，その数は少なく，悪性腫瘍では多く見られるようです。数少ない場合は，周囲の所見と合わせてその意味合いを考える必要がありますが，一般にその存在は悪性腫瘍を示唆するものとされています。

　図11-11に正常核分裂像と異常核分裂の像をいくつか示しておきます。

新規発生癌 "de novo" carcinoma と合併癌 "in association" carcinoma

　多くの腫瘍をみると，健常組織の中に癌組織が存在していて，なんの基盤もなく癌が突然発生したかのようにみえるものがあります。このような癌の発生を新規発生癌とかデノボ癌 "de novo" carcinoma と呼んでいます。"de novo" とは「新規の」つまり「癌の発生母地となる前駆病変がなく新たにできてくる」といった意味です。一方，腺腫や乳頭腫

に接して，あるいはその内部に癌が存在することがあります。それを現象名として合併癌と呼んでいます。多くは，良性腫瘍から悪性腫瘍が発生してくる場合を指します。例えば，内視鏡検査の発達によってごく初期の腺腫や癌が見つかってくるようになりました。大腸癌の場合には，腺腫から腺癌へと移行していくものが多いのではないかと推測され，それを腺腫内癌発生 adenoma-carcinoma sequence と称しています。単に二つの癌が隣り合わせに存在する衝突腫瘍 collision tumor という現象もあり，注意を要します。最近では，炎症性疾患に好発する癌の存在が知られるようになり，癌発生の母地となり得ると考えられていますので，この病態に関して合併癌と呼ぶことがあるようです。潰瘍性大腸炎に伴って起こってくる，いわゆる colitic cancer（大腸炎関連癌）などがその例です。

衝突腫瘍と組成腫瘍

　衝突腫瘍の話が出ましたので，一つの腫瘍塊の中に異なる組織像が存在する場合について言及しておきたいと思います。衝突腫瘍とは，二つの異なる形態学的特徴を示しそれぞれ起源を異にすると思われる細胞から発生した腫瘍が空間的に近い距離に発生し隣り合って存在し，あたかも一つの腫瘤を形成したものです。両方の腫瘍が癌である場合を衝突癌と呼びます。両腫瘍は原則的に異なるものです。ただ，その発生に関して無関係であるかというとそれは定かではありません。一方の腫瘍が先に発生し，増殖因子を出し他の細胞を刺激しているうちに癌化をきたしたり，炎症によって発生する癌などでは二つの異なる起源の細胞が同時別々に腫瘍化することも考えられます。例えば，ヘリコバクターの感染によって一方で上皮性の癌が，もう一方でいわゆる MALT リンパ腫が同一部位で発生することもあります。また，その他の発癌物質でもそれが作用する領域はピンポイントではなくフィールドですので，いろいろな細胞が癌化の可能性を持っているのは事実です。

　組成腫瘍 composition tumor とは，腫瘍発生の母細胞が multipotential ないし oligo-potential で，複数の異なった分化方向の細胞へとなり，それぞれの成熟した成分を含む腫瘍と定義されます。前述の混合腫瘍などがこれに入る概念です。carcinosarcoma という言葉を説明しましたが，上皮性と非上皮性の両方の悪性成分を含むものです。このうち，片方の腫瘍細胞が紡錘形を示す場合は，これを非上皮成分とは捉えない傾向があります。最近では，その多くは上皮性悪性腫瘍の形質転換や間葉系細胞移行を伴う癌と捉えられています。片方が良性の場合もあるようで，上皮成分が良性で間葉系成分が悪性という腺肉腫 adenosarcoma などの概念も存在しています。

浸潤という言葉

　いままで，浸潤という言葉を良性，悪性の腫瘍を識別する一つの因子として浸潤性の増

殖という表現をしてきました。しかし，実際には，この浸潤という言葉はいろいろな意味を持つ言葉として用いられています。一般的には，生理的状態ではその特定部位に存在しない細胞が入り込んでくる，あるいは入り込んできている現象や状態をいいます。例えば，皮膚の真皮内の血管から内部に存在していた好中球が血管外に出てくる現象を「浸潤」といいますし，組織内に散在している状態をも浸潤といいます。出現している細胞が浸潤細胞です。「良悪性の判定の尺度」の項で浸潤という現象は妊娠時の乳腺小葉形成時には生理的に炎症に伴う組織の再生時には病理的に出現すると話しました。炎症時には上皮細胞下の基底膜が破れ，細胞の一部が突起のように周囲間質内に伸展することがあります。これは形態的には浸潤と同じ状態にみえますが，研究者によってはこれを細胞突出 cell herniation と捉えています。しかし，これらの細胞の中には明らかに間質内へ細胞移動を示し，胞巣を形成し，基底膜で囲まれるようになるものがありますので，浸潤と解釈しなければならないものもあると思っています。

　癌細胞の場合にも同様に「浸潤」という言葉が使われますが，もう一つ生物学的意味合いでこれを使うことがあります。多くの場合，上皮性腫瘍細胞に対して使用されるものです。前述のように，上皮細胞は基底膜を介して間質組織から隔離されています。アノイキス anoikis という現象があって，上皮細胞は細胞や細胞外基質と接着して増殖する特性を持っており，浮遊状態では存続や増殖ができず，細胞死（細胞接着不全に起因するアポトーシス）が誘導されるようになっています。つまり，上皮細胞がその足場を失うと細胞死が誘導されるのです。ところが，上皮性の癌細胞ではアノイキス抵抗性となって，基底膜を破った後，間質でも血管内でも細胞死を免れ生存することができるようになります。このような細胞では，間質に出ていくという現象がまず必要になりますが，これを狭義の意味，腫瘍生物学的意味合いとして「癌の浸潤」と呼んでいます。

　癌細胞は基底膜の一部を破り，原形質膜で囲まれた細胞質の一部を突出させます。この部分を偽足 pseudopod と呼びます。基底膜が破れて細胞の一部が受動的に飛び出してきたものが突出，基底膜を破って細胞が能動的に飛び出してきたものが偽足伸展です。同じ形態変化も捉えようによって意味合いが変わるものです。ただ，癌の浸潤が常に能動的な行為や現象であるとの考え方には疑問も呈されています。癌細胞の中には好中球の誘導因子をつくり，癌細胞の周囲に呼び寄せ，好中球の持つ基底膜破壊因子を放出させ，基底膜を破壊させた後にやっと浸潤ができるといったように個体の持つ現象を狡猾に利用して浸潤を果たすものもあるようです。いずれにしても，浸潤して間質内に侵入した癌細胞にはその細胞の成熟度に応じて基底膜構造の形成がなされていきます。かなり明瞭に形成されているものから全く形成されていないものまでまちまちです。

　非上皮性の癌には生物学的意味合いでの浸潤という現象は起こるのでしょうか。非上皮系の細胞の多くも基底膜を有しています。その多くは細胞全周を取り囲んでいますし，断続的なものもあります。生理的状態では，どうも同じ基底膜に囲まれた状態で分裂増殖し，再生の場合も元の構造を保つために，その空いた基底膜内空間に沿って細胞が置き換わっていくことが多いようです。そうでない場合は，支離滅裂な構造を形成し，その細胞の持

つ機能がうまく行われなくなってしまいます。癌化した際には基底膜が断続的ですのでその隙間から浸潤し周囲へ広がるという現象が起こってきますが，本来間質基質内を自由に移動できる細胞が多いため，その現象を上皮細胞ほどには認識できないように思えます。上皮と似たものに内皮があります。血管やリンパ管を構成する細胞です。どうも昔は内皮細胞も上皮細胞と捉えられそう呼ばれていたようですが，同じように基底膜で囲まれた管腔をつくります。この細胞は初めて血管新生がなされる胎生初期の vasculogenesis の段階には見られませんが，いったん形成された血管から発生の進展に伴って，あるいは血管の再生としての血管新生 angiogenesis の段階では，上皮細胞と同じように間質基質内に基底膜の不完全な内皮細胞が伸長し（浸潤し），内腔を形成して伸びていきます。浸潤と同じ現象が行われているのです。残念ながら，日本語では vasculogenesis も angiogenesis も同じく血管新生と訳されていますが，意味するところは少し違うのだということは覚えておいて頂きたいと思います。

　悪性腫瘍である癌は浸潤という特性を持つとお話しましたが，実は上皮性癌細胞の持つアノイキス抵抗性や浸潤という現象も，非上皮性癌細胞の浸潤という現象も，胎生期には正常に起こる現象ですので，癌細胞の持つこの現象は実は胎生期を模倣しているということもできます。

上皮内癌と浸潤癌

　単層の上皮細胞であっても重層する上皮細胞であっても，発生する癌細胞は間質から基底膜で隔てられた上皮層内で発生すると想定されます。いいかえると，上皮性癌細胞は，まず上皮層内に存在する状態から始まるといえます。癌細胞は増殖し数が増え，塊をなしてきます。重層する細胞では，間質から離れた上皮層の上の方にまで広がりますし，上皮細胞特有の接着性を減弱，消失して，孤立して離れた上皮層内にまでも及んでいきます（**図11-12**）。一般に，この間に癌としての特質を獲得していきます。浸潤していない，あるいは浸潤能をいまだ獲得していない状態の癌，初期の段階の癌を上皮内癌 carcinoma in situ とか非浸潤癌 non-invasive carcinoma と呼んでいます。この状態では，癌としての性格が十分に得られていない状態からいよいよ癌としての特性である浸潤能を獲得するまでの段階があると想定され，初期の段階を異形成 dysplasia，あるいは上皮内腫瘍 intraepithelial neoplasia と呼称されています。

　本来，異形成とは発生異常としての形態や形成の異常を表す言葉でした。パパニコロウ（George N. Papanicolaou；1883 – 1962）が，細胞診という技術や学問分野を確立した時に現在使われているような意味合いで使用したものです。組織形態学的には，正常な上皮細胞層の整った構造や細胞形態が変化して，（1）細胞の大きさや形の多彩性，（2）核の腫大，不整，クロマチンの増量などの細胞異型と（3）上皮層内の細胞の方向性や極性が乱れ，成熟細胞が存在すべき層に未分化・未成熟な細胞が混在あるいは置換するような

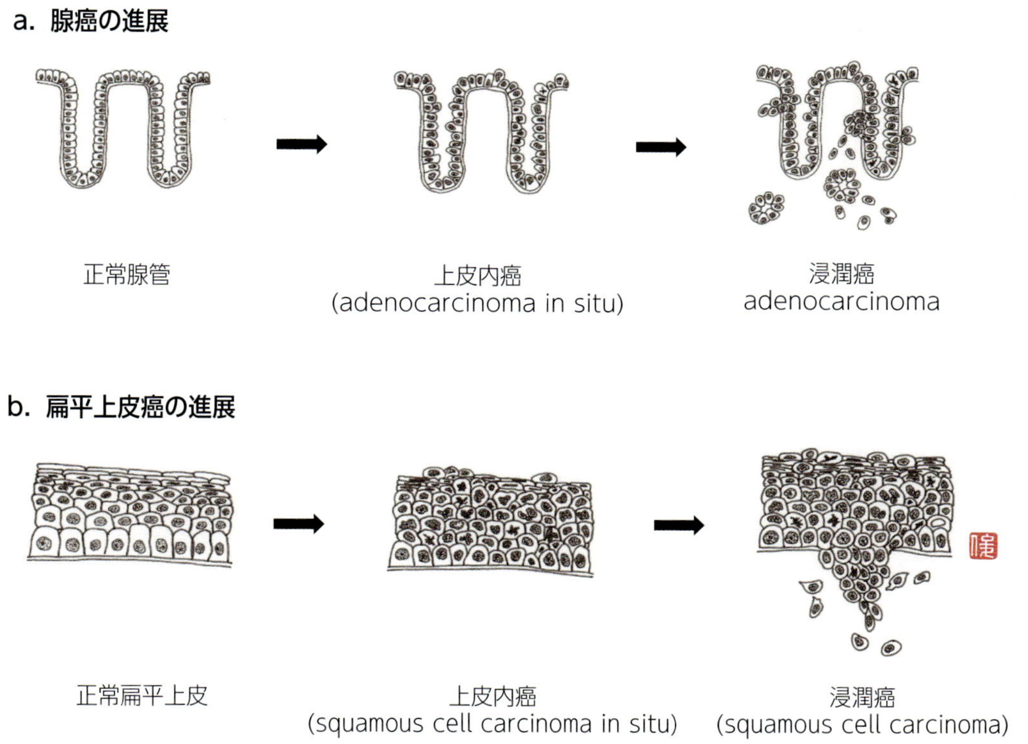

a. 腺癌の進展

正常腺管

上皮内癌
(adenocarcinoma in situ)

浸潤癌
adenocarcinoma

b. 扁平上皮癌の進展

正常扁平上皮

上皮内癌
(squamous cell carcinoma in situ)

浸潤癌
(squamous cell carcinoma)

図11-12　癌の進展

一種の構造異型を示すようになったものをこう呼んでいて，一種の多段階発癌のいわゆる前癌病変といった位置づけ，解釈をしています。

　重層扁平上皮の癌化初期の段階では，一般に悪性細胞としての能力が獲得され増強されるにつれて上皮層内を移動し，外側に進展（lateral extension）したり，やがて上皮層の上層へと上昇（ascent）していき，ほぼ全層に達するころには浸潤能を獲得し，浸潤癌へと移行する確率が高くなるとされています。そのため，異形成や上皮内腫瘍を上皮層のどのレベルまで上昇しているかによって軽度，中等度，高度あるいはⅠ，Ⅱ，Ⅲに分け，全層を占める状態を上記の上皮内癌と称すべきとする考えがあります。これは臓器によってもその捉え方や基準が違いますので，それぞれの臓器でその内容を理解する必要があります。皮膚腫瘍でいえば日光角化症が上皮内癌の中でも異形成に相当し，Bowen病が上皮内癌の概念に相当しますが，両者は一連の過程ではありません。

　腺上皮でも，異形成や上皮内癌といった捉え方がなされます。この場合は，細胞の異型性の度合い，壊死の存在，核分裂像の有無や細胞の重層化の程度により判定されます。臓器によって使用される言葉は違いますが，上記概念のまま診断名として使用する他，異常過形成や非浸潤癌，上皮内腺癌 adenocarcinoma in situ (AIS) の名称で呼ぶこともありま

す。
　やがて基底膜を破り間質へ侵入し移動できる能力，浸潤能を獲得し，間質組織に入り込みます。これが上皮性の癌が浸潤癌と呼ばれる状態になる過程です。この浸潤癌はさらに周囲組織へ，発生母地である上皮層から深く遠ざかるように広がっていきますが，この広がり方をよく深達度として表現することがあります。この表現はその癌が存在する臓器・組織の構造によっていろいろな名称で呼ばれています。例えば，消化管などでは，粘膜内癌だとか，早期癌，進行癌などとも表現されています。また，T因子などとしても定義づけられ使用されています。T因子については後述します。この深達度は多くの場合，進行度，予後に関係します。

転移が意味するもの

　接触転移とか移植転移を例外として，浸潤という行為がない癌には転移という現象が起こりません。また，浸潤という行為がなされると必ず転移が起こるかというとそうでもありません。間質に浸潤した癌，あるいは間質内に発生した肉腫は，間質内を移動するよう

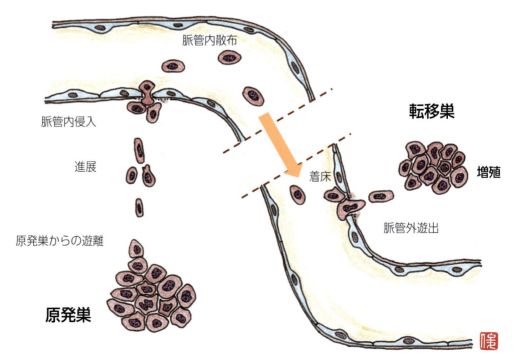

図11-13　癌の転移様式
転移が完成するまでにはいくつかのハードルを乗り越えなければならない。

になります。最初はがんが発生した領域，つまり原発巣に止まりますが，血管やリンパ管に接触しますと，その基底膜を同じように破り，内皮細胞をかき分けてその内腔に達します（図 11-13）。血液やリンパ液に入り込み，流れていって特定の臓器に到達するようになります。これが前述した血行性，リンパ行性転移です。上皮性の癌はリンパ行性，肉腫は血行性転移を起こしやすいといいますが，上皮性の癌がリンパ行性に転移していっても，リンパ管はやがて静脈角で静脈と連結しますので，最終的には血行性転移を示すようになります。

　従って，遠隔転移がある場合には，必ず循環系内（血液やリンパ液中）には癌細胞が存在しているはずです。この状態を癌血症 carcinocythemia ということがあります。転移巣では血管内皮層に接着し，かき分け，基底膜を破り，周囲組織，つまりその臓器の実質組織に侵入していきます。侵入した後に，癌細胞はそこで定着し，増殖し得ます。そこで増殖したものが転移巣です。carcinocythemia の状態はたとえ臓器内の血管やリンパ管内にあっても厳密な意味で転移とはいえません。また，癌細胞が実質組織に侵入しても転移ではなく，その部位に定着でき増殖して初めて転移ということができます。現在，どのくらいの数があれば定着したものか，いいかえれば確実に転移巣を形成したものかという基準を求める研究もなされています。例えば，乳癌のリンパ節転移では，isolated tumor nest という考えがあり，0.2 mm 以下の大きさの癌細胞の存在は，記載はするものの転移とはしない方向にあるようです。こうして見てみると，本当に転移を起こした癌というものは胎生期返りをするにしても，実にうまくその機能を遂行させるようなすごい能力を獲得したものといえます。

異型度と悪性度

　細胞や組織構築の異型性，つまり正常の形態からの隔たり，には「隔たりの度合い」といったものが存在します。これが異型度です。通常，この異型度は細胞や構造の成熟度に関係してきます。前述したように，伝統的にこの成熟度を分化度と呼んでいますので，しばしば高分化，中分化，低分化，そして全く成熟を認めない未分化に分けます。その指標は細胞異型と構造異型です。未分化な状態でもいわゆる脱分化，分化が逆の方向に進んで発生学的に胎生期の初期の段階にまで戻ったのではと想定される場合を退形成 anaplasia と呼んでいますが，最近では腫瘍細胞の異型の度合いのみで未熟性を強調する意味合いで使われる傾向があります。その腫瘍がどのくらいのスピードで進行し患者（宿主）にどのくらいの影響を与えるかの度合い，転帰（病気の経過のゆきつくところ）や予後（病気の辿る経過についての医学上の見通し）がどうなるのかといった生物学的態度の度合いを悪性度と表現することがあります。度合いの低いものから低悪性度 low grade malignancy，中悪性度 middle (intermediate) grade malignancy，高悪性度 high grade malignancy と呼んでいます。最近では tumor of uncertain malignant potential (TUMP) とか tumor of uncertain significance（TUS）など，その生物学的態度が判定できない旨を表現することもあります。一般に，組織像をみた時には，ほぼこの異型度と成熟度（分化度），悪性度は相関すると理解しておくと良いでしょう。ただ，その判定は随分と主観的です。

　腫瘍の広がりを示す方法として，AJCC／UICC の TNM 分類と病期分類が使用されます。また，我が国にはがん取扱い規約があり，大筋は類似するもやや異なるものがあります。T因子は原発腫瘍の広がりを表し，臓器・部位により定義された T1 から T4 の 4 段階に分類されています。N 因子とは所属リンパ節転移の有無，程度を示し，N0 から N3 に，遠隔転移の有無は存在する場合を M1，ない場合を M0 と表現します。これらの組み合わせで，腫瘍の広がり全体を判定しようとするのが病期 stage です。病期と悪性度は意味することが違うということを理解しておかなければなりません。判定規準やその取り扱いはそれぞれの臓器の癌によって異なりますので，成書で確認せざるを得ません。

二つ以上の癌の発生： 多発癌，多発性原発癌と二次癌

　今まで，癌の発生を一つの場所で起こる一つの細胞を起源とする現象として捉え，考えてきました。ここでは，一つの個体内に複数個の癌が発生する状態をみていこうと思います。考えてみると，ある前駆細胞の各分化段階のいくつかのレベルで遺伝子異常が繰り返され，最終的に誘発された遺伝子異常によって癌が発生するなら，同一種類で同じ遺伝子異常を有する細胞が増えている状況の中で，そのうちの一つが一つの癌病巣をつくるものと考えられます。そうすると，これらの前駆細胞，最終的に癌細胞となる直前の前駆細胞も分裂・増殖して数が増えている訳ですので，同一領域に散在すればその領域に及ぼされる最終的発癌因子に同様に晒されている場合があるものと想定されます。であれば，そのうちのいくつかの細胞が同様に癌化し，いくつかの別の癌病巣が形成されても良いのではないかとも思われます。実際に，転移病巣ではないのに，同じ組織形態を示す癌が同一領域に多数存在することがあります。これを多発癌 multiple cancer と呼んでいます。正確にいえば，集合性散布性多発癌でしょうか。同じ領域（フィールド）ではないやや離れた領域に同様の癌病巣が発生している場合は，多中心性多発癌あるいは単に多中心性癌 multicentric cancer といって使い分けています。勿論，この場合転移巣との鑑別が問題になります。なにしろ，所持する形質が同じですので，同じ形態像や機能，性格を示すため，鑑別が難しいのです。

　一方，二つの腫瘍が一人の個体内に存在し，しかもその腫瘍の細胞形態が互いに異なり，そのため腫瘍の起源となる細胞が異なると考えられる腫瘍が，それぞれ別の臓器に独立してみられる場合があります。これを多発性原発癌 second primary cancer とか重複癌といいます。その場合，存在する原発癌の数に応じて二重癌，三重癌とか，数で表現することもあります。実際には，この状態をも多発癌と称する研究者がいたり，臓器の違いや数の違いがあってもすべてまとめて多重癌とも呼ぶ識者がいるのも事実ですので，言葉の使い

分け，意味の違いには気をつけて欲しいと思っています。

　二つの癌が同時に発見される場合と一つの癌が見つかった後になって第二の癌が発見される場合があります。前者を同時発生癌 synchronous cancer，後者を異時発生癌 metachronous cancer といいます。異時発生癌の場合に，まず一つ癌が存在し，その後，例えばこの第一の癌が治療され消失した後しばらくの期間をおいて，同一領域に全く異なる第二の癌が発生することがあります。この中で，癌の治療として受けた抗癌剤や放射線治療により，別の癌が発生した場合を二次癌 secondary cancer と呼んでいます。放射線治療後の扁平上皮癌の発生や血管肉腫，その他の肉腫の発生などがその例です。この用語に関しても，他の意味合いで使われることがあります。例えば，エイズにおけるカポシ肉腫や悪性リンパ腫など，原疾患に関連して発生する癌も含めたり，前述の多発癌をも含めて使用する学者や転移癌のことをこう呼ぶ学者もいるようです。なるべく，この意味で用いない方が良いように思っています。最近，高齢化とがん治療効果の向上によって，一つの癌が治りその後他の癌が発生するといったように，複数の癌が発生する率が高くなっています。

　いずれにしても，本項でまとめたような癌の現象やそれに対する用語があることを理解しておきましょう。

宿主に対する腫瘍の影響

　腫瘍が発生し，増大してくるにしたがって，宿主の身体に影響を及ぼしてきます。局所的な影響としては，周囲組織への機械的圧迫，周囲組織への浸潤，組織破壊，壊死，血管の破綻による出血や潰瘍，瘻孔形成などがあります。全身に対する影響には臓器の特異性による呼吸不全とか，肝不全，腎不全，ホルモンによる影響などがあげられますし，悪液質 cachexia や体重減少も起こります。これらには種々のサイトカインやケミカルメディエーターが関与しているようです。

12章 腫瘍（新生物）における組織発生のメカニズムと病因

前章では，腫瘍（新生物）とは何か，どういった性質を持つものか，それぞれの現象をどう呼ぶかについて比較的詳しく述べてきました。本章では，まずその性質，特に細胞増殖がどうして現れてくるかといったメカニズムについて正常時と比較しながらみていきます。その後で腫瘍発生の原因を考えていってみたいと思います。

細胞の増殖と細胞死

生命体には，三つの特質，つまり（1）環境との分離がなされる，（2）個体の維持がなされる，（3）自己複製（分裂・増殖）できる，があるとお話してきました。腫瘍（新生物）細胞もこの特性を維持します。正常と違う点は，主に（3）の自己複製のメカニズムの異常です。そのために，自律性，進行性，不可逆性に細胞が増え塊をなしてきます。まず，健常時における自己複製，分裂・増殖のメカニズムについてみていってみましょう。

細胞増殖の情報伝達： 増殖因子，受容体と細胞内シグナル伝達経路

増殖の指令は外からやって来て，増殖すべき細胞の表面にある受容体に結合し，活性化することによって細胞内シグナル伝達系を順次刺激し，最後に核内に存在するDNAに特異的に結合している転写因子にそのシグナルを伝え，RNAへの転写を促します（**図12-1**）。その結果として細胞増殖の過程（細胞周期）が進行していくことになります（**図12-2**）。

正常状態では，この細胞増殖の過程，いいかえると細胞周期が回るか回らないかは，

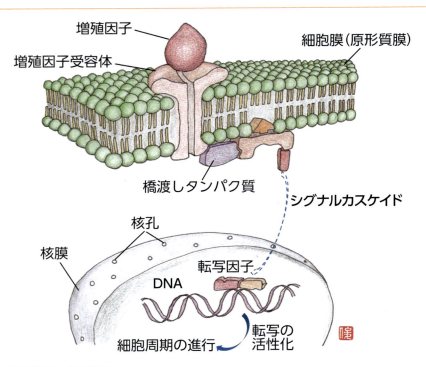

図12-1 細胞増殖の情報伝達

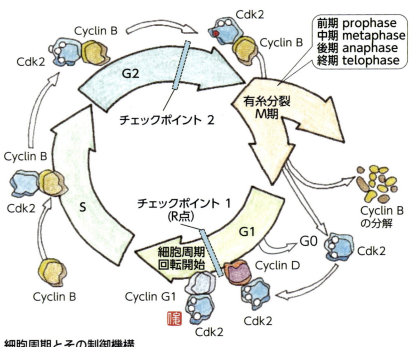

図12-2 細胞周期とその制御機構

組織内の細胞密度，栄養状態や温度などの環境条件によって規制されています。例えば，細胞密度が低くなると細胞増殖が起こり，一定の細胞密度になると細胞の増殖が止まり，その領域にある細胞の数が一定となる恒常性が得られているのです。真核生物では，その増殖の直接的刺激は一般に増殖因子と呼ばれるいくつもの液性因子によります。増殖因子の多くはタンパク質です。その他，細胞間の相互作用によっても制御されています。

　細胞間の情報の伝達には伝えるもの（リガンド）とそれを認識し受け止めるもの（受容体，レセプター）が必要です。増殖因子受容体は細胞質を囲み細胞と環境を直接隔てている細胞膜つまり原形質膜に存在します。代表的なものはプロテインキナーゼ系受容体です。その構造の特徴からチロシンキナーゼ型受容体，サイトカイン受容体，セリン・スレオニンキナーゼ型受容体に分類されています。チロシンキナーゼ型受容体には EGF，インスリン，PDGF，VEGF，FGF，NGF，HGF などの受容体ファミリーが，サイトカイン受容体には IL，EP，G-CSF，GM-CSF などの受容体が，セリン・スレオニンキナーゼ型受容体には TGF β，アクチビン，BMP などの受容体が含まれます。受容体はいずれもリガンド結合細胞外ドメイン，膜貫通ドメイン，細胞内ドメインからなっていますが，増殖因子が受容体と結合し受容体の二量体が形成されると，受容体に結合した情報は細胞内に伝えられ，そして細胞内シグナル伝達経路の伝達分子が次々に活性化され，核内での DNA 複製と細胞分裂に必要なタンパク質の合成や修飾が行われます。つまり，細胞はシグナルを受けて増殖を始めるということができるのです。細胞質には増殖シグナルを受け渡していくタンパク質がいくつか存在します。Src タンパク質や Ras タンパク質などがそういう役目を果たすタンパク質として同定されています。これらのタンパク質が段階状に連続して活性化されていくシグナルカスケードを形成して，その情報を伝えていきます。

　やって来る指令は増殖を促すばかりではありません。逆に，増殖を停止する信号や受容体も存在します。正常な上皮細胞の表面には，TGF β に対する受容体が存在し，TGF β がこれに結合すると増殖が止まることになります。

　シグナル伝達経路の最終点に転写因子があります。転写因子は DNA に特異的に結合するタンパク質の一群で，DNA 上のプロモーターやエンハンサーといった転写を制御する領域に結合し，単独で，あるいは他のタンパク質と結合して，DNA の遺伝情報を RNA に転写する過程を促進したり，逆に制御する働きをします。プロモーターやエンハンサーはタンパク質をコードしないイントロンとか以前ジャンク DNA と呼ばれた DNA 領域に存在しています。どのタンパク質をコードする遺伝子も，その初めの部分には必ずプロモーターと呼ばれる領域がついていて遺伝子のスイッチをオンにする役割を果たしています。エンハンサーは，プロモーターから離れた領域に存在するものの，関連する遺伝子発現に影響を与えています。転写因子は，生物の発生や細胞の分化にも関係しますが，細胞周期の調節に大きく関与しているといわれています。因みに，イントロン（ジャンク DNA）は決してジャンク（がらくた）ではなく，い

212 | 12章　腫瘍（新生物）における組織発生のメカニズムと病因

ろいろな働きをしていることが分かってきています。この領域から出るマイクロ RNA（miRNA）は細胞間の情報伝達に使われ，細胞の表現型にも一役買っているようです。細胞外小胞体のエクソソームに包まれて分泌されるようで，癌の変異 DNA もエクソソームに包まれ，身体内を循環しているともいいます。

増殖機構としての細胞周期

　それぞれの細胞には特有の使命があり，最終的には成熟し与えられた機能を果たし，やがては死滅します。しかし，成熟し機能を果たして死滅する細胞だけではなく，細胞の中には，分裂し細胞を複製し得る能力をずっと保持したままの細胞が存在し，ある組織内での細胞の数を一定の数を維持するように補う役割を果たしていることは既に話した通りです。これらの細胞を有糸分裂の観点からみて表現したのが，前章で述べた有糸分裂期間と有糸分裂期間の間を繰り返し往復している，細胞分裂間にある細胞（intermitotic cell）です。この細胞は幹細胞，前駆細胞や母細胞を含む概念です。これらの細胞は，一つの細胞が二つに分かれる細胞分裂という過程を使って細胞の複製を行っています。一つの細胞が二つになるためには，① 分裂する必要があるのか，② その素材が十分に集まったか，③ DNA の複製がうまく完了したかを確認した上で，各工程を進行させます。いいかえると，分裂のことなど考えていない休んだ状態，必要な素材を収集する期間，素材の収集が完了した期間，分裂するための準備期間，分裂する期間，分裂後の期間を経て進行するのです。これを専門用語で，静止期（G0 期），DNA 合成前期（G1 期），DNA 合成期（S 期），DNA 合成後期（G2 期），分裂期（M 期）といいます。ちなみに，G は "間" を意味する Gap の頭文字，S は "合成" を意味する Synthesis の頭文字，M は "有糸分裂" を意味する Mitosis の頭文字からとったものです。この一連の過程を細胞周期（cell cycle とか cell kinetics）と呼んでいます。細胞周期の所要時間は一般に約 24 時間とされていますが，胚中心の B リンパ球のように 8 時間で終わるものもあるようです。G1 期で細胞分裂が行われることが決定されると DNA を複製するようになります。これが S 期です。通常 6 ～ 8 時間かかるといいます。G2 期は分かれる準備をする時期で，3 ～ 4 時間かかるとされています。この時期には紡錘体もつくられます。M 期が有糸分裂をする時期です。この期間は約 1 時間も時間を要するとされています。そして，M 期を終了した細胞は G1 期へと戻り，またもう一度細胞周期を経て細胞を増やすのか，しばらくの間静止状態としての G0 期に入っているのか，二度と再び細胞周期には入らず，成熟し機能を全うする細胞（post-mitotic cell）になるかが決定されます。もっとも，実はこの細胞分裂終了後細胞ともいえる post-mitotic cell だと思われている細胞の中には，長い G0 期にあるものやある条件下ではある程度成熟した細胞が分裂能を取り戻しもう一度細胞周期に入り得るものもあるようです。

　肝細胞や口腔粘膜上皮細胞，消化管の上皮細胞，皮膚の表皮細胞などでは，細胞は

細胞の増殖と細胞死　**213**

活発に分裂・増殖し，成熟しては細胞死へと至っていますが，心筋細胞や神経細胞ではほとんど分裂増殖は起こさないと考えられています。これらは，G1 期での選択や，細胞周期に戻る前の G0 の期間の長さなどによるもので，環境や条件が大きく関与している可能性があるとされています。

DNA 修復機構としての細胞周期と細胞死

　細胞周期の役割は，分裂増殖を行わせるだけではありません。DNA の複製中には DNA 鎖の切断と再集合の過程があるために，塩基の喪失や複製のミスなどが起こり得ます。細胞には，これらの DNA の損傷に対して，さまざまなチェック機構や修復機構が備えられています。細胞が増殖サイクルの次の段階に進めるかどうかを確認する時期を「細胞周期チェックポイント」と呼んでいます。詳しいメカニズムについては割愛しますが，このチェックポイントは G1 期，G1 期から S 期に移行する前，S 期，G2 期から M 期に移行する前にあります。この時，修復がうまく行われれば，細胞分裂へと進みますが，もし適切に修復されない場合にはその細胞はアポトーシスへと誘導されます。ここに大きく関係するのが p53 というタンパク質です。つまり，チェックポイントで異常が確認された場合に，細胞周期の進行をストップして DNA の修復に当たり，DNA に損傷があると大量の p53 タンパク質を産生して，増殖過程を中止させます。もしも修復不可能と判断されれば，p53 はアポトーシスのプログラムを作動し，細胞死へと導きます。この過程では，p53 タンパク質が増えると，第二の産生物として p21 タンパク質も増えます。これは，TGF β が呼び出すタンパク質の一つで，サイクリン CDK 複合体による細胞周期の進行を止めようとします。DNA の損傷が比較的小さい場合は p53 が増殖サイクルにブレーキをかけている間に塩基配列が無事修復され，細胞周期が再び進み始めます。

　G1 期後期に入るとその細胞周期の進行を止めにくくなります。このポイントを R 点といいます。これに関係するのが，Rb 遺伝子がつくる Rb タンパク質です。細胞が分裂期に入るかどうかを決める決定者です。Rb タンパク質がリン酸化されるとそれまで持っていた増殖抑制機能がなくなり，増殖がおこるとされています。Rb タンパク質は，細胞が分裂していないときには，転写因子（DNA の複製のために働くタンパク質）である E2F タンパク質の一群に結合して，その活動を抑えます。G1 期後期になると，強くリン酸化されて，細胞周期時計の進行を制止する力を失います。Rb タンパク質から解放された E2F タンパク質も DNA のコピーに必要な他のタンパク質を呼び出して S 期における転写因子としての活動をスタートさせます。この Rb タンパク質のリン酸化には，細胞周期を進行させるサイクリン複合体が大きな役割を担っています。初め，サイクリン D が，その後サイクリン E が一挙に R 点前で増加し，Rb タンパク質を高度にリン酸化させます。R 点を通過すると，サイクリン A などが Rb タンパク質のリン酸化された状態を保つため，ほぼ自動的に進行することになります。分裂過程の S

期や G2 期にもチェックポイントがあり，DNA や紡錘体が損傷を受けたり，低酸素状態に陥るなど細胞が強いストレスを受けると Rb タンパク質が一時的に脱リン酸化されて，再び細胞周期の進行を止める能力を獲得することもあります。

細胞の分裂：核分裂と細胞質の分割（分裂）

細胞が実際に二つに分かれていく時期が M 期です（図 12-2）。細胞が二つに分かれていくことを細胞分裂といいますが，実際には核の分裂と細胞質の分裂があると考えた方が分かりやすいでしょう。両者は時期を違えながらも，最終的には細胞は一挙に二分割されていきます。余談ですが，核分裂は起こるが細胞分割が起こらないという状態が稀に起こります。これを，細胞分割を伴わない核分裂 nulcear division without cytoplasmic division といいます。この現象は腫瘍で時に見られますが，結果として多核の巨細胞が形成されることになります。ただ，炎症病巣などで見られる多核巨細胞はこの現象によるものではなく，ほとんどが細胞融合 cell fusion によって起こ

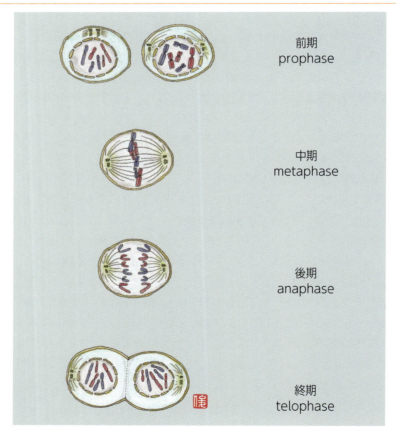

図12-3　有糸分裂の過程

るとされています。

　細胞分裂の場合には，普通どんな形の細胞であっても，細胞の形は丸く変形してきます。これは細胞分割が起こるときに細胞を二つに縊り切る収縮環という装置をつくるためではないかといわれています。G2期でDNAの複製が完了したかどうかのチェックが終わると，M期に入ります。M期前期では，核膜内でDNAが凝集し染色体が見え始めます。S期あたりでつくられていた中心体から微小管である紡錘体と呼ばれる微小線維が伸びてきます。前中期になると，核膜が崩壊し見えなくなり，紡錘体は延長して染色体の一部でくびれた動原体と呼ばれる部分に結合します。細胞小器官の多くは細分化され分散します。M期中期では，不規則に分布していた染色体が細胞中央部に平行に配列します。染色体に結合していない微小管は細胞膜の赤道部へと延び，アクチンとミオシンという2種類のタンパク質からなる収縮環に結合します。M期後期では，染色体のペアが対極に二つに分かれていたものが両極へ移動していきます。次がM期終期つまり細胞質分裂期です。染色体は核膜に囲まれるようになり，再び核が形成されます。一方，赤道部分の細胞膜は，収縮環のアクチン線維とミオシン線維の移動・収縮で内部へ引っ張られ，くびれてきて，最後に完全に二つの細胞に分かれます（細胞質分割）。こうして細胞分裂が終了します。細胞分裂時の各時期での模式図を**図12-3**に示しておきます。

細胞の寿命

　各組織に存在する正常細胞のほとんどは，どんなに良い環境に置かれても永遠に生きることはできません。むしろ，一定の時間が来れば死んでいく運命にあります。細胞の分裂には限界があって，50数回分裂した細胞は分裂をやめます。それ以上は，どんなに増殖を促しても反応せず死んでいきます。この分裂回数の限界をヘイフリック限界といい，それにより細胞死をきたすことを細胞の寿命と呼んでいます。染色体の末端にはヒトの場合，TTAGGGという塩基配列を基本単位配列とする二本鎖DNAの繰り返し構造とそれから末端に伸びる一本鎖DNA部分，その上に構成されるクロマチン構造からなる特殊な構造体があり，テロメアと呼ばれています。テロメアは染色体構造の維持，染色体末端の核構造への付着，末端に隣接する遺伝子の発現調節，遺伝子組み換えなどに重要な役割を果たしていると考えられています。単細胞生物ではテロメラーゼという酵素がありますのでテロメアをつくることができますが，ヒトでは生殖系列の細胞や血液幹細胞，上皮系幹細胞などの多能性幹細胞を除いてテロメラーゼは存在しません。そのため，ヒトではこの構造は分裂時DNAを複製する時にコピーしない部分があって，染色体の末端にある100塩基程度のものが必ず脱落するようになっています。従って，分裂するたびにこの塩基配列部分がなくなっていって，染色体の両端は短くなっていきます。テロメアの短縮が限界まで来るとどうなるかはよく分かっていないようですが，染色体同士が融合して，その後は細胞分裂できなく

なってしまうとか，p53 遺伝子が短縮状態を DNA の損傷と見なしてそれ以上の増殖を中止させるのではといわれています。この現象を細胞レベルでの老化ともいい，ここまでが細胞の寿命であると考えられているのです。なぜ，そのような限界があるのか分かりませんが，一説によると細胞が無限に増殖をつづけると異常な細胞が生まれる可能性が高くなるので，癌の発生を抑えるためにあるのではないかと考えられています。

　細胞にはこのような生存に関する限界があるようですが，生存中にも環境内のいろいろな刺激，傷害が加わり細胞死に至ることがあります。生存するための必然として，エネルギー産生時の一種の副産物としての活性酸素（過酸化水素，スーパーオキサイドなど）が細胞を傷害する仕組みになっています。これも別の意味での細胞の老化です。

細胞の増殖と自己組織化

　自己組織化という言葉の定義は難しいようで，いろいろな分野でいろいろな使い方がなされています。元々は，化学の領域で「ランダム」から「秩序」へと自分で組み上がってしまう現象と定義され，氷の結晶化を含め過飽和溶液での結晶構造が成長して固体となって析出する現象を指していたようです。やがて，生物学の分野でも用いられるようになりました。ここでは自己組織化を，「細胞自らが個体の一部として生存していけるように組織や臓器を構築していき，効率よく機能を果たすことのできる状態を形成するようになること」と定義します。同じ組織内には，タイプの異なる細胞が共存していますが，お互いがきちんとした形で情報交換し，連携を保ちながら秩序ある構造をつくり，保持するようになっています。まずは，自らが生息しやすい場所を確保する必要がありますので，建物の柱や梁に当たる線維組織が必要です。従って，上皮細胞が増殖する際にも間質組織内の線維芽細胞や血管内皮細胞などに情報を与え，線維芽細胞が間質粘液を分泌し水を呼び寄せ空間をつくり，その中を酸素や栄養を運ぶ血管や情報伝達に必要な神経などが侵入してくるようにし，さらに線維芽細胞に膠原線維や細網線維をつくらせて，しっかりとした空間，建物に当たる枠組みをつくります。この過程も自律的に行われているようにみえますが，組織を構成する細胞はお互いの間でシグナルを交換しながら適正なバランスを保ちつつこれらの組織構造をつくり上げていきます。その細胞間の連絡あるいは情報交換は異種細胞間シグナル伝達と呼ばれていて，他種の細胞の増殖を促したり，抑制したりしています。細胞が一つ存在するようになると，このような自己組織化が必然的に起こるようになっているようです。つまり，健常状態では，細胞の増殖に伴って自然と組織ができあがるのです。

　増殖と増生という言葉があります。両者とも同じ意味で使われることもありますが，本書では，増殖とは細胞の数が増える現象あるいはその状態をいい，増生とは細胞が増えるとともに間質組織をつくり両者が相まって増える現象やその状態を意味するものとして表現しています。つまり，後者は自己組織化を伴った状態で，自らが生きる

手段を十分に得た組織となったものを指します。いいかえると，増えて生きることができる状態を表す言葉としての"増生"です。

遺伝子異常と新形成

　新形成は自律的な細胞増殖によって起こることは既に話しました。そして，細胞増殖には，核内でDNAの複製を行い，その後細胞を分割して細胞の数を増やす必要があります。細胞増殖を異常にするには，前節までにみたように増殖を促す一連のシステム経路が異常に亢進する必要があります。この経路は酵素を始めとするタンパク質で動かされています。このタンパク質産生の情報は遺伝子に記載されています。遺伝子を構成するDNAは二重らせんとなっていますので，DNA複製時には，DNA二重鎖を解きほぐし，DNAポリメラーゼという酵素を使って対となるヌクレオチドを加え，新たなDNA配列を形成していきますが，この過程では1000塩基に1個くらいの割合で間違った塩基を入れてしまいます。これを遺伝子変異といいます。一説には，1日に5000個くらいの細胞に遺伝子変異が起こっているといいます。もっとも，前述のようにこれらの遺伝子異常が起こると，修復や細胞死へと誘導されますので，遺伝子変異を伴う細胞は生まれては死んでいくという宿命を繰り返しているともいえます。今までの研究の結果，癌はさまざまな遺伝子変異の積み重ねによって生じることが明らかになってきました（**図12-4，12-5**）。しかも，同じ遺伝子ではなく，いくつかの異なる遺伝子が変異して起こります。一つの能力を癌細胞が獲得するためには少なくとも6ヵ所以上の遺伝子変異が必要ということも分かっています。し

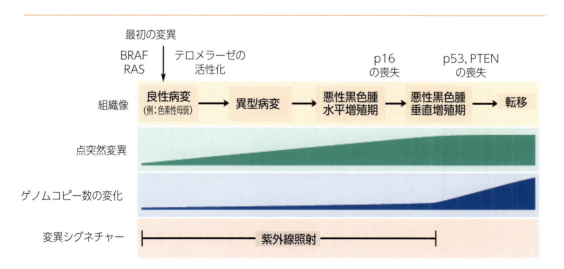

図12-4　皮膚メラノーマの形態および分子学的進展
　　　　（Robbins Basic Pathology 10版 Elsevier 2017年 p.906から引用）

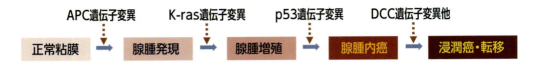

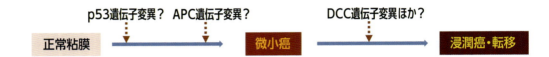

図12-5　大腸癌の遺伝子・分子学的進展

かし，遺伝子変異はどこにでも起こればよいかというとそうではありません。新生物は，これら遺伝子変異によって不可逆性，進行性に，そして自律性に，母細胞が増殖（新形成）して腫瘍が形成されたものです。遺伝子の中には増殖に関係するところとそうでないところがありますので，増殖を含め癌化に関係する領域，これをドライバー遺伝子といいますが，この領域に変異が起こることが必要で，関係のない遺伝子領域（パッセンジャー遺伝子）に起こっても癌化は起こりません。つまり，新形成には，まず細胞の分裂増殖機構に関連する遺伝子に変異が起こり，増殖のブレーキが利かなくなってしまった状態と捉えられます。ここでは，これを癌化とも表現します。

　いったん癌になった細胞にも遺伝子異常は起こります。癌の再発の場合に，以前の癌細胞にみられていた遺伝子異常の他に，以前にはなかった遺伝子異常を付加的に示す癌細胞が存在していることが証明されています。この遺伝子変異が，抗癌剤による治療後に発生した再発病巣にみられることもあります。これが抗癌剤への耐性を得たものとして理解される場合があり，癌細胞はこのような進化（厳密にいえば小進化）を示しえると考えられています。癌発生後の遺伝子変異は自己の存在を求める進化といえるのかも知れません。

細胞増殖をコントロールする遺伝子：癌遺伝子と癌抑制遺伝子

　癌細胞の増殖を促す因子の研究から増殖をコントロールする遺伝子やそれから産生されるタンパク質がどんどんと見つかってきました。その中には増殖を促進するものと抑制す

細胞増殖をコントロールする遺伝子：癌遺伝子と癌抑制遺伝子　219

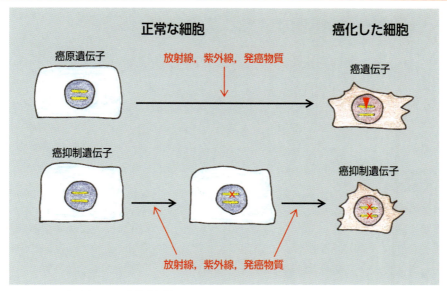

図12-6　癌遺伝子と癌抑制遺伝子
癌遺伝子は二対ある遺伝子の一つが変異し機能が亢進しただけで増殖が促され癌化を起こす。一方癌抑制遺伝子は二つの遺伝子が変異して初めて癌化させる。

るものがあることも分かってきました（図12-6）。これらの研究に携わった人達を癌遺伝子ハンターと呼んでいた時代がありました。癌に関連して見つかってきましたので，癌関連遺伝子といい，それが産生するタンパク質を癌関連タンパク質と呼んでいますが，決して癌に直接関係するものではなく，正常時にも存在する遺伝子であることも分かってきました。癌では，これらの遺伝子異常によってつくられてくるタンパク質が異常となり，その機能が障害され，細胞増殖が異常に亢進してくるのです。そのため，正常時に存在する場合は原癌遺伝子 proto-oncogene，癌抑制遺伝子 tumor suppressor gene と呼んでいます。原癌遺伝子は，正常状態では車のアクセルペダルのように働き，細胞の増殖を促します。原癌遺伝子は翻訳されたタンパク質を介して細胞分裂のシグナルの引き金を引く役目を果たします。癌抑制遺伝子は，細胞の増殖に関してブレーキペダルの役割を果たし，細胞の増殖を抑制したり，細胞のDNAに生じた傷を修復したり，細胞にアポトーシスを誘導したりする働きをします。癌関連遺伝子やその基となる遺伝子の多くは，正常細胞にも存在し，正常なうちは組織の秩序を維持するためには欠かせない存在で，両者が協調してバランスを取りながら細胞の増殖速度を決め，増殖細胞の数を決め，恒常性を保つようにしていることを強調しておきたいと思います。

新形成における増殖のメカニズム

　前項で，細胞の増殖には原癌遺伝子が関与している，癌抑制遺伝子はその増殖が過度にならないように歯止めをかける働きをしている，と述べました。新形成あるいは癌化という状態では，この原癌遺伝子や癌抑制遺伝子に異常が起こり，増殖が亢進してきます。ただ，原癌遺伝子や癌抑制遺伝子は，増殖の多くの過程を司る多くのタンパク質に関与しています。原癌遺伝子にあたるものには，増殖因子受容体や転写因子などの遺伝子が多く，癌抑制遺伝子にはシグナル伝達経路に関するものや細胞周期に関するものが多くあります。癌の発生に関わる癌関連遺伝子は 200 くらいあることが知られていますので，細胞の増殖の調節に係る遺伝子やそのタンパク質はそれ以上にあるものと想像されます。

　細胞増殖が過度となった状態がつづくためには，（1）原癌遺伝子に変異が起こり，機能的に異常となり，アクセルが踏まれた状態のままとなった場合と，（2）癌抑制遺伝子に変異が起こり機能を失った場合があると考えられます。（1）の場合は二対あるヒトの癌遺伝子の一方が異常となって増殖を促すと癌化します。従って，変異した原癌遺伝子が 1 個でもあれば癌化しますので，この変異した異常な原癌遺伝子を癌遺伝子といっているのです。この現象を原癌遺伝子の癌遺伝子化ということもできます。一方，（2）の場合は，両方の癌抑制遺伝子が変異し異常とならないと癌化は起こりません。謂わば，癌の表現型は劣性であるといえます。

　ここで，もう一度増殖過程の大筋をまとめておきます。細胞の増殖が起こるためには，（1）増殖を促す因子が存在する，（2）その増殖因子の情報が増殖能を持った細胞の細胞膜（原形質膜）に存在する受容体によって認識される，（3）認識された情報は細胞内シグナル伝達系によって最終的に核内の転写因子に伝えられる，（4）増殖に関与する遺伝子が読み取られ，細胞分裂・増殖の過程（細胞周期）が進行していく，必要があります。遺伝子の複製がなされる過程で，遺伝子変異が起こり得ます。そして，その遺伝子変異が増殖に係る領域のものであることがあります。つまり，前記の四つの過程に関係する因子に異常が起こり不可逆的に増殖を起こさせる状態が起こり得ると想定されます。

　ここで，癌の時にそれぞれの過程でどのような増殖を促すメカニズムが働いているかを少し紹介しましょう。関心のある読者は，以下の黄色の網掛けの部分を読んでいただき，如何に色々な箇所での異常が関係しているかをみていってください。

　（1）の増殖因子に関しては，つねに大量の増殖因子が存在し細胞の増殖が促されている状態が考えられます。例えば，血中のエストロゲン濃度がいつも高いような人では乳がんや子宮がんになりやすいといった状態がこれにあたります。
　（2）の受容体に関しては，

新形成における増殖のメカニズム **221**

① 増殖因子を受け取るレセプターの関連遺伝子に変異が起こり，レセプターの性質が変わったため，増殖シグナルの処理回路に異常が起こり，細胞の増殖が加速する（遺伝子変異によるレセプターの故障）

② 自らの表面に増殖因子のレセプターを異常に多く発現し，通常よりも多くの増殖信号を受け取る

③ 多くのレセプターの寿命はごく短時間で，出たり入ったりしているが，このレセプターを引っ込める機構を狂わせ，細胞表面に増殖因子のレセプターを過剰発現し，増殖因子の刺激を受け，細胞分裂を加速させる

④ レセプターは細胞表面を動くことが可能で，過剰発現するとレセプター同士が頻繁に出会うことにより，リガンド（増殖因子）に頼らず，二量体化が起こりやすくなり，シグナル伝達が起こる

⑤ 増殖に関しては，逆に TGF β などの増殖抑制因子が存在していますが，この受容体を持っていない場合や機能しなくなっている場合には，抑制が効かず増殖がつづいてしまうことになる

などの機序があるようです。

（3）の細胞内シグナル伝達系に関するものには，

① 異常タンパク質（Src タンパク質や Ras タンパク質など）を細胞内に大量につくり出し増殖シグナルを異常に増幅させるため，レセプターを介しての増殖因子との接触がなくとも，どんどんシグナル伝達が進んで行ってしまう

② 周囲の細胞に向かって増殖因子を分泌するように要請するシグナルを出しつづける

③ 自らが増殖因子を大量に産生・分泌し，それを自らのレセプターが受領・認識して増殖シグナルが伝達される「自己分泌性（オートクライン）シグナル伝達回路」を形成する

④ NF1 タンパク質のように Ras タンパク質を不活性化させシグナル伝達を阻害する

⑤ TGF β などの抑制シグナル伝達経路のどこかで異常をきたし抑制シグナルが核に届かない

などが知られています。

（4）の遺伝子の読み取りと細胞分裂・増殖の過程（細胞周期）に関するものには，

A. 転写因子自体の異常によるものがあります。この場合，プロモーター領域やエンハンサー領域のどちらにも異常が起こり得ます。それも DNA 遺伝子そのものの配列の変化だけではなく，エピジェネティック修飾を受けたために起こるものがあるようです。エピジェネティック修飾とは DNA 自身につけられる修飾で，シトシンとグアニンの塩基がつづいた（CpG）時にシトシンにメチル化を起こします。メチル化した CpG は遺伝子発現を抑制するタンパク質を呼び寄せ，DNA を安定化し遺伝子のスイッチを長期間（半永久的に）オフにします。癌抑制遺伝子のプロモーター領域でメチル化が起こると，遺伝子発現がないために増殖が盛んになるというのです。また，ヒストン修飾という仕組みもあり，遺伝子近傍のヒストンタンパクに別の修飾を付加することによって遺伝子のスイッチをオフにできます。ヒストン修飾は比較的

222 ┃12 章 腫瘍（新生物）における組織発生のメカニズムと病因

簡単に取り除くことができるため，再度スイッチをオンにすることもでき，この形で発癌した
ものは元に戻ることができます。これが先に述べた一過性新形成の原理を説明します。リー・
フラウメニ症候群は p53 の転写因子の異常によるとされています。

　B．細胞周期が回り，細胞分裂が行われるためには，いろいろなタンパク質が関与します。
その中には，二つの関門が大きな役割を果たしており，その関門になるのが p53 であり，Rb
であり，進行のエンジンにあたるものも存在していることは既に述べました。p53 はゲノム
の守護神ともいわれ，DNA が損傷を受けた場合に細胞分裂過程の強制停止と DNA の修復や
アポトーシスによる細胞死を引き起こします。

　　まず p53 に関して
　①　p53 遺伝子自体に変異が起こると上記の機能が失われる
　②　p14 遺伝子は ARF タンパク質をつくり Mdm2 タンパク質に結合することで p53 タン
　　　パク質を減少させることができるので，ARF タンパク質をコードする p14 遺伝子に変
　　　異が起こると，p53 の機能が失われる
　③　p53 によって活性化される p21，DNA を修復する p53R2，アポトーシスを支配して
　　　いる bax，p53AP1 などの遺伝子に変異が起こると，p53 の機能が障害されることに
　　　より，細胞周期をブロックする機構が障害され回ってしまうために細胞増殖が促進さ
　　　れる
　④　細胞の寿命であるテロメアの短縮が限界まで行くと，p53 遺伝子がそれを DNA の損
　　　傷とみなして細胞増殖にストップをかけるが，p53 遺伝子が機能しないとこのストッ
　　　プが効かない
ことなどにより，いつまでも増殖をつづけることになることが考えられています。
また，
　⑤　アポトーシスの阻害に関しては，Akt/PKB によるシグナル放出の活性化，アポトーシ
　　　ス阻害性 bcl2 関連タンパク質の増加，アポトーシス促進性遺伝子のプロモーターのメ
　　　チル化などのアポトーシス機構を不活化します。
DNA 損傷時その傷を修復するシグナル伝達に関与するタンパク質の遺伝子に関しては，
　⑥　癌抑制遺伝子である brca1 が制御する rad51 タンパク質は，brca2 とつながることで
　　　核の中に入っていくことができるが，遺伝子異常のためにこの過程がうまく進まない
　　　と修復シグナルが核に届かず，DNA に傷を残しやすく，遺伝子変異の積み重ねが起
　　　こりやすくなります。そのため，この異常があると遺伝子変異の積み重ねが起こりや
　　　すく，癌の発生につながりやすくなるようです。

　細胞周期を回すエンジンに関しては，サイクリン依存性キナーゼ（CDK）という酵素とそ
れを助けるサイクリンというタンパク質がある一方，この細胞周期を止める作用をする酵素や
CDK 阻害タンパク質もあることが知られています。
従って，
　⑦　細胞周期を回す CDK という酵素（CDK4 など）と機能タンパク質サイクリン（サイ

クリン D など）に異常が起こったり，その働きを阻害する酵素や他のタンパク質（INK4
など）をコードする遺伝子に変異が起これば，機能障害が起こり得るのです。
　細胞の増殖を抑制するシグナルがありますが，
⑧　TGF β の受容体からの抑制シグナルを受ける Smad が核に到達し p15 や p21 を増や
　し G1 期をブロックする過程に関与する遺伝子の変異により細胞周期をストップさせ
　る
⑨　細胞が分裂期に入るか否かを決める Rb タンパク質をつくる Rb 遺伝子の変異により細
　胞周期が回らなくなる
⑩　myc 癌遺伝子も Rb の働きを失わせる
⑪　特殊なウイルスのつくるタンパク質が Rb タンパク質に結合し，リン酸化させること
　でその活性を失わせる
ことなどによって，癌の増殖が起こることが知られているようです。

　実にいろいろなメカニズムがあるものですね。ただ，生体には一つの機構がダメになっても
それを代償するメカニズムが必ず存在していますので，上記の過程が起こるまでにも，起こっ
た後にも，その他複数の異常の積み重ねが実際の癌化には必要です。

癌幹細胞理論

　活発に細胞が増殖している組織でも，多能性幹細胞は少数その組織内に潜み，滅多には
分裂せず，多くは休眠状態にあると考えられています。実際には，この幹細胞より少し分
化した前駆細胞（多分化能・複能性幹細胞や単一能幹細胞にあたる）が分裂・増殖の主体
となり，成熟細胞を供給しています。
　人体動態統計をみると，大人の癌は年齢を経るにしたがって発生率が高くなっています。
この事実は，癌化には遺伝子への傷害の積み重ねや遺伝子変異の積み重ねが必要で，最終
的に癌化するまでには時間がかかるため高齢者での発生率が高くなることを意味している
と考えられます。この積み重ねによる発癌を多段階発癌説と呼んでいます。癌化への道の
第一歩は多能性幹細胞の時代から始まっており，その後いくつかの段階を経て新生物が形
成されてくるようになる，そして，実際の癌細胞になるのはある臓器における組織の体性
幹細胞あるいはそれに近い前駆細胞であると考えられるのです。これが癌幹細胞理論です。
もっとも，末血幹細胞が臓器幹細胞に変化し，その段階で変異が起こるとか，正常に分化
していた細胞が変異し，その過程で幹細胞類似性を獲得することで癌幹細胞になると考え
る研究者もいます。それでは小児の癌はどうかというのが問題になります。小児癌は胚の
段階で既に癌化の第一段が進行しており，生まれた時には全身の細胞が発癌の何段階目か
に進行して，生後何年かの間に癌化の段階がさらに進んで，小児期に発症してしまうと解

釈されているのです。

新形成における自己組織化と新生物の形成

　前節までに述べてきたように，腫瘍化，癌化においては細胞の自律的，言葉を換えれば無制御の増殖，つまり新形成という現象が起こります。増殖と増生は違うという話をしましたが，自らが生きつづけることのできる環境を整備できて初めて新生物として存在できます。従って，増殖に伴って腫瘍の自己組織化が必要となります。

　腫瘍細胞は個体の非腫瘍性細胞とは異なりますので，腫瘍細胞と非腫瘍細胞は敵対関係にあるように思われがちですが，元来同じヒトの細胞からできていますので，腫瘍細胞が使うメカニズムは非腫瘍細胞と同じで，情報交換のためのシグナルもほぼ同様です。健常時，自律的に組織を構成する細胞はお互いの間でシグナルを交換しながら適正なバランスを保ちつつ生きていき，機能が果たせるようにその構造をつくり上げていきますが，腫瘍の場合も同様です。そのため，癌細胞は健常な間質細胞を支配して命令を下し，癌細胞自身の防御や成長のために働かせます。周囲組織に存在する線維芽細胞や筋線維芽細胞，リンパ球やマクロファージなどの免疫細胞をも利用し，まず場をつくり，自らの生存のために酸素や栄養を供給する血管を誘導します。腫瘍細胞の由来や成熟度に応じて，組織構造の正常時への類似性の度合いが決められてくるようですが，癌の転移時にもこの間質細胞はついていき，癌細胞のために転移組織の生育に関与しているともいわれていますし，前章で述べた上皮間葉移行によって上皮性の癌でも間葉系細胞となって組織を構築していくのではないかとも推測されています。

新生物は生物か

　新生物（癌）は生命体といえます。なぜなら，癌細胞は細胞膜で囲まれ，代謝を行い，分裂増殖によって複製できるからです。しかし，自ら生存していくことはできません。癌細胞が生存していくためには，癌細胞が生まれた宿主の個体が必要です。つまり，癌細胞は宿主の組織を誘導して自らが生きるために利用し，自らに都合の良い環境をつくることはできますが，多数の癌細胞ができて塊をなしても，自らが周囲の環境からある程度隔絶される個体としての形態をつくれませんし，自然界の中で自らが水やエネルギーを確保する手段が構成できません。その意味から寄生体ということはできますが，多細胞の生物体とは呼べません。ただ，寄生体といっても，感染症の章で見てきた寄生虫類とは随分違います。寄生虫は外部環境とは隔絶された個体を形成しています。感染症の章で考えた「ウイルスが生命体といえるか」，そして「プリオンタンパクは生命体とはいえないので，感染症との定義に反するのではないか」という問題にも匹敵するようです。新たな寄生体の形

態を考えなければならないのかも知れません。その意味でもまさに新生物です。

新生物は自己か非自己か（腫瘍と宿主の関係）

　癌細胞は，同じ宿主の個体内で一つの宿主細胞から発生します。従って，自己の細胞と同じであると解釈することができます。確かに，基本的に癌細胞はその他の非腫瘍性の細胞と同じ遺伝子を元来有していましたので，ほぼ似ているということができます。しかし，先に述べたように，癌細胞ではいろいろなところで遺伝子変異を起こしていますので，この変異遺伝子から翻訳されたタンパク質は元来のものと異なっているものがあると考えられます。しかも，多数の領域で遺伝子変異が起こっていますので，多数の変異タンパク質が存在するはずです。その中には免疫系に捕捉され得る，つまり非自己と認識されるタンパク質があると思われます。

　この非自己と認識され得るタンパク質の中には，（1）細胞外に分泌されるものや（2）細胞膜表面に発現するもの，あるいは（3）MHC に乗って細胞膜に提示されるもの，（4）細胞質内に残存するが壊死に陥った場合に隔絶抗原のように細胞外に放出されるものがあり，これらが免疫系に曝露され，感作が成立することがあるでしょう。そのため，癌が発生し，それに対する免疫反応が惹起されたために破壊される癌細胞もあると考えられます。このような免疫というメカニズムで癌細胞が破壊される機構を以前から癌の免疫監視 immune surveillance と呼んでいました。放出された異常タンパク質に抗体が結合し，マクロファージによって処理されたり，細胞表面のタンパク質や MHC に提示されたタンパク質は細胞傷害性リンパ球によって破壊されます。

　ただ，惹起される免疫反応は，癌細胞の排除に向かうだけとは限りません。放出された癌細胞由来の異常タンパク質に抗体が結合した免疫複合体が適切に処理されず免疫複合体病を引き起こすことがあり得ますし，流出した異常タンパク質が非腫瘍細胞に捕捉され細胞膜に結合し免疫反応が惹起されると，補体依存性細胞傷害（ADC）や抗体依存性細胞媒介性細胞傷害（ADCC），遅延型過敏症，直接的細胞傷害などの機序で，非癌部の個体細胞が傷害され，症状が出現することがあります。これにより，癌に伴う皮疹や各臓器を犯す自己免疫疾患，免疫複合体病などが起こります。

　上記のように，宿主は新生物に対して免疫反応で対抗することができます。反応は外来性異生物に対する場合と同じですが，宿主内に発生した新生物は起源を同じにしているだけに大変です。構成成分が類似していますし，共通の言語（シグナル，ケモカイン，サイトカインなど）を持っていますので，攻撃されないようにするのみならず，周囲の細胞を味方につけたり，わざわざ炎症細胞を呼び集め，自らの浸潤や遊走を手伝わせたりします。それはあたかも意思や知恵を持っているようにさえ見えます。免疫機構によって捕捉されても，マキビシや手裏剣のように抗原を振り撒き抗体を攪乱し新生物自身に攻撃が加わらないようにしたり，Treg（抑制性 T リンパ球）を増殖させ免疫反応が起こらないようにし

ようとしたり，細胞傷害性リンパ球に捕捉された時は「自分はあなたの仲間です」とでも
いうように，攻撃される直前に PD-L1 を発現し，PD-1 と結合することによって自己と認
識させ，攻撃を避けたりします。大変な相手といえます。ただ，最近ではいろいろな手段
をヒトは構築し，これらに対抗しようとしています。PD-1 や PD-L1，CTLA-4 に対する
抗体などを治療薬として使われるようになり，宿主と新生物の戦いも，ヒトの知能と新生
物の戦いに代わっていっているということができる時代となっているようです。

新生物における遺伝子異常

　新生物にみられる遺伝子異常を起こさせたメカニズムにはいくつかのものがあります（**表12-1**）。それを列挙すると（1）染色体数（遺伝子数）の異常，（2）遺伝子領域の増幅，（3）染色体転座，（4）欠失変異，（5）挿入変異，（6）点突然変異に分けられています。
　遺伝子数の異常に染色体数の異常があります。正常では，常染色体 22 対，性染色体 1 対ですが，染色体数が少なくなる場合や多くなる（polysomy）場合があります。癌細胞では，すべての染色体が 3 倍あるいは 4 倍といった異数倍体 aneuploidy の状態が一般的に多いようです。特定の遺伝子領域の増幅が起こることがあります。N-myc や EGFR，c-myc などの増殖因子の遺伝子が癌の時に増えていることがあります。染色体の転座，遺伝子融合

表12-1　遺伝子異常と腫瘍細胞増殖の関連性

(1) 増殖因子受容体の遺伝子増幅
　　Her2:　乳癌の 20%，　　　　　K-ras:　膵癌，大腸癌
　　H-ras:　膀胱癌，　　　　　　　N-ras:　メラノーマ
　　細胞内へのシグナル伝達系が活性化され細胞増殖
(2) 細胞周期関連タンパクの遺伝子増幅，点突然変異
　　cyclin D1:　mantle cell lymphoma
　　G1-S 期に重要な役割
(3) 癌抑制遺伝子の欠失，点突然変異
　　Rb タンパク:　　G1-S 期移行に重要な役割
　　　　　　　　　　家族性網膜芽細胞腫
　　p16 遺伝子:　　CDK インヒビター
　　　　　　　　　　家族性悪性黒色腫
(4) DNA修復機構の破綻
　　DNAミスマッチ修復遺伝子の変異
　　　　遺伝性非ポリポーシス大腸癌，散発性大腸癌
　　BRCA
(5) アポトーシス調整タンパク遺伝子の点突然変異
　　p53タンパク:　アポトーシス誘導の鍵タンパク
　　　　濾胞性リンパ腫

によって癌遺伝子タンパクが増加することが知られています。

　ここでいう変異とは，遺伝子における表現形質，いいかえるとゲノムの塩基配列の異常を指します。そして，点突然変異とはある一個のヌクレオチドが他のヌクレオチドに置換されることをいいます。多くの塩基配列の変異は，遺伝子以外の DNA や遺伝子の非コード領域に起こっているため，その機能に影響を及ぼさないためサイレンス変異といわれています。例えば，遺伝子領域に起こった場合でも，読み取られできたアミノ酸配列に変化のない同義変異や別のアミノ酸となるミスセンス変異，中止コドンによりタンパク質合成が中断されるナンセンス変異，中止コドンによるタンパク合成が終始しない読み過ごし変異などがあります。

遺伝子異常を起こさせる原因

　遺伝子異常によって起こってくる病気は腫瘍だけではありません。代謝障害，炎症性疾患などいろいろあります。そして，その原因もさまざまです。同様に，腫瘍を発生させる遺伝子異常にはさまざまな原因があります（**表 12-2**）。ここでは代表的なものを，箇条書きで紹介しておきましょう。

表12-2　代表的な遺伝性腫瘍症候群

遺伝子	遺伝子座	胚細胞変異の見られる疾病
癌抑制遺伝子		
RB	13q14.2	家族性網膜芽細胞腫
p53	17p13.1	Li-Fraumeni 症候群
WT1	11p13	腎芽腫 (Wilms 腫瘍)
APC	5q21	家族性腺腫性ポリポーシス
p16	9p21	家族性悪性黒色腫
NF1	17q11	神経線維腫症Ⅰ型
NF2	22q12	神経線維腫症Ⅱ型
VHL	3p26	Von Hippel-Lindau 病
BRCA1	27q21	家族性乳癌
BRCA2	13q12-13	家族性乳癌
PTEN/MMAC1	10q23	Cowden 症候群
PTC	9q22	Gorlin 症候群
TSC1	9q34	結節性硬化症
TSC2	16q13.3	結節性硬化症
EXT1	8q24	多発性骨軟骨性外骨腫症
EXT2	11q13	多発性骨軟骨性外骨腫症
癌遺伝子		
c-ret	10q11	多発性内分泌腫瘍症2型
c-met	7q31	家族性遺伝性腎癌

遺伝性・家族性に起こる腫瘍症候群

その名の通り，遺伝性，家族性に起こる腫瘍です。親から異常遺伝子を引き継いでいるために起こります。

家族性大腸腺腫症（familial adenomatous polyposis; FAP or adenomatous polyposis coli; APC）と大腸癌

家族性大腸腺腫症は腺腫性結腸ポリポーシス（adenomatous polyposis coli; APC）とも呼ばれます。大腸全域に多数の腺腫性のポリープが家族性に発生する疾患で，放置するとほぼ全例で大腸癌へと移行することが知られています。癌抑制遺伝子である APC 遺伝子の機能の失活によって引き起こされます。

家族性網膜芽細胞腫 familial retinoblastoma

網膜芽細胞から発生する腫瘍で，10 ～ 30% で両側性に発生します。このタイプは常染色体優性遺伝を示し 13 番染色体 q14 領域のエステラーゼ D 遺伝子近傍に存在する RB 遺伝子の欠損によります。眼が虹彩部分の欠損により猫の目のように見え，網膜に灰白色の腫瘤が認められます。1 ～ 5 歳の幼児期に好発する腫瘍です。

多発性内分泌腫瘍症候群 multiple endocrine neoplasia

multiple endocrine neoplasia の名称のため MEN と略されます。複数の内分泌腺に特定の組み合わせで腫瘍や過形成を生じるもので，常染色体優性遺伝を示します。MEN1，MEN2（MEN2a と MEN2b）の亜型があり，MEN1 は下垂体腫瘍，副甲状腺機能亢進症，膵内分泌腫瘍を併発し，MEN1 と呼ばれる癌抑制遺伝子の異常で起こります。MEN2a は副甲状腺機能亢進症，甲状腺髄様癌，副腎褐色細胞腫を伴います。MEN2b は粘膜神経腫，腸管神経節神経腫，副腎褐色細胞腫や甲状腺髄様癌を合併します。いずれも癌遺伝子である RET 遺伝子の異常によることが知られています。

神経線維腫症 neurofibromatosis

本症では，カフェ・オ・レ斑 café-au-lait spot，雀卵斑様色素斑，皮膚神経線維腫，その他の病変が多発性に皮膚にみられます。また，脳，眼の病変や骨病変を発症します。常染色体優性遺伝性疾患です。

カウデン Cowden 症候群

顔面丘疹，口腔内乳頭腫，四肢角化性丘疹などの皮膚粘膜病変と食道や胃，遠位大腸に多発性のポリープ（過誤腫）が発生する常染色体優性遺伝性疾患で，第 10番染色体にある PTEN 遺伝子の変異によって起こる症候群です。

結節性硬化症 tuberous sclerosis

大脳皮質などに結節性病変が多発する常染色体優性遺伝性疾患です。皮膚には左右対称性の顔面血管線維腫，葉状白斑，爪囲線維腫などが現れます。癌抑制遺伝子である TSC1 または TSC2 遺伝子の異常によります。

化学発癌物質

アルキル化剤やアシル化剤など DNA に直接作用する発癌物質や代謝されることによって初めて発癌作用を持つ前駆発癌物質があります。後者にはベンゾピレンやタール，アゾ色素，アニリン染料，ヒ素，ベリリウム，クロム，ニッケル，石綿，いくつかの殺虫剤や殺菌剤があります。

放射線

日光の紫外線，X 線，原子核分裂によるものなど，いずれも発癌性因子です。紫外線による DNA 損傷は DNA 修復機構によって修復されますが，修復機構が破綻すると腫瘍発生が起こると考えられています。

ウイルス

ヒト T 細胞性白血病ウイルス 1 型（HTLV1）は RNA ウイルスで，CD4+T リンパ球に親和性を示します。IL2 や GM-CSF 産生を亢進させ，そのため CD4+T リンパ球が増殖します。初期はポリクローナルな増殖の中から遺伝子異常が加わってモノクローナルな増殖へと変化すると考えられています。分裂増殖がつづくために遺伝子異常が起こるようで，次項の炎症性疾患に基づく発癌と類似しています。

ヒト乳頭腫ウイルス（HPV）は DNA ウイルスで，HPV16，18 型は子宮上皮内腫瘍発生と，HPV6，11 型はコンジローマ発生と，HPV1，2 型は疣贅と関係があります。HPV には E6 と E7 という遺伝子があります。E7 がつくるタンパク質は癌抑制遺伝子からつくられた RB タンパク質に結合してその機能を阻害します。ウイルスの型によっ

て結合力が違っていますので，阻害能力が異なることになります。同様に細胞周期の阻害因子であるCDK1の機能も抑制します。一方，E6のタンパク質はアポトーシスを誘導するBAXというタンパク質と結合することによって細胞死を抑制したり，テロメラーゼの機能を促進することによって細胞増殖を助けます。

エプスタインバールウイルス（EBV）もDNAウイルスで，コードされたLMP-1やEBNA-2タンパク質はbcl-2活性化によりアポトーシスを抑制したり，サイクリンD，SRCを活性化することによってBリンパ球の細胞増殖を促進させます。その間に他の遺伝子異常も加わって腫瘍化すると考えられています。このウイルスに関係する癌には，バーキットリンパ腫の他に，免疫抑制時におけるリンパ腫やホジキン病，鼻咽頭癌を発生させることが知られています。

炎症性疾患に基づく発癌

炎症が慢性的に存在したり進行すると，細胞の分裂・増殖が繰り返し起こります。DNAの複製が繰り返し起こりますので，遺伝子変異を起こす可能性が高くなり，腫瘍化を起こすのではと考えられています。例えば，肝炎や肝硬変症に伴う肝細胞癌や潰瘍性大腸炎に伴う大腸癌，ピロリ菌感染による胃癌の発生がこれにあたると考えられます。

良性腫瘍と悪性腫瘍

良性腫瘍と悪性腫瘍を分ける病理発生のメカニズムは何かについては余り明らかではありません。しかもあるものは初めから最後まで良性腫瘍として，あるいは悪性腫瘍として存在し，あるものは良性腫瘍から次第に悪性腫瘍化していくものや良性腫瘍の一部から悪性腫瘍が起こるものもあることは前章で見てきました。おそらく，分化と成熟の程度に関係すると思われますが，どこの遺伝子異常がどの程度積み重なって生物学的態度が異なってくるのかは全くわかっていません。この項では，両者を分ける腫瘍性格としての浸潤と転移のメカニズムについてまとめておきます。以前に述べたように，浸潤という性格は発生の段階や再生の過程では当たり前のこととして細胞は保持していたものであり，転移も本来保持していた性格とも考えられ，健常状態では末血幹細胞が行っている細胞性格であるともいえます。

浸潤のメカニズムと上皮間葉移行

ここでは，上皮性悪性腫瘍の持つ浸潤という現象について話します。上皮性悪性腫

瘍細胞はある時期にいわゆる浸潤能，つまり基底膜を破って周囲間質へ侵入していくという能力を得てきます。この時には癌細胞は自由に移動できるようになっておかなければなりません。上皮細胞は接着装置を持っていて，隣り合った上皮細胞は互いに密に連結しています。細胞分裂時と同じように癌細胞になるとこの接着装置を失います。CDH1 という遺伝子などに変異が起こり，接着分子である E カドヘリンを発現しなくなるため，周囲の細胞との接着性を失くし離開し，運動能を獲得していくようになります。葉状仮足（偽足）という突起を伸ばし移動していき，基底膜に接します。この時，この癌細胞はマトリックスメタロプロテアーゼ（MMP）というタンパク質分解酵素をつくり基底膜を溶かすことができるようになりますので，基底膜を破り周囲間質へと移動できるようになります。一方，上皮細胞内の細胞骨格を構成していたサイトケラチンというタンパク質の産生が止みビメンチンという間葉系細胞にみられる細胞骨格タンパク質を産生するようになります。つまり，細胞としての形質を上皮細胞のものから間葉系細胞のものに転換していくのです。この現象を上皮間葉移行 epithelial mesenchymal transition (EMT) といいます。この過程には炎症反応と同じ機序が発生するようで，TGF β や TNF α，NF κ B が関係しています。NF κ B は炎症性サイトカインを過剰に分泌して癌の生長に関与するのみならず周囲微小環境を整えます。癌細胞はいろいろな手段でアポトーシスに陥るのを阻止しますのでアノイキスという現象にも抵抗することができます。さらには癌細胞膜には E カドヘリンの代わりに N カドヘリンやフィブロネクチンといった接着分子が発現してくるようになり，間質結合織の構成している膠原線維，プロテオグリカンやフィブロネクチンといった糖タンパク質との親和性を持っているため間質組織内を移動しやすくなるようです。

脈管侵襲と遊走

　脈管侵襲に関しては，浸潤と同じメカニズムを使うようです。基底膜を破り癌細胞は血管やリンパ管の内腔に侵入します。一説によると，転移のある腫瘍では 1 グラムの腫瘍塊から 1 日に数十万個から数百万個の癌細胞が血管やリンパ管に流れ出すといわれていますが，そのほとんどは循環中に死滅してしまいます。転移部位の選択は，物理的に決まるという説と内皮細胞との接着因子との親和性によるという説があります。生き残って毛細血管で止まると，血小板を使って内腔を閉鎖しその中で増殖します。これに成功すると，脈管の基底膜へと葉状仮足を伸ばしMMPを出して基底膜を溶かし，周囲間質へと侵入していきます。

転移巣の形成

　間質へ侵入した癌細胞は，今度は間葉上皮移行 mesenchymal epithelial transition (MET) と呼ばれる形質転換を行い，元の上皮細胞へ戻るといわれています。この微小

232 12章 腫瘍（新生物）における組織発生のメカニズムと病因

転移巣は全身のいろいろな場所に存在すると考える研究者が多いようです。この病巣は長い期間眠っているようにそこに滞在することがあるようです。このうちさらに遺伝子変異を起こし悪性化を遂げた細胞のみが大きな腫瘍を形成する能力を身につけます。これを転移増殖能といいます。従って，癌発生から40年近くも経って，完全治癒したと思っていた癌が再発するということがあります。これを潜伏転移 dormant me-tastasis と呼んでいます。

　この転移巣の形成に関しては，いくつかの説が存在します。一つは実際の転移には癌細胞だけが係るのではなく線維芽細胞などの間質細胞が癌細胞とともに転移巣へ遊走していくという集団的遊走説です。もう一つが，転移先の組織にあたるところにまず骨髄由来の幹細胞などが送り込まれ，間質細胞を活性化して，あらかじめ癌細胞が育ちやすい微小環境を整えて転移を待つという前転移ニッチ説です。いずれが正しいのか，あるいは真実は他にあるのか，今後の研究に委ねなければなりませんが，そこには複雑なステップがありそうです。転移した癌細胞はエリートという言葉は真実かもしれません。

13章 病理組織診断

　第1章の冒頭で，病理学とは何かについて話しました。その中で，本来病気の原因やその発生メカニズムを追究するのが病理学であるが，病理学発展の歴史の中で臨床像とともに組織学的変化を捉え病態を解釈し，それに現象名をつけ病名を与えてきたので，逆に病気に陥った臓器や組織を採取し顕微鏡を使って形態学的に観察することによって病気の診断ができるようにもなったことを指摘しました。後者の学問が診断病理学で，歴史的経緯もあって外科病理学とか病院病理学とも呼んでいます。医療の中での診断病理学の立場や役割については他書に譲ります。最終章では，今まで述べた病理学の知識を利用して，どのように一枚の組織切片から診断をつけていくのかについて分かりやすく解説しようと思います。

病理組織診断に使用される標本

　病理組織診断に用いる標本は，未だにヘマトキシリン・エオシン（HE）染色で染められた組織切片という第一世代の技術でつくられたものを観察材料の中心として使っています。HE染色による組織観察は，百数十年の歴史を生き抜いてきた費用対効果にも優れた技術で，病巣の全体像を素早く俯瞰し病態が把握できます。しかし，この標本をみて短時間で診断するにはそれなりの知識と見方が必要です。ここでは，まずHE標本の観察の仕方についてお話し，次いでHE標本では見えないものをどうしてみるようにするかを含め，第二世代，第三世代として導入された技術を紹介し，病理組織診断の手順をまとめます。

分かりやすい病理組織標本の見方： パターン分類による診断へのアプローチ

　病理診断は未知の状態から始まります。では，一体何を見て，どのように診断していけ

ばよいのでしょうか。勿論，臨床を知り，提出された病理標本を肉眼で観察することは必須です。HE 染色された組織標本をみる場合も，まず肉眼で観察することが大切です。一方，顕微鏡下で組織診断をつける際に大切なことは，「組織の破壊像を認識することによって，疾患を診断していく」と「形態の変化から機能の変化，病理発生のメカニズムを知る，あるいは推測する」姿勢です。そのためには，組織診断に係る者は正常の組織像，組織構築に熟知しているばかりでなく，組織変化の意味することを知っておく，さらには病理発生のメカニズムやその臨床像に長じておく必要があります。そのためにも一般病理学総論を身につけておくことが大切です。そして，組織の破壊像（みだれ）をどう把握していくか，その乱れはどうして起こるのかが理解できる手段を手に入れておく必要があります。

病理組織所見の中には，（1）純粋に診断をつけるために必要な所見，（2）純粋に治療・患者管理，病態把握に関係する所見，（3）両者を併せ持つ所見，（4）診断特異性はないがある疾患を想起させるヒントとなる所見，（5）興味深いが診断や治療・患者管理に関与しない所見があり，いずれも面白い命題です。ここでは純粋に診断をつけるために必要な所見を中心に述べます。

組織標本をみる場合，正常組織像を熟知していれば，その標本内の組織形態が正常であるか，異常であるかが分かります。異常である場合には，正常の基本構築像が保たれているか，それが破壊されているかを見て取ります。正常構築像が残存する場合には，過形成，

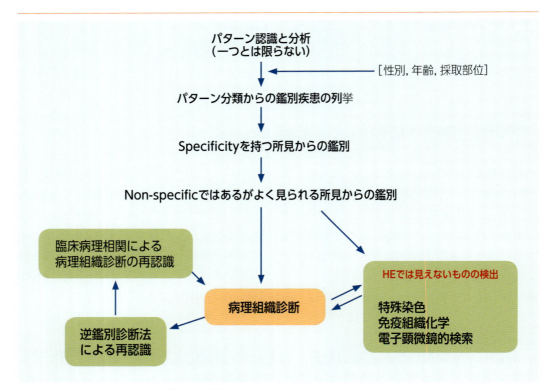

図13-1　勧められる病理組織の診断作法　HE 染色標本からスタートする。

代謝異常，軽度の炎症や上皮内腫瘍が，正常構築像が著しく破壊されている場合には奇形，代謝障害，炎症，腫瘍という病変が存在し得ます。診断病理学では，病理診断に辿り着くために近道，正確にいえばアルゴリズムに従って思考を展開していきます。つまり，大雑把にいえば，弱拡大で組織像，病変の正常構造の破壊状況をみて，その状態に名前を与え，その状態を示し得る疾患を集めた疾患群リスト（鑑別疾患）を想起し，当該症例に接して識別点となる所見を探し，拡大を上げて確認，それぞれの疾患に対して鑑別を繰り返して，最後に可能性の高い一つの疾患に辿り着く方法です（**図 13-1**）。このアルゴリズムを"パターン分類による診断へのアプローチ"といいます。ちなみに，顕微鏡を使う際の弱拡大とは対物レンズが 2 倍，つまり 20 倍の拡大です。この倍率で，まず全体像をみると良いと思います。HE 染色標本では，弱拡大で見ても，ヘマトキシリンの色を採って暗青色に濃く染まるものは細胞核か，カルシウムの沈着部位，時に細菌集塊，やや淡い青色は軟骨や粘液なので，青い色合いが強い領域があれば核，つまり細胞が多いところと判断し，エオシンの色を採って濃く赤く染まるものは赤血球，それよりやや薄赤く染まるものは筋組織や骨梁，緻密結合織，さらに薄赤いのが壊死組織，薄くピンクに染まるものは細胞質の多い細胞が集まったところ，染色されない空間は嚢胞があるか，浮腫が強いところと認識して下さい。

パターンとは何か

　パターンとは何か。例えば，沼地に残された動物の足跡，この形態をみてどういう種の動物かを考え，さらにいくつかの相違する所見を捉えてその種のどの属や科にあたるかを考えることができます。つまり，その形態を，模様として捉え，同じような模様を示す足跡を想起し，わずかの違いを認識して，どの動物かを明らかにしていくようなものです。病理組織でいえば組織模様です。これがパターンの一つです。もう一つは，正常組織の構築に則り，病変の主座，組織反応の様式をみて，それをパターンとして捉え分析する方法です。例えば，砂浜に残されたヒトの足跡。そのどこに重心が置かれているかを知ることによって，その人の姿勢をある程度まで推測することができるようなものです。このような考え方でたくさんの疾患を集め，分解，分類し，あらかじめ分類表として持っておくのです。言葉を換えれば，これら分類された疾患が鑑別疾患になります。後は，鑑別すべき疾患相互の鑑別点を理解しておけばよいのです。観察・検討中の症例に当たっては，そこに存在するパターンを認識し，パターンに基づいて分析・分類し頭に入れていた分類表から鑑別疾患を考え，微細な所見の差を確認しつつ鑑別し，病理組織診断に到達します。これが，パターン分類による診断へのアプローチであり，パターンの意味合い，その使い方になります。実をいうと，このアプローチの方法は今まで述べてきた病変の特徴を別の角度から見て診断に結びつけようとしたものに過ぎません。通常，病理医はこの方法を使って診断に迫ります。

病変の種類としてのパターンの捉え方

　組織模様から疾患を分類する方法を紹介してみましょう。
　臓器という枠を超えて，一つの組織模様から疾患を分類する方法があります。これは腫瘍性疾患でよく用いられるのですが，炎症性疾患か腫瘍疾患であるかの識別も組織模様からなされます（図13-2）。その組織の基本構築を壊す結節性の（塊をなす）病変がみられるものを"組織破壊性結節性病変"と表現できますが，その病変の多くは腫瘍（新生物）ですので腫瘍性パターンと呼びます。逆に基本構築の破壊はないけれども細胞浸潤が多くみられるものを"組織非破壊性病変"といい換えることができます。この像を示す病変の多くは炎症性疾患ですので，これを単に炎症性パターンと呼びます。そうすれば，図下段の左が腫瘍，右が炎症とすぐに分かるようになります。

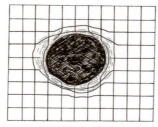
組織破壊性結節性病変
腫瘍性のパターン
（腫瘍，腫瘍類似病巣）

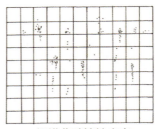
組織非破壊性病変
炎症性のパターン
（炎症，炎症類似腫瘍病巣）

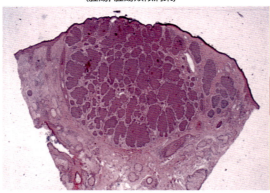
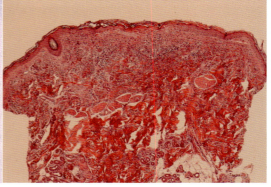

図13-2　腫瘍か炎症か　組織の破壊様式から認識する。

腫瘍性病変のパターンの捉え方

構築から見た上皮性，非上皮性のパターン

　まず，細胞の成り立ちを復習してみます。上皮細胞は互いに接着装置を持ちスクラムを組むように密に接して存在し，外界とは薄い液層を持って接し，内部組織とは基底膜で隔てられています（**図13-3** 上段左最上部の絵）。上皮細胞が増殖し積み重なる時は基底膜と反対側，つまり間質組織から遠ざかるように積み重なり成熟していきます。上皮細胞にある基底膜は間質側にのみ存在しますので，正確には基底

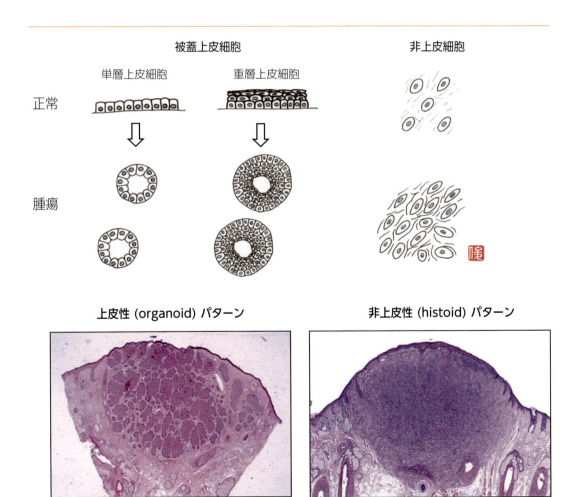

図13-3　上皮細胞と非上皮細胞のつくる構造と腫瘍

板 basal lamina と呼びます。従って，間質内に上皮細胞が侵入し増殖したとしても，増殖した上皮細胞は間質からは基底膜を介して隔てられ，それとは反対側，遠ざかる方向に上皮細胞が位置し，お互いがくっつき合うため，上皮細胞の"群がり"をつくり，周囲間質とは隔絶されます。この隔絶された群がりを"胞巣"（nest）と呼びます（**図 13-3** 上段左の絵の下部）。非上皮系の細胞では，例えそれが基底膜を持つ細胞であっても一個の細胞の全周が基底膜で囲まれる形（external lamina）をとっていますので，この細胞が腫瘍化すると腫瘍間質の中にばらばらと広がっていく形態を取ります。従って，腫瘍では上皮性腫瘍は腫瘍細胞の密な集まり，つまり胞巣の形成を示し，非上皮性腫瘍では胞巣の形成がない形態をとることになります。この胞巣の形成を認めるものを上皮性パターンあるいは organoid pattern，胞巣の形成のないものを非上皮性のパターンあるいは histoid pattern と称します。こうすれば，**図 13-3** の下段左の写真には紫色に見える胞巣の形成が認められ上皮性パターン，右の写真には胞巣の形成がなく非上皮性パターンを示すと分かります。上皮性パターンを示すものの多くは上皮性腫瘍であり，非上皮性のパターンを示すものの多くは非上皮性腫瘍です。勿論，「例外のない規則はない」の言葉通りで，非上皮系の腫瘍で上皮性パターンを示すものも少数ありますし，上皮系の腫瘍で非上皮系パターンを示すものもいくつかあります。パターン毎にこれらの例外も同じ分類表の中に入れ込んでおけば，そういった例外を見逃すことはありません。

　上皮性のパターンを示す構造をみた場合，今度は分化の方向を知るようにします。まず，細胞の大雑把な由来を推測します。単層の上皮細胞は，腫瘍化し増殖しても単層に広がることが多く，上皮性の性格である，基底膜を介して間質とはなれる方向に面しますので，一層の細胞で囲まれた腺管構造をつくります（**図 13-3** 上段左の絵下部の左）。細胞自体もその核は基底膜寄りに存在し，内腔側は細胞質に富むように配列します。これが極性でした。腺細胞の一つの特徴ともいえます。勿論初めは2〜3個の細胞からなる充実様胞巣ですが，成熟すれば複数個の細胞が合い接する部分が離解し内腔ができます。これを腺系パターンともいいます。重層する上皮細胞では，大きな胞巣をつくり，さらに胞巣の中央に向かっての成熟現象を示し，分泌の機能を持たないものが多いので腺腔をつくらず充実性の胞巣を形成するようになります。重層扁平上皮では，基底膜上に幼若な細胞が位置し，上層，つまり基底膜から離れるにしたがって成熟していきます。これは重層扁平上皮の極性であり，オリエンテーション（方向性）です。基底細胞では細胞質は乏しく，成熟するにしたがって細胞質は豊かになり核は小さくなり，成熟の証として細胞質は角化し明るくそして赤くなります。角化はないものの，尿路上皮も比較的似た成熟過程を取ります。これにより，腺系のパターンをみれば上皮性で腺細胞由来，充実性パターンであれば重層扁平上皮系か尿路上皮系であるか，あるいは分化がはっきりしない低分化ないし未分化細胞からなるものであると解釈されます。分化の方向は一番成熟した細胞像で判定しますし，細胞のつくる構造でもある程度分かります。そして，

病変の種類としてのパターンの捉え方　239

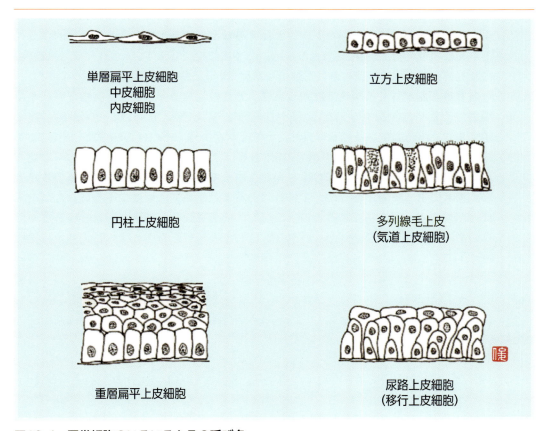

図13-4　正常細胞のいろいろとその呼び名

　さらには細胞形態をみて，正常組織でのどの細胞に似ているかを判断していきます（図13-4）。
　非上皮系の細胞を見た場合も同様に，正常組織でのどの細胞に似ているかを考えます。そのためには正常細胞の形態に習熟しておかなければなりませんが，もう一つここにもそれぞれの細胞がつくる組織模様や配列具合が由来細胞を推測する時の役に立つことがあります。いい換えると，非上皮系細胞の腫瘍では，各細胞の特徴的形態やそれらがつくる組織模様によって腫瘍のリストをつくるという方式をとると良いということです。

構築や細胞像から見た良性，悪性のパターン

　良・悪性の判断材料も同様にパターンとして捉えることができます。この場合，「自然は丸いものと規則正しいものを好む」と覚えておくとよいでしょう。これを病理診断学第一の法則あるいは大原則と称しています。つまり，腫瘍の輪郭が丸いもの

は自然に好まれ，良性のパターン，輪郭が歪で不自然に尖がったり周囲へ侵入するように見えるものを悪性のパターンと捉えることができます。これは伝統的にそれぞれを膨張性発育，浸潤性発育と呼んでいたものに相当します。膨張性発育は良性の，浸潤性発育は悪性の腫瘍に多い形態です（図13-5）。

　各腫瘍細胞がつくる構造形態から良性，悪性の判定もできます。胞巣が存在する場合，それぞれの胞巣の大きさ，形がほぼ同一であること，これらの分布が均一，規則正しく配列している場合は良性，それぞれが不整であれば悪性のパターンです。細胞の形や核や核小体，クロマチンの形，あるいはクロマチンの分布も滑らかに丸く，均一であればあるほど，核縁の厚さも薄く均一であればあるほど，核小体の数が少なく複数であっても小さく均一であればあるほど良性で，反対に不整になればなるほど悪性を示唆します。これらは，伝統的に構造異型とか細胞異型と呼ばれていたものを，平易な言葉で，しかもパターンとして表現したものです。この他，良悪性

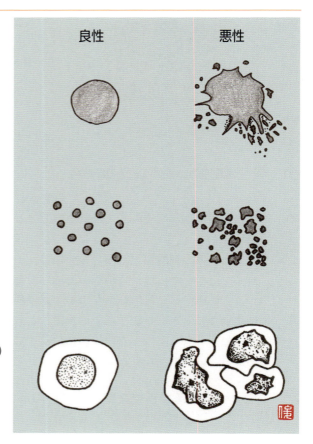

図13-5　良性・悪性腫瘍の判定に利用される指標
"自然は丸いものと規則正しいものを好む"という病理診断学第一の法則または大原則があると覚えると良い。

の判定の指標としては，脈管侵襲像や核分裂像の多さ，異型核分裂の存在，壊死の存在があります。

出現細胞の種類から見た腫瘍，炎症性病変のパターン

　出現細胞の種類をみて病変の性格を知ることもできます（図13-6）。構成細胞が多種類であればそれをpolymorphous（多型性）つまり多彩性があると捉えます。これが細胞の種類からみた炎症性パターンです。炎症性病変では多種類の炎症細胞が病巣内に認められることが多くあります。構成細胞が一種類あるいはほとんどが一種類の細胞からなった状態をmonomorphous（単形［態］性），つまり単一性があると捉えます。これが細胞の種類からみた腫瘍性のパターンです。この中には，どの細胞をみてもほとんど同形であるmonotonous（単調性）という状態と，同じ種類の細胞と分かるがいろいろな形態の細胞，つまり細胞形態にばらつきが大きい

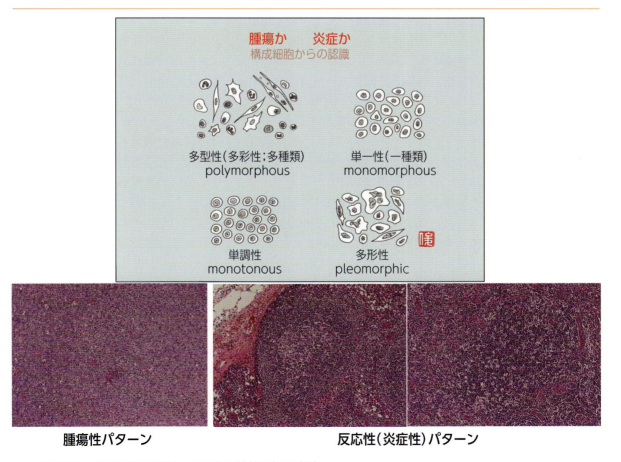

図13-6　出現細胞の種類から病変の性格を知る方法

pleomorphic（多形性）という状態があります。このように理解してみていくと図下段の左が腫瘍性パターン，右二つの写真が炎症性（反応性）パターンと認識されると思います。ただ一つ注意しておいて欲しいのは，成熟段階における形態の変化を多形性と認識しない，誤解しないということです。例えば，表皮細胞のように基底角化細胞，有棘角化細胞，顆粒角化細胞そして角質細胞へと順次成熟し形態を変化させても，これは同じ表皮角化細胞で一種類の細胞であると認識すべきものになります。正常構造をよく把握しておく必要があるといったのはこのためです。

腫瘍細胞の形態や腫瘍細胞がつくる構造からの由来細胞や腫瘍名の推測

　腫瘍性病変であれば，次に由来細胞を推測して腫瘍の名称をつけていくことになります。まず，出現している細胞の形態表現型 morphological phenotype から細胞の由来を捉えていきます。この時大切になるのが一番成熟した細胞をみてその由来細胞を判断するということです。もっと的確にいえば，増殖の主体をなしている細胞の種類は，成熟した細胞を見て初めて理解できるということです。成熟細胞を同定するには，基準，クライテリアがありますので，それをよく理解しておく必要があります。また，識別された細胞の健常時の形態にも生理的範囲での変化がありますので，それも知っておかなければなりません。そのためには，普段から多くの症例に接し，そういった変化に見慣れておくことが大切と思っています。

　異常細胞に対しても，その形態の特徴を言葉で表し，その細胞像 cell appearance を一つのパターンとして捉え，類似細胞からなる腫瘍や病変を集め，リストとして分類表をつくり，症例にあたっては「この細胞はこのような形態なので，このパターンに入る」と気づけばよいのです。そうしておけば，臓器や組織の枠を超えてその形態を示す腫瘍や病態の名前が想起されるようになります。"coffee bean nuclei コーヒー豆様の核"，"signet ring cells 印環細胞"，"owl-eye nuclei フクロウの目のような核"，"hobnail appearance 兵定釘様" など（**図 13-7**）がこれにあたり，この所見を示す腫瘍や病態名のリストをつくっておくのです。

　また，出現細胞がつくる構造（組織模様）からも細胞の由来を知ることができます。"fishbone pattern 魚骨様配列"，"honeycomb pattern 蜂巣様配列"，"indian in a file (indian-file) インディアンの縦列隊形"，"herringbone appearance 矢筈模様"，"storiform pattern 花筵状"，"nuclear palisading pattern 核の柵状配列" など（**図 13-8**）がこれにあたり，どのような腫瘍細胞がこの構造をつくるかをあらかじめ知っておけば，症例に接しその構造を見ただけで由来細胞名や腫瘍名が想起されます。これらの組織模様や鑑別疾患のリストは既に成書に書かれていますので，それを参考にして下さい。

病変の種類としてのパターンの捉え方 243

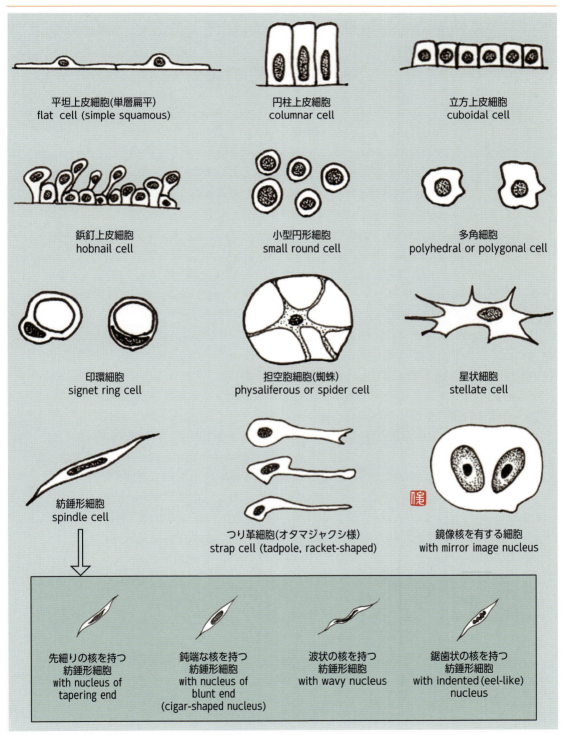

図13-7 細胞形態のいろいろとその表現法

a. 上皮系細胞のとる構造のいろいろとその呼び名

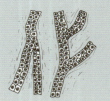
索状
trabecular

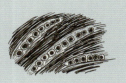
インディアンファイル状
indian-file

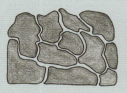
ジグソウパズル配列
Jigsaw puzzle

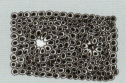
ロゼット状
rosette

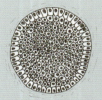
末梢細胞柵状配列
peripheral cellular palisading

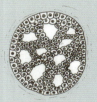
篩状
cribriform

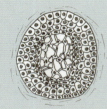
エナメル上皮腫様
adamantinomatous

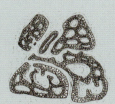
円柱腫状
cylindromatous

b. 非上皮系細胞のつくる構造のいろいろとその呼び名

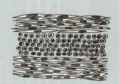
束状構造
fascicular

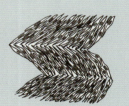
杉綾模様
herringbone

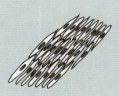
核柵状配列
nuclear palisading

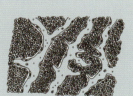
血管周皮腫様構造
hemangiopericytomatous

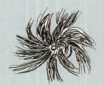
車軸状構造
cartwheel arrangement

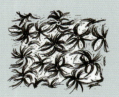
花筵状
storiform

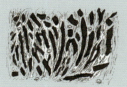
ケロイド状
keloidal

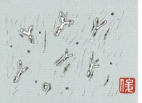
血管の叢状配列
plexiform or chicken foot vascular arrangement

図13-8 腫瘍細胞のつくる構造

病変の種類としてのパターンの捉え方　**245**

腫瘍の診断名のつけ方

　腫瘍の命名の方法については既に第11章で話しましたので，必要な方は，もう一度そこをご覧ください。

　ここでは，皮膚付属器腫瘍についてのみまとめておきます。皮膚付属器には，毛包，アポクリン管・腺，脂腺・脂腺管，エックリン管・腺などの構造があります。毛包系，アポクリン腺系，脂腺系腫瘍の場合，その分化の認知は比較的容易で，基準も存在しています。一方，エックリン腺系への分化の良い指標はなく，除外診断とならざるを得ず，アポクリン，エックリン管系については実質上鑑別はできません。ただ，それに付属して成熟した腺や毛包構造があればアポクリン系であるという推測がなされます。毛包系に関しては，発生学的に毛包・毛・アポクリン腺・脂腺は一つの単位として発生・分化してきますので，各系統の細胞が混在することが起こり得ます。その取扱いについては，ちょっとでも違いがあると分けて取り扱おうとする細分主義（splitters' approach）と共通するものがあればそれを中心にまとめようとする併合分類主義（lumpers' approach）があります。どちらかに偏り過ぎるのは得策ではないようです。考え方としては（1）優勢を占める細胞で代表させる，（2）発生の段階でより低位にある細胞起源（前駆細胞）で代表させる，（3）発生段階でより高位（より単一細胞へと分化した）にある細胞起源で代表させる，（4）皮膚付属器腫瘍のみの名称で，分化方向を併記する方法があります。さらに厄介なのは，既に勝手に命名された既報告腫瘍名と概念がありますので，前述のことを念頭に置きながら命名し，"既報告のこの論文に一致するもの"との注釈をつけざるを得ないこともあります。

炎症性病変のパターンの捉え方

　炎症性病変では，病変の主座，組織反応の様式に差を見つけ，それをパターンとして捉えます。一般に主座は組織構築，とくに血管構築をベースとすることが多く，反応様式は出現する反応細胞の種類などによることが多い。従って，炎症性パターンは正常構造に則ってみていくことになるので，各論的とならざるを得ません。まず，それぞれの臓器で，炎症性パターンを示す"ありとあらゆる病変"を病変の時期の如何にかかわらず，その基本構造に則って分解してやります。その上で，共通するパターンに当てはまる疾患をリストとして集めておきます。勿論，「例外のない規則はない」で，炎症性のパターンを示すものは炎症性疾患だけであるとは限りません。炎症細胞に由来する腫瘍や極めて分化の低い悪性腫瘍では炎症性疾患に似た広がりを示すことがあります。しかし，パターン分類の良さは，炎症，腫瘍にかかわらず包括的に分類する

246 13章　病理組織診断

ので，形態的に類似するものはすべてが含められ，適切なパターンの中に入れられますので，考えるべき疾患を落とすことは少なくなります。もう一つ，パターン分類には利点があります。一つの疾患に見られるいろいろな形態変化，経時的変化や構成成分の違いが分類に反映されますので，そのすべてが分割されていろいろなパターンの中に振り分けられることになります。つまり，パターン分類の中には，腫瘍，炎症のいずれもが含まれ得，可能性ある鑑別疾患がすぐに手に入るのです。このようなパターン分類表を自分でいっぱいつくり持っておけばよいし，既に成書としても出版されています。

　パターン分類の利点をもう一度まとめると，（1）一つの疾患に見られるいろいろな形態変化をそれぞれのパターンに分解し，他疾患に見られる同じパターンを合わせ集めてあるため，少なくとも考えるべき疾患を逃すことはない，（2）病変の経時的変化や構成成分の違いも反映される，（3）腫瘍，炎症性疾患のいずれもが含まれ得るため，落としが少なくなる，そして（4）可能性ある鑑別疾患がすぐに手に入ること，です。これらの点は炎症性疾患を取り扱う場合には大変便利です。

炎症性皮膚疾患における組織パターン分類

　炎症性病変のパターンは，病変の主座，組織反応の様式をみて分類しますので，まずパターンの構成が各組織の構築によります。各論的といえます。従って，皮膚であれば皮膚の組織に基づいたパターン分けが必要になります。また，病変の局在と反応様式をみることによってどのような組織反応，いい換えればどのような免疫反応が起こってこのような状態になっているのか，という病理発生のメカニズムや原因をある程度推測することもできます。

　炎症性皮膚疾患を例にとれば，Ackerman が考案した9つの組織パターン（組織反応パターン）やそれに類似した組織パターンにまず大きく分けて，疾患を分類していくのが一般的です。炎症反応の主座とその存在様式から，まず表皮に変化の強い表皮内水疱性・膿疱性皮膚炎パターン，表皮下水疱性・膿疱性皮膚炎パターン，浅層型血管周囲性皮膚炎パターン，浅層・深層血管周囲性皮膚炎パターン，結節性・びまん性皮膚炎パターン，毛包炎・毛包周囲炎パターン，線維性皮膚炎パターン，血管炎パターン，脂肪織炎パターンに分けます（**図 13-9**）。そして，併存する表皮の変化と浸潤細胞の性格をみて皮膚炎を分解，分類していきます（**表 13-1**）。実際の分類とそれを示し得る疾患については成書をご覧ください。面白いことに，実はこのパターンは病理発生のメカニズムに関係するものでもあります。

炎症性皮膚疾患における組織パターン分類 **247**

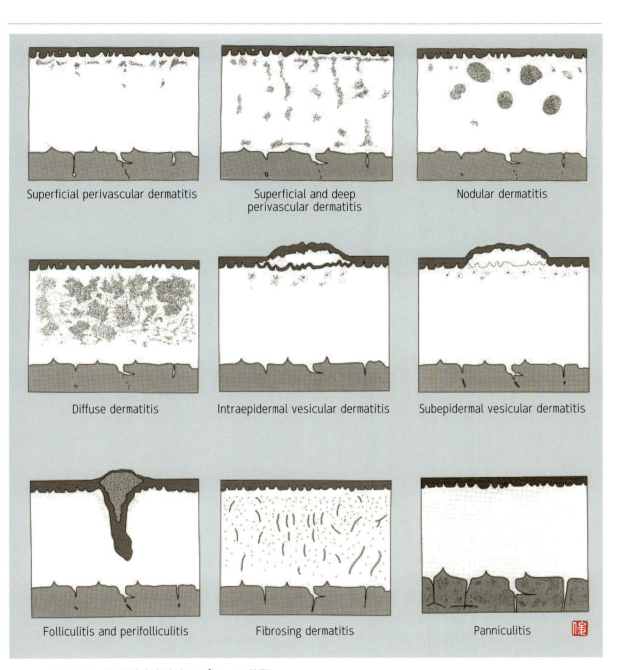

図13-9　炎症性皮膚疾患のパターン分類

248 13章　病理組織診断

表13-1　皮膚炎におけるパターン分類作成のための枠組み

病変の主座	反応パターン	出現炎症細胞
表皮	1. 真皮・表皮境界部　－空胞状変化 　　　　　　　　　　　－苔癬様変化 2. 表皮　－海綿状 　　　　水疱性／棘融解性 　　　　　　　　　　－基底層直上 　　　　　　　　　　－有棘層内 　　　　　　　　　　－角質層下 　　　　　　　　　　－顆粒細胞層内 　　　　膿疱性 　　　　　　　　　　－有棘層内 　　　　　　　　　　－角質層下 　　　　　　　　　　－角質層内 　　　　乾癬状 　　　必ず浅在ないし深在血管周囲性皮膚炎に伴う	好中球 好酸球 リンパ球 組織球 混合
真皮	1. 浅在性血管周囲性 　　浅在・深在血管周囲性 2. 結節性 3. びまん性 4. 血管炎 5. 線維化性 6. 毛包炎および毛包周囲炎 7. 汗腺炎	好中球 好酸球／肥満細胞 リンパ球 形質細胞 組織球 （巨細胞を含む） 混合 （白血球核破砕）
皮下脂肪織	隔離性　⁺/－ 血管炎 小葉性　⁺/－ 血管炎	好中球，好酸球 肥満細胞，リンパ球 形質細胞，組織球 混合

組織診断の手順

　以上のことをまとめてフローチャートにしてみると，**図 13-10** のようになります。組織像を観察する場合には，まず組織学的に採取部位を確認します。そして，次に採取方法を確認するとともに組織の方向性やアーチファクトの存在を確認します。その組織の構造や構築を念頭に置いて，構造の破壊があるかどうかをみ，あればどのような破壊のされ方をしているかを知ります。つまり，腫瘍性パターンを示しているか，炎症性パターンを示しているか，です。腫瘍性パターンと分かれば，次に上皮性，非上皮性のどちらのパターンを示しているか，由来細胞は何かをみてとります。その後良性か悪性のパターンを示すかを調べ，可能性のある組織診断に到達するようにします。一方，炎症性パターンを示している場合には，炎症の局在と反応様式，炎症細胞の種類をみてパターン認識からパター分

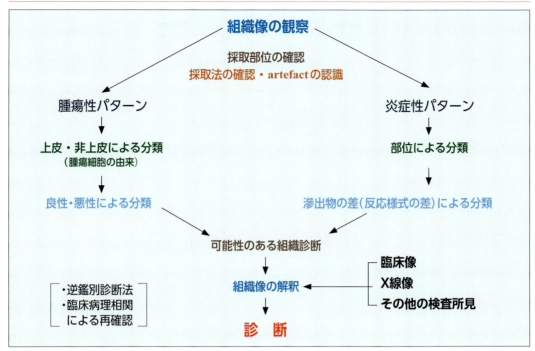

図13-10　組織診断手順

類表に辿り着き，鑑別疾患を考えます．そして，鑑別点を考慮しながら鑑別していくことにします．ここで，注意しておきたいのは，組織診断をつけた後は，かならず，逆鑑別診断法による再確認，つまりその疾患名が提示された場合に考えねばならない鑑別疾患をもう一度上げて鑑別すること，と臨床病理相関をつけることによる病理組織診断の是非を再確認することです．

　パターン認識やパターン分析で得られるパターンは一つとは限りません．一つの病変にいくつかの組織反応パターンが存在することも多々あります．その場合はいずれのパターンをも示す疾患を見つけてやれば鑑別疾患はすぐに狭められます．勿論，年齢や性別，採取部位から考えられないような疾患はすぐに除外できます．鑑別にあたっては，それぞれの病変にとって特異度の高い所見をみつけるようにするとよいと思います．特異性はないがその病変にしばしば見られるヒントあるいは鍵となる所見があります．そのような所見をみつけ鑑別するようにすることも大切です．HE染色標本で見えない所見を確認したい場合になって初めて特殊染色やいわゆる免疫染色，電子顕微鏡的検索を行うとよいと思います．

　ここで注意しておきたいのは，組織診断名と実際の疾患名は必ずしも一致しないことがあるという事実です．臨床像，病変の広がりを知って初めてつけられる疾患名があります．皮膚疾患にはこのようなものが多いようです．従って，組織診断名をつけた後には，組織

診断名から臨床的疾患名に翻訳してやる操作をしなければなりません。それが臨床病理相関というものともいえます。

一枚ないし数枚の HE 切片で診断が困難な場合には，（1）固定や染色不良，アーチファクトの混入，あるいは切片が厚いため観察が困難である，（2）明らかな病変が切り出されていない，この場合（a）提出外科標本の不足あるいは病変以外の部分からの採取，（b）提出肉眼標本からの切り出し時の失敗，（c）パラフィンブロックの切り込み不足，などはないか，（3）HE 染色切片ではその特異的病変が浮き彫りにされない，（4）病理医の知識，経験不足，あるいは未知の疾患に遭遇している，などの可能性を想定し，対処しなければなりません。

病理医がマスターしておくべきこと

外科病理医（診断病理医）は，標本をみる前に，つまり暇があれば以下の点に精通するように心がけなければなりません。（1）正常構造（正常の組織像）に精通すること，（2）正常構造の生理的範囲でのバリエーションを知ること，（3）発生時における諸臓器の経時的形態変化に精通すること，（4）病的状態の特徴的所見の認識とその意義を理解すること，（5）病理総論からみた組織像の解釈の仕方を知ること，（6）炎症時における細胞や組織の変化のバリエーションを知ること，（7）ある一つの疾患の病理組織像の多彩性や経時的変化を知ること，（8）病理組織変化の生理，生化学的あるいは免疫学的解釈や臨床症状，徴候を説明する方法を知ること，（9）病理組織変化の超微細構造からの解釈の仕方に精通すること，（10）アーチファクトにどのようなものがあるかを知り，それが認識できること，（11）診断のつけ方の原則，アプローチの仕方を知ること，そして（12）特殊染色，免疫組織化学などの用い方，解釈の仕方を知ること，です。

特殊染色の意義と使い方

ところで，HE 標本で検出できないものをみる手段がいくつかあるのをご存知でしょうか。特殊染色，免疫組織化学，電子顕微鏡，in situ hybridization，分子情報，遺伝子診断などが外科病理（診断病理）学で利用されています。それぞれ，どのような時に何の目的に使用するのか，その使い方に習熟しておく必要があります。特に，鍍銀染色は組織構築の乱れをみるためには最適の方法ですが，最近は使用者が少ないのは残念です。

特殊染色の中には，おおむね特異的でしかも診断可能になるもの，おおむね特異的ではあるがそれだけで診断はできないもの，非特異的ではあるが組織構築を浮き出させ診断に大きく貢献するもの，大雑把に物質を同定するものがあり，**表 13-2** のようにまとめることができます。ここでは名前だけを紹介しておきます。以前はこれらを駆使して診断に役立

表13-2 特殊染色のいろいろ

おおむね特異的でしかも診断可能になるもの
各種菌体の検出法
- Acid-fast stain
- Grocott silver methenamine stain
- PAS
- Gram stain
- Warthin-Starry stain

特異的ではあるが，それだけで診断はできないもの
- Argyrophil and argentaffin
- Grimellius stain
- Fontana-Masson stain
- DOPA reaction
- Feulgen reaction
- Luxol fast blue (Kluver-Barrera) stain
- Bodian stain

無機物質
- 鉄
  - Berlin blue
- カルシウム
  - von Kossa
- 銅・鉛
  - Mallory-Parker

非特異的な染色法
組織構築を浮き出させるもの
- Silver impregnation（鍍銀法）
- Periodic acid-methenamine silver (PAM) stain
- Azan stain, van Gieson stain
- Masson trichrome stain
- Weigert stain, elastica van Gieson (EVG) stain
- Elastica Masson stain
- Phosphotungstic acid hematoxylin (PTAH) stain
- Alkaline congo red stain, Thioflavin T stain
- Dylon stain, Periodic acid Schiff stain

化学物質の同定
- タンパク質
  - Millon's reaction （tyrosin含有タンパク）
  - OTA, OTO
- グリコーゲン，中性粘液多糖類，糖タンパクなど
  - PAS
- 粘液
  - PAS, AB, Hale, HID
- 脂肪
  - Sudan Ⅲ, Oil red O, Sudan black B, Nile blue, osmium

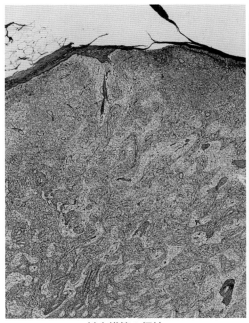 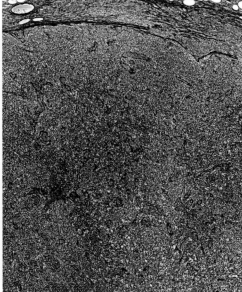

基本構築の保持　　　　　　　　　　　基本構築の破壊

図13-11　鍍銀法（染色）で調べる組織構築の乱れ
写真は左右ともリンパ節の病変を提示している。

ていました。中には、いくつかの染色法を組み合わせてもっと特異的にどのような物質かを解き明かしていく方法も編み出されていました。特殊染色の中で、組織の基本構築を浮き出させる鍍銀法（銀染色）は、組織の破壊像がどのようなものかを如実に示してくれる点で非常に有用です。例えば、**図13-11**の左は正常のリンパ節構造、右が腫瘍によって完全に破壊されたリンパ節構造を鍍銀法で染めたものです。細網線維が織りなす構造を浮き彫りとすることで、この症例の場合、リンパ節の基本構造は消失しその破壊のされ方から腫瘍性変化であると推測することができます。この手段では、HE染色標本でみられる組織構築を極めて明瞭に浮き出させますし、胞巣構造が明らかとなり上皮性パターンであることや、さらにどのような胞巣なのかを見て取ることもできます。非上皮性のパターンも浮き彫りにされ、しかもその細網線維の走行方向や構造からどのような腫瘍なのかのヒントも得られます。こういった構造に名前をつけて、どのような腫瘍や病態でその構造がみられるかを知っておくとよいと思います。既に名つけられた構築パターンに、胞巣状・管状，

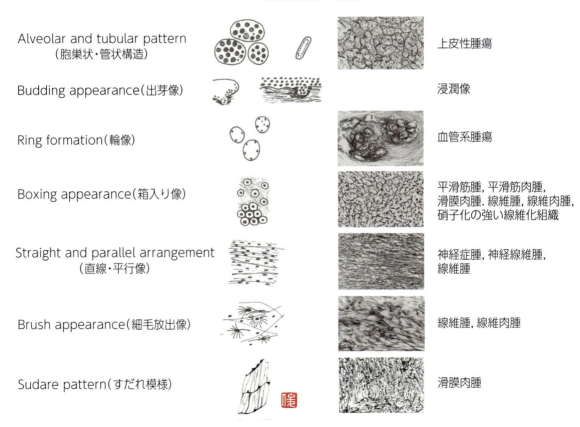

図13-12 鍍銀法による細網線維パターンと腫瘍

出芽像，輪像，箱入り像，直線・並行像，細毛放出像やすだれ模様などがあります（**図13-12**）。

　ある疾患を念頭に置いて採取された組織標本では，初めからいくつかの特殊染色をセットとして入手しておくことが推奨されます。連続切片でそれらを得ておけば，時間や手間がかからず，HE切片との比較も容易で，ほぼ同じものを違った染色でみるかのように使用できるのです。糸球体腎炎を念頭に置いて採取された腎組織，肝炎・肝硬変を念頭に置いて生検された肝組織，間質性肺炎・肺線維症を疑って生検した肺組織，反応性か腫瘍性リンパ節かの鑑別（あるいはリンパ腫か否かの鑑別），筋生検組織などではいく種類か組み合わせた特殊染色がセットで同時に用いられています。

　免疫組織化学も蛍光抗体法から酵素抗体法へと進化を遂げ，日常診断によく利用されるようになって来ました。免疫組織化学の利用目的には，（1）抗体，補体などの組織沈着の有無やその状態をみる，（2）細胞の機能や分化段階を知る，（3）細胞の起源を知る，（4）腫瘍か否かの判定の材料とする，（5）良性，悪性の判定の材料とする，（6）予後の判定や治療指針を得る，（7）病原体の存在を知る，などがあります。目的は，特殊染色の場合とほとんど同じですが，特異度がかなり向上するのは事実です。

　免疫組織化学の手法を用いる場合，いくつかの注意点があります。それは染色技術や用いる抗体の信頼性，特異度・感度を知っておくことであり，診断への特異度・感度を高めるために組み合わせて使う方法を知ることです。後者に関しては一定のマーカーを組み合わせ，アルゴリズム的に診断に到達する方法が考案されています。CK7やCK20を使った上皮性腫瘍の振り分けや円形細胞腫瘍，類上皮細胞腫瘍，多形細胞腫瘍，紡錘細胞腫瘍に対してのセット検査によるアルゴリズムなどがこれにあたります。ただ，大切なのは，HE染色標本の所見に基づいてこの結果を解釈していくことです。逆からいえば，疑われる疾患をHE標本でしっかり絞り込んでおき，最小必要限度，しかも見逃しのないものを選択して，セットとして依頼し，アルゴリズムに則り診断の確認をする，齟齬のある結果がでればどうしてかを考え，HE標本の上から解釈，判断していくことが望まれます。

病理診断を行う者が取るべき態度

　病理診断を行う者が取るべき態度には「疑わしきは罰せず，されど明らかになるまで検索せよ」がある一方，「適時性のない病理診断は，臨床上無意味となる」といったことがあり，悩むことがあると思います。"このまま診断を返すと過剰診断 overdiagnosis になりはしないか，過小診断 underdiagnosis になったらどうしよう"，"臨床が過剰治療 overtreatment を行うかもしれない。逆に過少治療 undertreatment になるかも知れない。その場合に患者さんはどうなる"などと心配や悩みは尽きません。「電話は外科病理医にとって重要な医療器具の一つである」です。病理医も臨床医ですので，直接の主治医や執刀者と相談して対応を決めればよいのです。また，病理診断者が導き出す診断名の中には，即座に

主治医に知らせ対応してもらわないと，患者の生命を脅かす可能性があるものがあります。これをクリティカルダイアグノシス critical diagnosis，あるいは日本語で重大診断と呼んでいます。実際には，緊急診断あるいは緊急報告すべき診断といった方が良いと考えていますが，これらの疾患を知っておいて，そういった症例に遭遇すれば，迅速に，そして臨機応変に対応しなければなりません。

臨床医が病理組織標本をみて診断しようとする場合は，一度臨床像を忘れることが大切です。虚心坦懐に，純粋に組織像をみて診断するようにして下さい。組織所見の解釈と組織診断が終わった後には，臨床所見と自らがつけた臨床診断を見比べ，合致していれば良かったと安堵する。そうでなければ，もう一度組織像を見直して，考え直してみましょう。そして，組織像と臨床像の相関は必ずとり考えることをお勧めします。

これからの診断病理学の流れ

今まで組織診断のつけ方を中心に話をしてきましたが，病理診断は病名をつけるだけではありません。病態，病状の把握し，病因の推測や病理発生のメカニズムを推測することもできます。その他，予後の推定や治療への指針，治療効果の判定もできます。今後，病理材料はもっといろいろな診断手技の材料としても利用されるようになると考えています。

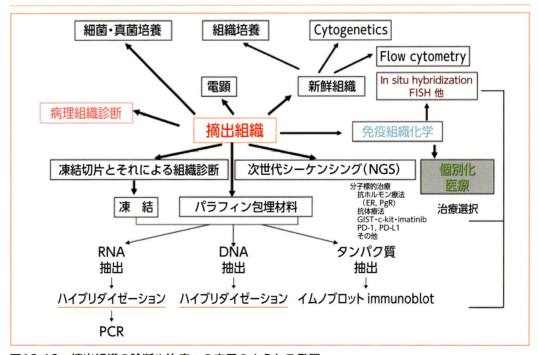

図13-13　摘出組織の診断や治療への応用のさらなる発展

簡単に掲げても**図 13-13**のようなものがあります。従って，病理診断に携わる者には，さらに患者治療への貢献が大きく求められるようになると考えられます。そのためには，病理医はいろいろなことを知り，適切にアドバイスすることができなければなりません。また，病理材料が多方面の研究や新しい治療法開発や実際の利用のために，適切に保管管理され，利用されるようにするのも診断病理医の仕事です。いままでの伝統的な病理学から褐色の病理学と呼ばれる免疫組織化学がもっと発展していくと思われます。それを利用していくと，数値的病理学の方向へとさらに進んでいくようになると考えられます。この所見，この所見などがみられるので，○○％の確率でこの程度の予後を示し，治療法はこのようにするとよい，などの判断がそれでなされるようにもなってくるでしょう。診断に関しては，確率論的な診断名や治療に直結する治療的診断名が使用されるようになるかも知れません。しかも，そこには人工知能 AI が使用されてくるようになるでしょう。つまり，病理診断学もそれぞれに，分化，個別化していくようになると思われるのです。しかし，本当にこの方向にだけ進んで良いのでしょうか。我々は病気の本体と患者の全体像を理解しながら診断していかなければなりません。学問が進歩し，細分化されることには利点も多くあるのは事実ですが，弊害もあります。それは，分割しただけでは，ものの本質は見えてこないからです。診断病理学は統合の学問です。臨床や基礎医学を含め，それらを統合して病理診断を行わなければならないと思っています。

参考図書および推薦図書

1. 審良静男，黒崎知博：新しい免疫入門　自然免疫から自然炎症まで．2014 年，ブルーバックス講談社，東京

2. NHK スペシャル取材班：人体　ミクロの大冒険　60 兆の細胞が紡ぐ人生．2014 年，角川書店東京

3. 太田邦史：エピゲノムと生命　DNA だけでない「遺伝」のしくみ．2013 年，ブルーバックス講談社，東京

4. 岡　三喜男：読んで見てわかる　免疫腫瘍学．2017 年，中外医学社，東京

5. 長村義之，他（編）：New エッセンシャル　病理学　第 6 版．2011 年，医歯薬出版，東京

6. 加藤征治，須網博夫：新しいリンパ学　微小循環・免疫・腫瘍とリンパ系．2015 年，金芳堂京都

7. 岸本忠三，中嶋　彰：現代免疫物語 beyond　免疫が挑むがんと難病．2016 年，ブルーバックス，講談社，東京

8. N・キャリー（中山潤一訳）：ジャンク DNA　ヒトゲノムの 98% はガラクタなのか？2016 年，丸善出版，東京

9. V・クマール，他（豊國伸哉，高橋雅英監訳）：ロビンス基礎病理学　原書 9 版および 10 版．2014 年，丸善出版，東京

10. D.R. グリーン（長田重一監訳）：結末への道筋：アポトーシスとさまざまな細胞死．2012 年，メディカル・サイエンス・インターナショナル，東京

11. A・コリン（矢野真千子訳）：あなたの身体は 9 割が細菌　微生物の生態系が崩れはじめた．2016 年，河出書房新社，東京

12. 近藤祥司：老化はなぜ進むのか　遺伝子レベルで解明された巧妙なメカニズム．2009 年，ブルーバックス，講談社，東京

13. 斎藤博久：アレルギーはなぜ起こるか　ヒトを傷つける過剰な免疫反応のしくみ．2008 年，ブルーバックス，講談社，東京

14. D・サダヴァ，他著（石崎泰樹，石丸　敬監訳・翻訳）：カラー図解　アメリカ版　大学生物学の教科書　第 1 巻　細胞生物学．2010 年，ブルーバックス，講談社，東京

15. D・サダヴァ，他著（石崎泰樹，石丸　敬監訳・翻訳）：カラー図解　アメリカ版　大学生物学の教科書　第 2 巻　分子遺伝学．2010 年，ブルーバックス，講談社，東京

16. D・サダヴァ，他著（石崎泰樹，石丸　敬監訳・翻訳）：カラー図解　アメリカ版　大学生物学の教科書　第 3 巻　分子生物学．2010 年，ブルーバックス，講談社，東京

17. 渋谷正史，湯浅保仁（編）：がん生物学　イラストレイテッド．2015 年，羊土社，東京

18. 傳田光洋：驚きの皮膚．2015 年，講談社，東京

19. R・ドーキンス（日高敏隆他訳）：利己的な遺伝子．2008 年，紀伊國屋書店，東京

20. 都甲　潔，他：自己組織化とは何か　第 2 版　自分で自分を作り上げる驚異の現象とその応用．2009 年，ブルーバックス，講談社，東京

21. 永田和宏：生命の内と外．2017 年，新潮選書，東京

22. 中西貴之：マンガでわかる菌のふしぎ．2010 年，サイエンス・アイ新書，ソフトバンククリエイティブ，東京

23. 秦　順一，他（監）：標準病理学　第 3 版．2006 年，医学書院，東京

24. 平林　茂：悪性新生物．2016 年，河出書房新社，東京

25. K・マーフィー，他（笹月健彦監訳）：Janeway's 免疫生物学　原書第 7 版．2010 年，南江堂東京

26. 真鍋俊明，幸田　衛：皮膚病理診断アトラス─組織像の見方と臨床像．1993 年，文光堂，東京

27. 真鍋俊明：外科病理診断学－病理組織診断のつけ方・考え方. 1998 年, 金芳堂, 京都
28. 水島　徹：HSP と分子シャペロン　生命を守る驚異のタンパク質. 2012 年, ブルーバックス, 講談社, 東京
29. 水島　昇：細胞が自分を食べる　オートファジーの謎. 2011 年, PHP サイエンス・ワールド新書, PHP 研究所, 東京
30. S・ムカジー（田中　文訳）：病の皇帝「がん」に挑む　人類 4000 年の苦闘　上巻, 下巻. 2013 年, 早川書房, 東京
31. 山崎裕人：がん幹細胞の謎にせまる－新時代の先端がん治療へ. 2015 年, ちくま新書, 筑摩書房, 東京
32. 横山　武, 他（編）：現代の病理学　総論. 1979 年, 金原出版, 東京
33. R. A・ワインバーグ（武藤　誠, 青木正博訳）：ワインバーグ　がんの生物学. 2008 年, 南江堂, 東京
34. B.E. Gould：Pathophysiology for the health professions. 2006 Saunders/Elsevier Philadelphia
35. A.L Kierszenbaum：Histology ad cell biology 2nd ed. 2007 Mosby/Elsevier Philadelphia

日本語索引

①五十音順に分類し，カタカナ・ひらがな〔清・濁・半濁音〕，漢字の順に配列した。
②漢字は同一漢字をまとめ，頭初の文字の読みの単音，複音の順とし，さらにその中で
　は画数の少ない文字の順に配列した〔例：化，過，外，核，感の順〕。

あ

アクチン	22, 215
アゴニスト	17
アディポカイン	158
アナフィラキシー	169
アナフィラキシーショック	82
アノイキス	201
アポクリン分泌	21
アポトーシス	28, 36, 37, **40**, 41
アポビオーシス	28
アミノ酸配列	53
アミロイド	57
アミロイド線維	57, **59**, 138
アミロイド変性	57
アルゴリズム	253
アレルギー	169
アレルギー反応と自己免疫疾患	
	175
アンダーセン病	65
アンタゴニスト	17
亜急性炎症	111, 116
悪性のパターン	240
悪性腫瘍	189, 193, **230**
悪性度	190
圧痕浮腫	85
圧迫性萎縮	32
圧迫性虚血	84

い

I型アレルギー	169
病理発生	170
インスリン	65
インタークロマチン顆粒	20
インターフェロン	158
インターロイキン	157, 158
インディアンファイル状（インディアンの縦列隊形）	242, 244
イントロン	16
インフラマソーム	168
異栄養性石灰化	63
異化亢進状態	32
異角化症	57
異型性	195
異形成	202

異時発生癌	207
異質染色質	19
異種細胞間シグナル伝達	216
異種融解	36
異所性感染	131
異数性	199
異数倍体	199, 226
異染性脳白質変性症	68
異物型肉芽腫	122, 123
移行上皮細胞	239
移植	176
移植片	176
移植片対宿主反応	176
移植片対宿主病	177
萎縮	32
遺残体	61
遺伝子DNA	15, 16
遺伝子異常	226, 227
遺伝子型	188
遺伝子再構成	148
遺伝子数の異常	226
遺伝子発現の過程	17
遺伝子領域の増幅	226
一過性新形成	190
一次治癒	124, 125
一次癒合	124
犬糸状虫症	184
印環細胞	51, 242, 243
印環細胞癌	51
飲作用	21

う

ウイルス	128, 129, 131, 136
ウイルヒョウ	2
ウオームショック	82
ウリカーゼ	63
うっ血	82, 83
うっ血性心不全	83
運搬RNA	19

え

エクソン	16
エナメル上皮腫様	244
エネルギー	4, 126

エネルギー代謝	44
エネルギー保存の法則	4
エフェクターリンパ球	148
エプスタインバールウイルス	230
エンドトキシンショック	81
エントロピー増大の法則	4
エンベロープ	136
壊死	36, 37, 38
壊死生	36
壊死性炎症	114
壊死性肉芽腫	122, 123
壊死組織	235
壊死像	40
壊疽	40, 105
栄養障害性萎縮	32, 33
衛星転移	190
液化壊死	38, 40
液化変性	39
円柱腫状	244
円柱上皮細胞	239, 243
炎症	**107**, 125, 236
四大徴候	114
炎症細胞	109
炎症性偽腫瘍	194
炎症性パターン	236, 241, **245**
炎症性皮膚疾患のパターン分類	
	247
炎症性浮腫	112
炎症反応	108
経時的変化	111
遠隔転移	190

お

オートファジー	25, 32
オタマジャクシ様細胞	243
オパーリン	5
オプソニン反応	172
オペロン説	17

か

カウデン症候群	229
カスパーゼの活性化経路	42
カタール性炎症	114
カフェ・オ・レ斑	228
カプシド	136

日本語索引　259

カルシフィラクシス　63
ガス交換　74
ガス塞栓症　101
化学エネルギー　126
化学的環境　13
化学メディエーター　110
化生　35, 36
化膿型肉芽腫　122, 123
化膿性炎症　114
化膿性軟化　94
化膿性肉芽腫　122
仮性菌糸　134
仮性肥大　33
家族性大腸腺腫症　228
家族性網膜芽細胞腫　228
過形成　34, 185
過誤腫　194
過小診断　253
過少治療　253
過剰治療　253
過剰診断　253
過剰免疫反応　167
寡細胞性境界部皮膚炎　178
顆粒　135
海綿化　52, 86, 114
界面皮膚炎　177
外因子　30
外因性感染　129
外因性発熱因子　126
外出血　84
外毒素　136
外板　191
外分泌免疫系　160
角化細胞　178
拡散　21
核の柵状配列　242
核縁　19
核孔　18, 19, 20
核細胞比　197
核柵状配列　244
核酸　136, 137
核酸代謝異常　63, 64
核質　18
核小体　19, 20
核濃縮　38, 39
核分裂　198, 214
核分裂像　198, 199
核崩壊　38, 39
核膜　18, 19
核膜腔　18
核融解　38, 39
隔室化　6, 7
獲得性皮膚関連リンパ組織
　161, 160

獲得免疫系　142
活性化誘導細胞死　165
滑面小胞体　21
合併癌　199
乾性壊疽　40
乾酪壊死　38, 39, 40
乾酪型肉芽腫　122, 123
間質　27, 72
間質の変性　49
間質ムチン沈着症　51
間質系　70
間質循環系　74
間質粘液　50
間質粘液症　51
間葉系細胞化生　36
間葉系粘液　50
間葉上皮移行　231
幹細胞　10, 186
感染　128, 139
感染症　131
緩衝装置　9
環境　13
癌　193, 224
　浸潤　201
　進展　203
　転移様式　204
癌遺伝子　219, 227
癌化の方向性　188
癌幹細胞　223
癌関連タンパク質　219
癌関連遺伝子　220
癌血症　205
癌細胞　225
癌腫　191, 193
癌真珠　57
癌肉腫　191
癌抑制遺伝子　219, 227
顔面肉芽腫　122

き

キャノン　23
企図振戦　126
気道上皮細胞　239
奇異性塞栓　103
帰還不能点　24, 36
起動相　163
基底板　191, 237
基底細胞　238
寄生体　129
寄生虫　129, 131, 132
器質化　95, 120
器質化肺炎　182
機能病理学　2

偽腫瘍　184, 194
偽足　201
偽肥大　34, 61
偽リンパ腫　194
拮抗因子　17
逆行性塞栓　103
逆貪食作用　21
吸水性　51
吸虫類　132
急性炎症　111, 112
　組織学的分類　114
急性炎症を抑える反応　115
急性炎症時の血管の変化　112
急性相反応物質の動員　115
拒絶反応　176
虚血　82, 83, 103
魚骨様配列　242
共進化　6
共生　6
供与者　176
境界部　177
境界部皮膚炎　177
鏡像核を有する細胞　243
凝固　92
凝固因子　90
凝固壊死　38, 39, 40, 104
凝固血栓　94
凝集血栓　93
局所浮腫　84
極性　191, 238
菌交代現象　131
菌糸　133
筋性動脈　75, 88
筋線維芽細胞　120
筋組織　235
緊急診断　254
銀染色　252

く

クエン酸回路　44
クラススイッチ　153
クラスリン被覆型小空胞　21
クラッベ病　68
クリーピング・ディジーズ　132
クリティカルダイアグノシス　254
クレブスサイクル　44
クローディン　73
クロマチン　16
グライケーション　46, 52, 65
グラフト　176
グラム陰性菌　135
グラム陰性好気性球菌　135
グラム染色　135

グラム陽性菌	135	血性浸潤	84	抗原結合性フラグメント	153
グラム陽性通性嫌気性菌	135	血性腹水	84	抗原処理	150
グリコーゲン	62	血清	77, 89	抗原提示	150
グリコーゲン沈着症	66	血栓	89, 91, **92**	抗体	154
グリコカリックス	22	血栓形成	95, 98	抗体依存性細胞傷害	178
グレーブズ病	172	過程	93	抗体依存性細胞媒介性細胞傷害	
グロボイド細胞脳白質変性症	68	血栓塞栓症	101		172
グロムス装置	76	血栓症	100	効果相	164
区画理論	47	血漿	77, 89	後天性免疫不全症	167
蜘蛛細胞	243	血瘤	84	恒常性	23, 185
空気塞栓症	101	結核型肉芽腫	122, 123	高悪性度	205
空胞状境界部皮膚炎	177, 178	結晶性フラグメント	153	高血圧症	80, 81
空胞変性	48, 61	結節性・びまん性皮膚炎パターン		高血糖症	65
腔出血	84		246	高張性脱水	86
腔水腫	84	結節性硬化症	229	高尿酸血症	64
		嫌気性菌	135	梗塞	103

け

		顕性感染	131	構造異型	195, 196
ケイロン	26	原核生物	129, 131	酵素抗体法	253
ケモカイン	157, 158	原癌遺伝子	219	膠原線維	27
ケラチン	8, 23	原形質膜	5, 19	膠原病	131
ケロイド	120	原虫	129, 132	膠質浸透圧	71, 72
ケロイド状	244	減圧症	101	膠着血栓	93
形質細胞	109	限局性アミロイドーシスの分類 58		黒色症	63
形質細胞腫	193			骨化生	36
形質細胞性白血病	193			骨髄	110
形質細胞様樹状細胞	150	**こ**		骨髄化生	36
形態表現型	242			骨髄性肉腫	192
形態病理学	2	V型アレルギー	172	骨梁	235
形態病理診断学	2	コアセルベート	5	混合血栓	94
経表皮的排除	121	コーヒー豆様の核	242	混濁腫脹	62
経毛包的排除	121	コールドショック	82		
蛍光抗体法	253	コクシジオイデス	134		
血圧	75	コラゲナーゼ	120	**さ**	
血液	77	コリ病	65		
血液凝固	90, 99	コレステロール	22, 59	Ⅲ型アレルギー	172
血液循環系	74	コレステロール肉芽腫	60	病理発生	172
血液循環障害性萎縮	32, 33	コロイド変性	57	サイクリン複合体	213
血液浸潤	84	コンパートメント・セオリー		サイトカイン	
血液分布異常性ショック	82		47, 81	27, 110, 126, 147, **157**, 159	
血管の叢状配列	244	ゴーシェ病	68	サイトカインの種類	158
血管の走行	79	ゴルジ体	19, 21	サルコイド型肉芽腫	122, 123
血管炎パターン	246	小型円形細胞	243	サンドホフ病	68
血管支配領域	76	孤立性角化	57	サンフィリポ症候群	66
血管周皮腫様構造	244	枯死	36, 41	作動因子	17
血管循環系	74	個細胞壊死	57	再生	34
血管新生	202	個体	13	再疎通	92, 95
血管性肉芽腫	118	個体死	42	再分化	36, 188
血管性肉芽組織	117	五量体	154	細菌	127, 129, 131, **134**, 135
血球貪食症候群	126	好気性菌	135	細菌塊	135
血行静止	83	好酸球	109	細分主義	245
血腫	84, **91**, 92	好酸球性炎症	114	細分的分類方法	194
血小板	78, 90	好酸球性境界部皮膚炎	177	細胞	5
血小板血栓	94	好酸性変性	48	大きさ	130
		好中球	109, 147	構造形成	6
		好中球性境界部皮膚炎	177	死	37

日本語索引　**261**

寿命	215
寿命死	28
標準像	196
分化と成熟	11
分裂	215
変性	49
細胞異型	195, 196
細胞液	18, 20
細胞解離	46
細胞外寄生体	139, 140
細胞外沈着	51
細胞間隙	74
細胞間浮腫	52, 86
細胞形態	243
細胞骨格	22
細胞質	235
細胞質分割	215
細胞腫脹	48
細胞周期	212
細胞周期チェックポイント	213
細胞周期とその制御機構	210
細胞傷害因子	158
細胞傷害型アレルギー反応	171
細胞傷害性Ｔリンパ球	159, 165
細胞傷害性サイトカイン	178
細胞傷害性反応	178
細胞小器官	18
細胞親和性抗体	169
細胞性免疫	142
細胞性免疫型	173
細胞性免疫系	143
細胞像	242
細胞増殖の情報伝達	210
細胞増殖因子	158
細胞毒性反応	178
細胞突出	201
細胞内寄生体	139, 140
細胞内シグナル伝達系	209, 221
細胞内取り込み現象	21
細胞内水腫	84
細胞内沈着	51
細胞内浮腫	61, 84
細胞分裂	215
細胞膜	5
細胞融合	214
細毛放出像	252
細網線維	27
最終分化幹細胞	186
最終分化細胞	186
柵状型肉芽腫	123
索状	244
残余小体	21

し

シグナルカスケード	211
シグナル伝達経路	211
シバット体	57
シャーマン小体	63
シャイエ病	66
ショック	81
ジアスターゼ処理	62
ジグソウパズル配列	244
ジャコブ	17
止血	89, 92
止血の過程	91
死後凝血	92
脂質二重膜	136
脂肪細胞化生	60
脂肪細胞浸潤	60
脂肪細胞置換	60
脂肪症	59
脂肪織炎パターン	246
脂肪変性	48, 59
紫斑	84
篩状	244
自栄養生物	4
自家感作性皮膚炎	131
自家貪食液胞	21
自己	141, 142
自己炎症性疾患	168
自己寛容	163
成立の過程	164
自己消化	38
自己組織化	216
自己免疫	175
自己免疫反応	171
自己融解	36, 37, 38
自然炎症性疾患	168
自然環境	13
自然免疫	144
自然免疫系	142, **145**, 149
持続感染	131
色素代謝異常	63
軸流	113
湿疹	114
湿性壊疽	40
実験病理学	2
車軸状構造	244
遮壁化	113, 120
雀卵斑様色素斑	228
腫瘍	181, 184, 236
広がりの様式	189
分類と命名法	190
命名の原則	193
命名の方法	245

腫瘍壊死因子	115
腫瘍間質	185
腫瘍細胞	185, 224
腫瘍細胞のつくる構造	244
腫瘍性パターン	236, 241
腫瘍性病変のパターンの捉え方	237
腫瘤	181
受精卵	11
受容体	211, 220
受容体編集	165
樹状細胞	150
周焦炎	174
周皮細胞	88
修復	42
終動脈	76, 103
集団的遊走説	232
充血	82, 83, 112
充実性パターン	238
従属栄養生物	4, 12
重層扁平上皮	203, 238
重層扁平上皮細胞	239
重大診断	254
宿主	128, 176, 225
宿主対移植片反応	176, 176
粥腫	60
出芽像	252
出血	82, 84, 88, 112
出血性炎症	114
出血性梗塞	104
循環系	69, 71
順応	30
小胞体	20
消耗色素	61
消耗性凝固障害	97
消褪	114
掌蹠膿疱症	131
硝子血栓	94
硝子滴変性	48, 53, 55
硝子変性	48, 53, 54
傷害因子	29
漿液性炎症	114
衝突腫瘍	200
上皮間葉移行	231
上皮系悪性腫瘍	191
上皮系細胞	244
上皮細胞	191, 202, **237**
上皮性悪性腫瘍	193, 230
上皮性粘液	50
上皮性パターン	237, 238
上皮内癌	202, 203
上皮内腫瘍	202
上皮内腺癌	203
上皮ムチン沈着症	52, 86

索引

条件性細胞内寄生体	139
条虫類	132
情報伝達系	9
娘細胞	10
静脈血栓	94
静脈性充血	83
食作用	21, 145
食嚢胞	21
心筋梗塞にみる壊死巣の経時的	
変化	105
心原性ショック	81
心臓血栓	94
心肥大	33
心脈管系とその構成	70
侵攻性	190
神経栄養因子	158
神経原性ショック	81
神経性萎縮	32
神経線維腫症	228
浸潤	112, **197**, **200**, 201
浸潤癌	203
浸潤性増殖	189, 195, **197**
真核生物	129, 131
真菌	129, 131, **133**
真菌症	133
真正染色質	18
真皮内ムチン沈着症	51, 52
進行性変化	42
診断病理学	2
診断病理学の流れ	254
新規発生癌	199
新形成	34, **185**, 186, 217
新生物	184, **224**, 226
滲出	112
滲出性炎症	114
滲出物	112
人畜共通感染症	129

す

スポーツ心	33
スライ症候群	66
すだれ模様	252
水吸着性	51
水腫	84
水腫変性	61
水痘・帯状疱疹ウイルス	137
水平感染	130
垂直感染	130
数的萎縮	32
杉綾模様	244

せ

セリン・スレオニンキナーゼ型	
受容体	211
セロイド	21, 61
セロイドリポフスチン沈着症	61
セロイド沈着症	61
セントラルドグマ	16
正常型プリオン	138
正常細胞のいろいろ	239
正常状態	1
生物の大きさ	130
生物学的因子	131
種類	129
生物学的増幅機構	108, 110
生物学的増幅系	108
生物学的態度	189
生命	3
神秘的現象	1
誕生	4
生命体	**3**, 13, 141
生理的萎縮	32
生理的状態	1, 29
生理的肥大	33
成熟	11, **186**, 187
成熟細胞	186
成熟度	194
制御性 T リンパ球	166
星状細胞	243
静水力学圧	70, 72
石灰化	62
石灰沈着症	62
赤血球	77, 235
赤血球沈降速度	116
赤色血栓	93
赤色梗塞	104
接触阻止	26
接着結合	73
接着装置	9
絶対零度の法則	4
先天性免疫不全症	167
浅層型血管周囲性皮膚炎パターン	
	246
浅層・深層血管周囲性皮膚炎	
パターン	246
染色体の転座	226
染色体数の異常	226
穿孔性膠原症	121
腺管	192
腺管構造	238
腺癌	181, 182
腺癌の進展	203
腺系パターン	238

腺細胞	238
腺腫性結腸ポリポーシス	228
腺腫内癌発生	200
腺上皮	203
腺上皮化生	36
腺肉腫	200
潜函病	101
潜伏感染	131
潜伏転移	232
線維化	120
線維芽細胞	**27**, 109, 159
線維腫	193
線維性血管性肉芽組織	117
線維性修復	120
線維性皮膚炎パターン	246
線維性瘢痕	124
線維性瘢痕組織	117
線維性瘢痕巣	120
線維素性炎症	114
線維素溶解	90
線維素溶解現象	**90**, 92, 94, 99
線虫類	132
全身萎縮	33
全身性アミロイドーシス	67
全身性ガングリオシドーシス	68
全身性炎症反応症候群	96
全身性代謝障害	64
全身浮腫	84
全能性幹細胞	10, 186
前駆細胞	26, 186
前駆体 mRNA	17
前転移ニッチ説	232
前リンパ管通液路	78
蠕虫	129, 132

そ

粗面小胞体	19, 20
組織幹細胞	26, 35
組織間隙	72
組織基本構築	12
組織球	109
組織構造の標準像	196
組織診断の手順	248, 249
組織適合遺伝子複合体	150, 151
組織破壊性結節性病変	236
組織非破壊性病変	236
組成腫瘍	200
創傷治癒	124
過程	125
造血因子	158
増殖	216
増殖因子	220
増殖性炎症	118

日本語索引　**263**

増殖性変化	118
増生	216
臓器移植	176
束状構造	244
即時型過敏反応	169
塞栓子	100, 101
移動経路	101
塞栓症	95, 100, 102
側副血行路	76
側副循環	76

た

タンパク質	16, 225
構造	55
一次構造	53
二次構造	54
三次構造	56
四次構造	56
タンパク質の殻	136
たこ	57
多核巨細胞	123
多角細胞	243
多形細胞癌	193
多形細胞肉腫	193
多形性	197, 242
多型性	195, 241
多細胞性寄生虫	132
多臓器不全	126
多中心性癌	206
多能性幹細胞	10, 186
多発癌	206
多発性原発癌	206
多発性内分泌腫瘍症候群	228
多分化能・複能性幹細胞	10, 35, 186
多列線毛上皮	239
蛇行性穿孔性弾力線維症	121
代謝	12, 44, 46
代謝異常	47
代謝経路の異常	48
代謝産物	47
代謝障害	46
代償性肥大	33
体液性免疫	142
体液性免疫系	143
退形成	197, 205
退行性変化	42
苔癬状境界皮膚炎	178
苔癬状細胞浸潤	178
大腸炎関連癌	200
大腸癌	218
脱水	86
脱線維素症候群	97

脱分化	36, 187
棚状型肉芽腫	122
垂井病	65
担空胞細胞	243
単位膜	5
単核球遊走因子	174
単形［態］性	241
単純萎縮	32
単層扁平上皮細胞	239, 243
単調性	241
単能性幹細胞	10, 26, 186
単量体	154
弾性線維	27
弾性線維症	52
弾性動脈	75, 88

ち

チロシンキナーゼ型受容体	211
チンダル現象	62
遅延型過敏症	173, 174
緻密結合織	235
蓄積症	46, 48
中悪性度	205
中間フィラメント	27
中間径フィラメント	22
中間線維	27
中心原理	16
中心的代謝経路	44, 45
中枢性寛容	163, 164
中性脂肪	59
中皮細胞	239
腸上皮化生	36
重複癌	206
直接的細胞障害	173, 174
直線・平行像	252

つ

ツァーンの線条	93
つり革細胞	243
通性嫌気性菌	135
痛風	63

て

テレスコーピング	92
テロメア	215
テイ・サックス病	68
デオキシリボ核酸	15, 137
デズミン	23
デスモソーム	73
デスレセプター経路	42
デノボ癌	199, 218

デュシェンヌ型筋ジストロフィー	33
低悪性度	205
低血圧症	81
低血液量性ショック	81
低張性脱水	86
適応	30
適応免疫	144
適応免疫系	142, **147**, 149
点状出血	84
点突然変異	227
転移	189
転移 RNA	19
転移性石灰化	63
転写	18
転写因子	211
伝搬型プリオン	138

と

トロンビン	91
ドナー	176
ドライバー遺伝子	218
吐細胞現象	21
鍍銀法	251, 252
等張性脱水	86
糖化現象	52
糖化反応	46, 52
糖化ヘモグロビン	52
糖原核	49, 50
糖原蓄積症	48, 50, 65
糖原病	65, 66
糖代謝	44
糖代謝異常	65
糖尿病	65
同時発生癌	207
動的平衡	25
動脈血栓	94
動脈性充血	83
動脈内膜炎	96
特殊染色のいろいろ	251
毒素	136
貪食液胞	21
貪食細胞	145
貪食脂肪	60

な

ナイーブ B リンパ球	149
ナイーブ T リンパ球	149
ナイーブヘルパー T リンパ球	150
ナイーブリンパ球	148
ななこ織	9
内因子	30

な（内）

内因性感染	131
内出血	84
内毒素	136
内皮細胞	239
内部寄生虫	132
内分泌性萎縮	32
内分泌免疫系	160
軟骨化生	36

に

Ⅱ型アレルギー	171
病理発生	171
ニーマン・ピック病	68
ニューロフィラメント	23
二次ライソゾーム	21
二次癌	207
二次治癒	124, 125
二次癒合	124
二重血管支配領域	103
二量体	154
肉芽腫	119, **122**, 174
肉芽腫性炎症	119, 122
肉芽組織	116, 119
形成	117
肉腫	191, 193
日光弾性線維症	65
尿酸オキシダーゼ	63
尿酸の結晶	64
尿路上皮細胞	239

ぬ

ヌクレオソーム	16

ね

熱エネルギー	126
熱力学の法則	4
粘液結節状沈着	51
粘液細胞化生	36
粘液水腫	85
粘液変性	48, 49

の

ノッド様受容体	146
囊胞	235
膿様軟化	94

は

ハース病	65
ハーラー病	66
ハンター病	66
バーンハイマー・ザイテルバー	
ガー病	68
バセドウ病	172
パーフォリン	174
パスカルの原理	75
パターン	235
パターンの捉え方	236
パターン認識	249
パターン分析	249
パターン分類による診断への	
アプローチ	233, 235
パターン分類の利点	246
パッセンジャー遺伝子	218
パパニコロウ	202
播種性血管内凝固症候群	96, 98
破綻性出血	84, 88
廃用萎縮	32, 33
排除	42
敗血症性ショック	81
肺の病変	182, 183
肺塞栓症	102
胚性幹細胞	186
白血球	78
白血病	192
白色血栓	93
白色梗塞	104
箱入り像	252
発熱	126
発熱因子	126
花筵状	242, 244
反応性パターン	241
斑状出血	84
繁殖性炎症	118
繁殖性変化	118

ひ

ヒアルロン酸	51
ヒートショックタンパク	25
ヒストン	16
ヒト T 細胞性白血病ウイルス	
1 型	229
ヒトの身体	8
ヒト乳頭腫ウイルス	229
ヒト白血球抗原複合体	150
ヒト免疫不全ウイルス	167
ヒポクラテス学派	2
ビメンチン	23
日和見感染	131
皮下囊尾虫症	132
皮膚	8
動脈走行と支配領域	76
皮膚メラノーマ	217

皮膚炎	123
皮膚炎におけるパターン分類	248
皮膚顎口虫症	132
皮膚呼吸	74
皮膚常在菌	128
皮膚神経線維腫	228
皮膚付属器腫瘍	245
非圧痕浮腫	85
非壊死性肉芽腫	122, 123
非自己	141, 142, 146
非上皮系悪性腫瘍	191
非上皮系細胞	191, 244
非上皮細胞	237
非上皮性粘液	50
非上皮性パターン	237, 238
非浸潤癌	202
非病原性微生物	129
肥厚性瘢痕	120
肥大	33
肥満細胞	109
被蓋上皮細胞	237
被覆小胞	19
被包化	120, 121
脾臓	110
微小管	22
微生物	128
表現型	188
表皮の構造	73
表皮ムチン沈着症	52, 53
表皮下水疱性・膿疱性皮膚炎	
パターン	246
表皮内水疱性・膿疱性皮膚炎	
パターン	246
病因	29
病因子	29
病期分類	206
病気の原因と分類	29
病原体	131
病原微生物	129, 131
病巣感染	131
病的状態	1, 29
病的肥大	33
病理医	2
病理学発展の歴史	3
病理診断学第一の法則	239
病理組織の診断作法	234
病理組織診断	233
病理組織発生	30
病理的状態	29
病理発生	30
鋲釘上皮細胞	243
貧血	82, 84
貧血性梗塞	104

日本語索引　265

ふ

ファーバー病	68
ファゴゾーム	19, 21
ファゴライソゾーム	21
ファブリ病	68
フィブリノイド変化	53
フィブリノイド変性	53, 54
フィブリノーゲン	77, **89**, 91
フィブリン	89, 91
フィブリンによる遮蔽化	113
フィブリンの析出	112
フィブリン血栓	94
フィブリン層	183
フィブリン分解産物	92
フォンギールケ病	65
フクロウの目のような核	242
フローラ	131
プリオン	129, 132, **138**
プリオンタンパク質	138
プリオン病	138
プログラム細胞死	28, 41
プロトロンビン	91
プロペルジン経路	154
不応答	166
不顕性感染	131
不飽和脂肪酸	61
浮腫	**84**, 112, 235
原因	84, 85
富細胞性境界部皮膚炎	178
封入体	136
腹腔出血	84
複合血栓	94
複製	10
物質代謝	44
物理学的環境	13
吻合動脈支配領域	103
分化	11, **26**, 186, 187
分化度	194
分子の大きさ	130
分水嶺梗塞	103
分水嶺領域	76
分泌型 IgA	160
分離腫	194
分離胞	21
分裂終了細胞	10

へ

ヘイフリック限界	215
ヘマトキシリン・エオシン染色	233
ヘモグロビン	78

ヘモグロビン A1c	52
ヘモジデリン沈着症	63
ヘルパー T リンパ球	165
ペリクロマチン顆粒	20
平滑筋腫	193
平坦上皮細胞	243
兵定釘様	242
併合的分類方法	194
併合分類主義	245
閉鎖血栓	94
閉鎖循環	87
閉塞性虚血	84
壁在血栓	94
辺縁趨向	113
辺縁流	113
変異タンパク質	225
変性	45, 48
変動容器理論	81
扁平上皮化生	36
扁平上皮癌の進展	203
偏性嫌気性菌	135, 136
偏性細胞内寄生体	136, 139
胼胝	57
鞭毛	135

ほ

ホメオスタシス	23, 24
ホロクリン分泌	21
ポリリボゾーム	20
ポンペ病	65
保菌者状態	131
補体依存性細胞傷害	172, 178
補体系	154
母細胞	**10**, 186, 187
方向定位	191
泡沫細胞	60, 109
胞子	133
胞巣の形成過程	192
胞巣状・管状構造	252
崩壊	24, **25**, 36
蜂窩織炎	72, 125
蜂巣織炎	72
蜂巣様配列	242
紡錘形細胞	243
傍静脈通路系	78
傍リンパ管通液路	78
膨張性増殖	189, 195
翻訳後修飾	21

ま

マクロファージ	
	60, 109, 119, **147**, 159

マクロファージ活性化因子	174
マクロファージ遊走阻止因子	174
マックアードル病	65
マトリックスメタロプロテアーゼ	231
マラコプラキア	63
マロトー・ラミー症候群	66
マロリー小体	56
膜様肺胞上皮	74
末梢細胞柵状配列	244
末梢循環障害	82
末梢性寛容	163, 165
慢性炎症	116, 118
慢性肉芽腫症	167

み

ミイラ化	40
ミオシン	22, 215
ミカエリス・グッドマン小体	63
ミクロフィラリア	184
ミトコンドリア	19, 22
ミトコンドリア経路	42
脈管系	70

む

ムーカ・ハーバーマン病	179
ムコスルファチドーシス	68
ムコ多糖類	49
無為萎縮	32, 33
無隔菌糸	133

め

メタアーテリオール	76
メッセンジャー RNA	16
メモリー（記憶）リンパ球	148
メロクリン分泌	21
免疫	141
免疫監視	225
免疫寛容	163, 164
免疫機構	144
破綻	166
免疫組織化学	253
免疫複合体病	172
免疫不全	166

も

モノー	17
モノカイン	157
モルキオ症候群	66
毛芽腫	193

索引

毛細リンパ管	78
毛細血管	71
毛細血管血栓	94
毛包炎・毛包周囲炎パターン	246
毛包性ムチン沈着症	52
網状皮斑	103, 104

や

矢筈模様	242

ゆ

ゆさぶりのかかった状態	72
ユビキチン	25
ユビキチン-プロテアソーム系	32
有隔菌糸	133
有茎状結節	92
有糸分裂の過程	214
有棘顎口虫の虫体	132
遊出	112
融解壊死	38, 105

よ

IV型アレルギー	173
病理発生	173
容器理論	47, 81
羊水塞栓症	100
抑制性 T リンパ球	225

ら

ライソゾーム	19, 21
ライノスポリディウム	134
ラッセル小体	56, 109
ランゲルハンス細胞	109

り

リー・フラウメニ症候群	222
リガンド	211
リグアイ様受容体	146
リソゾーム蓄積全身型	65
リチャード・ドーキンス	9
リボ核酸	16, 137
リボゾーム	20
リボゾーム RNA	20
リポフスチン	21, 60, **61**
リポフスチン沈着症	61
リンパ	78
リンパ管	78
走行	79
リンパ管循環系	74
リンパ球	109
リンパ球依存性細胞傷害	178
リンパ球系白血病	192
リンパ球性境界部皮膚炎	178
リンパ腫	192
リンパ節	110
リンパ装置	145

リ

リンフォトキシン	159
リンホカイン	157
リン脂質	22, 59
立方上皮細胞	239, 243
良悪性の判定の尺度	195
良性のパターン	240
良性腫瘍	189, 230
臨床検査医学	2
輪像	252

る

ルーの法則	148
類壊死	36
類壊死型肉芽腫	123
類上皮細胞	119, 122

れ

レシピエント	176
レセプター	211, 221
レセプタータンパク質	22
攣縮性虚血	84

ろ

ロゼット状	244
濾胞樹状細胞	150, 152
漏出性出血	84, 88
老人性萎縮	33

外国語索引

(①外国語と外国語を冠した言葉をまとめた。
②分類，配列はアルファベット順にしたがった。)

A

acquired mucosa-associated lymphoid tissue (MALT) 161
acquired skin-associated lymphoid tissue (SALT) 161
actin 22
adamantiomatous 244
adaptation 30
ADCC (antibody-dependent cell-mediated cytotoxicity) 172, 178
adenocarcinoma 203
adenocarcinoma in situ (AIS) 203
adenoma 193
adenoma-carcinoma sequence 200
adenomatous polyposis coli (APC) 228
adenosarcoma 200
adipose metaplasia 60
aggressive 190
AID (activation-induced cytidine deaminase) 153
alternate pathway 154
alveolar and tubular pattern 252
amniotic embolization 100
anaphase 214
anaplasia 197, 205
anasarca 84
Andersen 病 65
anemia 84
aneuploidy 199, 226
angiogenesis 202
anoikis 201
antibody-dependent cell-mediated cytotoxicity (ADCC) 172, 178
APC (adenomatous polyposis coli) 228
apobiosis 28
apoptosis 40
arterial hyperemia 83
atheroma 60
ATP (adenosine triphosphate) 43, 44
atrophy 32
atypia 195
atypism 195
autoimmunity 175

autoinflammatory disease 168
autolysis 38
autophagosome 21
autophagy 25
autosensitization dermatitis 131
axial flow 113

B

B リンパ球 143, 148, **165**
B 細胞受容体 148, 149
basal lamina 191, 238
basketweave 9
BCR 148, 149
Bernheimer-Seitelberger 病 68
β プリーツシート構造 57
β プリーツ構造 57
β 転移 138
β fibrillosis 58
biological amplification system 108
biological behavior 189
blastoma 193
blue cell tumor 193
boxing appearance 252
brush appearance 252
budding appearance 252

C

C タイプレクチン受容体 146
café-au-lait spot 228
caisson disease 101
calcification 62
calcinosis 62
calciphylaxis 63
callus 57
Cannon 23
carcinocythemia 205
carcinoma 191
carcinoma in situ 202
carcinosarcoma 191, 200
carrier state 131
cartwheel arrangement 244
caseation necrosis 38
CD4 165, 174
CD8 165, 174
CDC (complement-dependent cytotoxicity) 172

cell appearance 242
cell cycle 212
cell fusion 214
cell herniation 201
cell kinetics 212
cell membrane 5
cell sap 18, 20
cell-poor interface dermatitis 178
cell-rich interface dermatitis 178
cellular atypism 195
ceroid 21
ceroidosis 61
cGAS 146
chalone 26
choristoma 194
chronic granulomatous disease 167
Civatte body 57, 178
clathrin-coated vesicle 21
cloudy swelling 62
CLR 146
co-evolution 6
coagulation necrosis 38
coated vesicle 19
coffee bean nuclei 242
cold shock 82
colitic cancer 200
collagenase 120
collateral circulation 76
collision tumor 200
columnar cell 243
compartmentarization 6
complement-dependent cytotoxicity (CDC) 172
composition tumor 200
congestion 83
consumption coagulopathy 97
contact inhibition 26
Cori 病 65
Cowden 症候群 229
cribriform 244
critical diagnosis 254
cuboidal cell 243
cylindromatous 244
cysticercosis 132
cytokine storm 126
cytophilic antibody 169
cytotoxicity 178

D

daughter cell	10
de novo carcinoma	199
decompression sickness	101
dedifferentiation	187
defibrination syndrome	98
degeneration	46
dehydration	86
denaturation	25, **46**, 56
dermal mucinosis	51
dermatitis	123
desmin	23
DIC (disseminated intravascular coagulation)	**96**, 98, 126
differentiation	11, 26, 186
diffuse dermatitis	247
diffusion	21
dirofilariasis	184
disintegration	24, 25, **46**
disseminated intravascular coagulation (DIC)	**96**, 98, 126
dissociation	46
distant metastasis	190
disturbance	46
DNA	**15**, 17, **137**, 213, 217
DNA ウイルス	137
DNA ポリメラーゼ	217
DNA 二重らせん	16
donor	176
dormant metastasis	232
dry gangrene	40
dyskeratosis	57
dyskeratotic cell	41, 178
dysplasia	202
dystrophic calcification	63

E

EBV	230
edema	84
effector phase	164
elastosis perforans serpiginosa	121
embryonic stem cell	186
encapsulation	120
end artery	76
endarteritis	96
endocytosis	21
endoplasmic reticulum (ER)	20
endotoxin	136
eosinophilic interface dermatitis	178
epidermal mucinosis	52

epithelial mesenchymal transition (EMT)	231
epithelial mucinosis	52, 86
epithelioid cell	122
ER (endoplasmic reticulum)	20
erythrocyte sedimentation rate (ESR)	116
ES 細胞	186
etiology	29
euchromatin	19
exocytosis	21
exotoxin	136
external lamina	191, 238
external secretory immune system	160
extracellular deposition	51
exudate	112
exudation	112

F

Fab (fragment antigen binding)	153
Fabry 病	68
familial adenomatous polyposis (FAP)	228
familial retinoblastoma	228
Farber 病	68
fascicular	244
fat cell infiltration	60
fat degeneration	59
fatty metamorphosis	59
fatty replacement	60
Fc (fragment crystallizable)	153
FDC (follicular dendritic cell)	152
FDP (fibrin degradation products)	92
fibrin degradation products (FDP)	92
fibrinoid change	53
fibrinolysis	90
fibroma	193
fibrosing dermatitis	247
fibrosis	120
fishbone pattern	242
flat cell	243
flora	131
focal infection	131
follicular dendritic cell (FDC)	152
follicular mucinosis	52
folliculitis and perifolliculitis	247
fragment antigen binding (Fab)	153

G

G-CSF	159
gangrene	40, 105
Gaucher 病	68
gene rearrangement	148
genotype	188
GFAP (glial fibrillary acidic protein)	23
glycocalyx	22
glycogen nucleus	49
glycogenosis	48
GM-CSF	159
gnathostomiasis	132
graft	176
graft versus host reaction (GVHR)	176
granulation tissue	119
granule	135
granulocytic sarcoma	192
granuloma	119, 174
granuloma faciale	122
granuloma pyogenicum	122
Grocott 染色	134
GVHD	177, 179

H

hamartoma	194
HE 染色	233
HE 標本	233
helminth	132
hemangiopericytomatous	244
hematocele	84
hematoma	84, 91
hemosiderosis	63
herringbone	244
herringbone appearance	242
Hers 病	65
heterochromatin	19
high grade malignancy	205
histoid pattern	237, 238
histopathogenesis	30
HIV (human immunodeficiency virus)	167
HLA (human leukocyte antigen complex)	150
hobnail appearance	242
hobnail cell	243
homeostasis	23
honeycomb pattern	242
host	176
host versus graft reaction (HVGR)	

外国語索引　**269**

	176
HPS	126
HPV	229
HSP	25
HTLV1	229
human immunodeficiency virus (HIV)	167
human leukocyte antigen complex (HLA)	150
Hunter 病	66
Hurler 病	66
hydropic degeneration	61
hyperemia	83
hyperplasia	34
hypertrophy	33
hypha	133

I

Id reaction	131
IFN-β	159
IgA	154
IgD	154
IgE	154
IgG	154
IgM	154
immune complex	173
immune surveillance	225
immunodeficiency	166
immunological tolerance	163
immunophenotype	188
inclusion	136
indian in a file	242
indian-file	242, 244
INF-a	159
INF-γ	159
infarction	103
infiltration	112
intention tremor	126
inter-mitotic cell	10
interchromatin granule	20
interface	177
interface dermatitis	177
interferon (IFN)	158
interleukin (IL)	158
intermediate filament	22
intermitotic cell	212
internal secretory immune system	160
intracelluar deposition	51
intraepidermal vesiculardermatitis	247
intraepithelial neoplasia	202
ischemia	83

isolated tumor nest	205

J

Jacob	17
jigsaw puzzle	244

K

karyolysis	38
karyomembrane	18
karyoplasm	18
karyorrhexis	38
keloidal	244
keratin	23
Krabbe 病	68

L

Langerhans 細胞	74
leiomyoma	193
Lesch-Nyhan 症候群	64
leukemia	192
lichenoid infiltration	178
lichenoid interface dermatitis	178
line of Zahn	93
lipofuscin	21
lipofuscinosis	61
liquefaction	39
liquefaction necrosis	38
livedo reticularis	103, 104
low grade malignancy	205
lumpers' approach	194, 245
lymphocytic interface dermatitis	178
lysosome	21

M

M-CSF	159
macrophage activating factor (MAF)	174
macrophage migration inhibitory factor (MIF)	174
major histocompatibility complex	150
Mallory body	56
marginal flow	113
margination	113
Maroteaux-Lamy 症候群	66
maturation	11, 186
Mc Ardle 病	65
MCF (monocyte chemotactic factor)	174

melanosis	63
MEN (multiple endocrine neoplasia)	228
mesenchymal epithelial transition (MET)	231
metabolism	46
metachronous cancer	207
metaphase	214
metaplasia	35
metastasis	189
metastatic calcification	63
MHC	150, 151
MHC クラス	150
MHC クラス I	**150**, 151, 165
MHC クラス II	**150**, 151, 165
MHC タンパク質	150
Michaelis-Goodmann body	63
microtubule	22
middle grade malignancy	205
mitochondria	22
MMP	231
MOFS	126
moist gangrene	40
monocyte chemotactic factor (MCF)	174
Monod	17
monomorphous	241
monotonous	241
morphological phenotype	188, 242
Morquio 症候群	66
mother cell	10
mRNA	**16**, 17, 19
Mucha-Habermann disease	179
mucinosis	50
mucinous degeneration	49
muconodular deposition	51
multicentric cancer	206
multiple cancer	206
multiple endocrine neoplasia (MEN)	228
multipotential	186, 200
multipotential stem cell	10
mummification	40
myeloid sarcoma	192
myofibroblast	120
myosin	22
myxedema	85

N

N 因子	206
N／C 比 (nuclear／cytoplasmic ratio)	197

necrobiosis 36
necrosis 38
neoplasia 34, 186
neoplasm 184
neurofilament 23
neurofibromatosis 228
neutrophilic interface dermatitis 177
Niemann-Pick 病 68
NLR 146
Nodular dermatitis 247
non-invasive carcinoma 202
non-pitting edema 85
non-septate hypha 133
nuclear border 19
nuclear membrane 18
nuclear palisading 244
nuclear palisading pattern 242
nuclear pore 18, 20
nuclear／cytoplasmic ratio
　（N／C 比） 197
nucleolus 20
nucleoplasm 18
nulcear division without
　cytoplasmic division 214

O

Oparin 5
operon 説 17
organization 120
organoid pattern 237, 238
orientation 191
overdiagnosis 253
overtreatment 253
owl-eye nuclei 242

P

p53 213, 222
panniculitis 247
Papanicolaou 202
PAS 染色 134
PAS (periodic acid Schiff) 反応 49, 62
pathogenesis 30
pathologic condition 29
pathology 29
pedunculated nodule 92
perforating collagenosis 121
perichromatin granule 20
pericyte 88
periodic acid Schiff (PAS) 反応 49, 62

perinuclear cistern 18
peripheral cellular palisading 244
petechia 84
phagocytosis 21, 145
phagolysosome 21
phagosome 21
phenotype 188
phlegmonous inflammation 72
phospholipid 59
physaliferous cell 243
pinocytosis 21
pitting edema 85
pityriasis lichenoides et
　varioliformis acuta 179
plasma 77, 89
plasma membrane 5
pleomorphic 242
pleomorphic carcinoma 193
pleomorphic sarcoma 193
pleomorphism 197
plexiform or chicken foot vascular
　arrangement 244
pluripotential stem cell 10, 186
point of no return 24, 36
polarity 191
polyhedral of polygonal cell 243
polymorphism 195
polymorphous 241
polyribosome 20
polysomy 226
Pompe 病 65
post-mitotic cell 10, 212
post-translational modification 21
postinflammatory pseudotumor 194
priming phase 163
prion 138
productive change 118
progenitor cell 26, 186
programmed cell death 28, 41
proliferative change 118
prophase 214
proto-oncogene 219
protozoa 132
PrP 138
PrPc 138
PrPSc 138
pseudohypha 134
pseudolymphoma 194
pseudopod 201
pseudotumor 194
purpura 84
pyknosis 38
pyogenic granuloma 122

pyrogen 126

R

racket-shaped cell 243
Rb タンパク質 213
recanalization 92
receptor editing 165
recipient 176
redifferentiation 188
regeneration 34
residual body 21, 61
resolution 114
ribosome 20
Richard Dowkins 9
ring formation 252
RLR 146
RNA 16, 137
RNA ウイルス 137
rosette 244
rough ER (rER) 20
Roux's law 148
rRNA 20
Russell body 56

S

Sandhoff 病 68
Sanfillipo 症候群 66
sarcoma 191
satellite metastasis 190
Schaumann body 63
Scheie 病 66
second primary cancer 206
secondary cancer 207
secretory component 160
secretory IgA 160
segresome 21
self tolerance 163
self-digestion 38
septate hypha 133
serum 77, 89
signet ring cell **51**, 242, 243
simple squamous cell 243
Sly 症候群 66
small round cell 243
smooth ER (sER) 21
spider cell 243
spindle cell 243
splitters' approach 194, 245
spongiosis 86, 114
spore 133
squamous cell carcinoma 203
stage 206

外国語索引 **271**

stasis	83		44	tylosis	57
steatosis	59	telophase	214	Tyndall effect	62
stellate cell	243	TGF-β	159		
stem cell	10, 186	Th1 リンパ球	159	**U**	
storage disease	46	Th2 リンパ球	159		
storiform	244	thick filament	22	underdiagnosis	253
storiform pattern	242	thin filament	22	undertreatment	253
straight and parallel arrangement		thrombus	91	unipotential stem cell	10, 186
	252	tight junction	73	unit membrane	5
strap cell	243	tingible body macrophage	152	urate oxidase	63
stromal mucinosis	51	TLR	146	uricase	63
structural atypism	195	TNF (tumor necrosis factor)	115		
subepidermal vesicular dermatitis		TNF-α	159	**V**	
	247	TNF-β	159		
Sudare pattern	252	TNM 分類	206	vacuolar degeneration	61
superficial and deep perivascular		Toll 様受容体	146	vacuolar interface dermatitis	178
dermatitis	247	totipotential stem cell **10**, 11, 186		vasculogenesis	202
superficial perivascular dermatitis		trabecular	244	venous hyperemia	83
	247	transepidermal elimination	121	vimentin	23
symbiosis	6	transfollicular elimination	121	Virchow	2
synchronous cancer	207	transient neoplasia	190	virulent	129
systemic inflammatory response		Treg	166, 225	von Gierke 病	65
syndrome (SIRS)	96	trichoblastoma	193		
		tRNA	19	**W**	
T		tuberous sclerosis	229		
		tumor	184	wall-off	113, 120
T 因子	206	tumor necrosis factor (TNF)	115	warm shock	82
T リンパ球 143, 148, 165, **173**, 174		tumor of uncertain malignant		water imbibition	51
T cell receptor (TCR)	148,149	potential (TUMP)	205	watershed infarction	103
tadpole cell	243	tumor of uncertain significance		with mirror image nucleus	243
Tay-Sachs 病	68	(TUS)	205		
TCA (tricarboxylic acid) サイクル		tumor suppressor gene	219		

著者略歴

真鍋　俊明　（まなべ　としあき）

1971 年 3 月	山口大学医学部卒業	
1971 年 11 月	アメリカ合衆国ハワイ州 クアキニ病院インターン・レジデント	
1973 年 7 月	アメリカ合衆国ニューヨーク州アルバート・アインスタイン医科大学レジデント　（病理）	
1976 年 7 月	アメリカ合衆国ニューヨーク州ニューヨーク医科大学レジデントおよび講師 lecturer　（病理）	
1977 年 7 月	アメリカ合衆国ニューヨーク州ニューヨーク医科大学 assistant professor　（病理）	
1977 年 11 月	川崎医科大学講師　（病理）	
1983 年 4 月	川崎医科大学助教授　（病理）	
1994 年 4 月	川崎医科大学教授　（病理）	
2002 年 4 月	京都大学大学院医学研究科基礎病態学教授	
	京都大学医学部附属病院病理診断部教授	
2010 年 4 月	京都大学名誉教授	
	滋賀県立成人病センター研究科所長　同病理診断科科長	
2015 年 1 月	滋賀県立成人病センター総長	
2017 年 4 月	滋賀県立成人病センター研究所顧問　遠隔病理診断ネットワークセンター長	

【資格】

1970 年	ECFMG（米国外医科大学卒業生に対する医師免許資格）
1971 年	医師免許
1976 年	FLEX（米国医師免許）
1977 年	米国病理専門医（American Board of Pathology：解剖病理 AP ＋ 臨床病理・検査医学 CP）
1978 年	医学博士
1980 年	死体解剖資格認定
1981 年	日本病理学会認定病理医
2006 年	病理専門医研修指導医

【主要著書】

1. 外科病理学入門　医学書院　1986
2. 組織パターンからせまる炎症性肺疾患の診断　金芳堂　1991
3. 肺腫瘍の病理診断　金芳堂　1992
4. 皮膚病理診断アトラス　文光堂　1993
5. 皮膚腫瘍アトラス　表皮の腫瘍および類縁疾患　金芳堂　1997
6. 外科病理診断学　病理組織診断のつけ方・考え方　金芳堂　1998

皮膚科医のための病理学講義

"目からウロコ"の病理学総論　「生命」からみた病気の成り立ち

2018 年 6 月 25 日　第 1 版第 1 刷 ©

著　者	真鍋俊明　MANABE, Toshiaki
発行者	宇山閑文
発行所	株式会社金芳堂
	〒 606-8425 京都市左京区鹿ヶ谷西寺ノ前町 34 番地
	振替　01030-1-15605
	電話　075-751-1111（代）
	http://www.kinpodo-pub.co.jp/
組　版	HATA
印　刷	株式会社サンエムカラー
製　本	藤原製本株式会社

落丁・乱丁本は直接小社へお送りください．お取替え致します．

Printed in Japan
ISBN978-4-7653-1755-9

JCOPY ＜（社）出版者著作権管理機構　委託出版物＞

本書の無断複写は著作権法上での例外を除き禁じられています．複写される場合は，そのつど事前に，（社）出版者著作権管理機構（電話 03-3513-6969，FAX 03-3513-6979，e-mail : info@jcopy.or.jp）の許諾を得てください．

●本書のコピー，スキャン，デジタル化等の無断複製は著作権法上での例外を除き禁じられています．本書を代行業者等の第三者に依頼してスキャンやデジタル化することは，たとえ個人や家庭内の利用でも著作権法違反です．